暴力を治療する

精神保健におけるリスク・マネージメント・ガイド

著
アンソニー・メイデン

訳
吉川和男

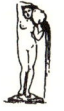

星 和 書 店

Seiwa Shoten Publishers

2-5 Kamitakaido 1-Chome
Suginamiku Tokyo 168-0074, Japan

Treating Violence
A Guide to Risk Management in Mental Health

by
Anthony Maden, MD, MRCPsych

Translated from English
by
Kazuo Yoshikawa, MD, PhD, DFP

English Edition Copyright © 2007 by Oxford University Press
Japanese Edition Copyright © 2009 by Seiwa Shoten Publishers, Tokyo
Originally published in English in 2007. This translation is published
by arrangement with Oxford University Press

序　文

　現代の精神保健医療における最大の誤謬のひとつは，リスクに関心を寄せることは本質的に患者に反する行為だととらえられていることではないかと思う。精神疾患におけるリスクを減らすために何をしようと，この議論が生じ，スティグマを助長し，精神障害の人々は暴力的かもしれないと確認することで国民の偏見を助長し，メディアによって生み出されたステレオタイプに迎合するようになるというのである。
　その誤解を解くには，精神障害を有する人々は本来暴力的ではなく，社会におけるほとんどの暴力は精神障害を持たない人々によって実行されているのだと明確に述べることが重要である。一般の国民がコミュニティ・ケアのネットから抜け落ちた何者かによって無差別攻撃の被害者となるリスクは極めて小さい。精神障害に対する敵意に満ちた態度は，友人，近隣，家族の中で精神障害を身近に経験してきた人々には滅多にみられることはない。言い換えれば，精神障害に対する怖れは，精神障害をほとんど知らない人々に多く見られるのである。
　それでも，精神障害が暴力のリスクの増加と関係しているという事実は否定できない。心地の良いことではないが，他人に深刻な暴行を加えた精神科の患者のケアにしばしば失敗があるという事実も同じように否定できない。そのような事件が生じた場合，その結果は精神障害者にとっては非常に深刻である。さらに，そのような事件によって，精神保健サービスに対する国民の信頼が失われるばかりか，精神障害者に対しスティグマがもたらされる。

それゆえ，優れたリスク・マネージメントは日常的なクリニカルケアの一部になるべきであり，全ての前線にいるサービスにはリスクを評価し，管理するスキルが必要だと思っている。ある意味において，精神障害者による重大な暴力は稀だというのはどうでもいいことである。つまり，飛行機の墜落は稀であるが，我々は旅客機に対して安全を改善するためにできることは何でもしてもらいたいと思う。精神保健サービスに対しても同じことが言え，結果はより良くあるべきで，多くの患者に対し，より良質の包括的なケアを与え，数としては少ない大惨事を防止するのである。

Anthony（Tony）Maden の本はこれらの問題と正面から取り組んでいる。彼の論文を読み，彼の講義に出席したことのある人ならこれは驚きに値しないであろう。彼は司法精神医学の第一人者であるだけでなく，精神保健医療における構造化されたリスク・アセスメントの傑出した提唱者であり，鋭い視点を持っていることでも知られている。

彼の本は無味乾燥な学術書ではない。これはエンターテインメント性の高い論争であり，個人の声明である。彼は臨床的リスク・マネージメントについてだけではなく，偽自由主義者についても記述している。Maden は，構造化されたリスク・アセスメントが精神保健のケアの安全性を改善するために重要であると論じているが，それにとどまらず，RD Laing から自身の同僚に至るまであらゆる反対派をやりこめている。彼はリスクと精神障害の問題に関して，サービス，患者，政策立案者，国民の間に緊迫した関係を作ろうとしており，大胆にも出だしに「現代の英国精神保健サービス史上最も重要な事件」として 1992 年のクリストファー・クラニスによるジョナサン・ジットー殺害事件を取り上げている。

英国精神医学に携わる年配の人物がかつて私に，保健省は自殺についても殺人についてもリスクに強迫的だと不平を漏らしたことがある。こ

れと同じような視点を持つ他の医学領域の専門家を想像できるだろうか。私は高名な精神科医が，テレビで「専門家はリスク・アセスメントの役割を果たせない」と主張し，それとなく，「国民を保護できない」と述べたのを耳にしたことがある。このことが国民の偏見，国民の信頼，そしてスティグマにどのような影響を及ぼしたか想像にかたくない。このような視点を持つ人々はTony Madenによる本書を嫌うだろうが，彼らこそがこの本を読むべきである。とにもかくにも，これは非常に愉快なことであろう。しかし，その前に彼らはまず強い酒を注ぐべきである。

    National Director for Mental Health Professor Louis Appleby
    Department of Health

Kieran，Carla，そして Rachel へ。
彼らが考慮に値するリスクを常に見いだすことを願う。

謝　辞

言っていれば良かった。
                                        オスカー・ワイルド

あなたがこれから言うのですよ，オスカー，あなたが。
                            ジェームズ・マックニール・ウィスラー

　私はオスカー・ワイルドのように寡黙な人間ではないので本の謝辞について書こうと思う。それは，毎日のように自分に言い聞かせ，今週も次週も主張していることである。それは科学的なことである。つまり，考えは事実の意味を理解するのに役に立つ限りにおいては有用であるが，よりよい考えが現れれば，いつまでも感傷に浸って古い考えにこだわり続ける必要はないということである。この基本原則によって医学は政治，宗教，法律から区別され，少なくとも，これによって区別されるべきものである。そのようなことから，私はこれまで一緒に働いてきて，感謝している人たちから色々な考えを取り出そうとした。

　中でも次の4人は傑出している。John Gunn は私にどのようにして司法精神科医になるのかを教えてくれた。Paul Mullen は精神医学によらずほとんどの主題について有用な意見を述べてくれた。Louis Appleby は，精神保健のケアで重要なことは受益者に何が起きているかであるという，明白であるが長らく無視されてきた概念を辛抱強く推し進めてくれた。Steve Hart は私にどうすればリスク・アセスメントの意味を理解できるかを教えてくれた。彼らからの影響は本書全体に及んで

いるが，誤りや偏りは全て私にある。

専門用語についての注意

　本書は精神障害に関係する暴力のリスクに関心を向けている。私が文脈を明らかにしないでリスクという時はいつでも，私は精神障害に関係する暴力のリスクについて述べている。精神障害は，自殺のリスクなど他のリスクにも関係するが，私はそれらについて単に言及しないようにしている。それは私がそれらを重要でないと考えているからではなく，ひとつのことを，時を移さずにしたいと考えているからである。

　本書は暴力やまとまりのない行動を短期間でマネージメントすること，脱エスカレーション，薬物による急速鎮静，拘束や隔離のような技術についても扱っていない。それらは National Institute for Clinical Excellence（NICE, 2005）のガイドラインで包括的に扱われているからである。短期の暴力のマネージメントには一般的なコンセンサスがあるが，本書は中期ないし長期のリスクをマネージメントするときの問題を多く扱っている。

　ほとんどの暴力は精神障害とは関係がなく，私は精神障害を背景とした暴力を詳細に描写しないで，一般的な暴力のリスクの予測に関する文献を方々で引用している。私は臨床家にも有益であると思ったときには，受刑者や他の犯罪者の研究論文も紹介している。

　本書の中で，私は医師と医学に関連する問題を議論しがちではあるが，この見解は，どの職種の精神保健従事者にも当てはまるであろう。私はこのようなやり方を便利であるという理由で採用しているが，ここで取り上げた問題は伝統的な医学倫理の問題であるとみなされがちである。しかし，それらは看護師，心理士，ソーシャルワーカー，その領域で働いている他の者にも同じように当てはまることである。

一緒に働いている専門家の多くは，医師よりも毎日の仕事の中で倫理的問題にはもっと気づいているように思われるので，彼らはこのような型通りの議論から排除されていると感じることはないと思われる。

統計学についての注意

これについては何も注意は必要ない。暴力のリスク・マネージメントには，競馬にお金を賭ける以上に複雑なものは何もない。臨床的なリスク・マネージメントに複雑な統計学を用いるべきではない。なぜならそれが焦点に置いているのは個人であり，母集団でないからである。競馬に賭けるときに飼育者や獣医になる必要がないのと同じように，精神保健で暴力をリスク・マネージメントする際に統計学者になる必要はない。実際，統計学を強調することで，不必要な神秘的雰囲気が生じ，リスク・マネージメントの大義が失われかねない。私は，多くの臨床家は受信者動作特性（Receiver Operating Characteristics）や濃度曲線下面積（Area Under the Curve）の話になればページをめくるか，眠ってしまうのではないかと思っている。これらの用語は統計学者には朝飯前であるが，私がそれらについて述べるのはこれが最後である。

目　次

序文　iii
謝辞　vii

第 1 章　なぜ暴力のリスク・アセスメントについて悩むのか　1

ラダイトの視点　5
暴力のリスク・アセスメントに反対する側の主張　7
　医療倫理　7
　能力と同意　11
　不可能な仕事か　17
　偽陽性と偽陰性：間違った思いこみをする必然性　19
暴力のリスク・マネージメントに賛成する側の主張　25
　暴力と精神障害の疫学　26
　国民の期待と態度　28
　他に選択肢はない…　29
まとめ：なぜ暴力のリスク・アセスメントについて悩むのか　30

第 2 章　暴力のリスクを研究する　33

暴力と精神障害　33
暴力のリスク予測に対する研究　37
精神疾患と暴力との間のつながり　38
妄想と暴力　39

脅威と制御解除（TCO）　42
　発達・人格的要因　43
　臨床家は暴力を予測できるか　44
　マッカーサー・リスク・アセスメント・スタディ　51
　　マッカーサーにおける重要な発見　53
　　マッカーサー・スタディの限界　56
　結論　60

第3章　事態が悪化したとき…英国における殺人調査　63

　はじめに　63
　第三者機関による調査のどこが悪いのか　65
　遠近法でみた殺人　69
　殺人調査の事例　70
　　クリストファー・クラニスのケアと治療　70
　　潜める影　83
　　ジェイソン・ミッチェル調査　87
　殺人調査から十分な価値を得る　88
　殺人調査とは異なったアプローチ　90
　　NCISH で用いられた手法　90
　　我々は問題を抱えている…NCISH によって判明した事実　92
　殺人調査の未来　95

第4章　暴力のリスクの臨床的アセスメント　97

　はじめに　97
　リスクとヒストリー　98

暴力のリスクの構造化されていない臨床的アセスメント：無政府主義者と教祖　100
　情報を集める　105
　情報を記録しコミュニケーションを持つ　106
　データの意味を理解すること　107
　臨床的判断，チーム活動，セカンド・オピニオン　108
　臨床的判断，科学，未来　111
　リスク・マネージメントの3段階モデル　111
　楽観主義と現実主義：暴力のリスク・マネージメントに対する哲学　114
まとめ：暴力のリスクに対する構造化されていない臨床的アセスメント　115

第5章　標準化された，もしくは保険数理的リスク・アセスメント　117

保険数理的リスク・アセスメント：保険勧誘員と科学者　119
IQテストと標準化：即席の専門家　122
IQから暴力のリスク・アセスメント：テストの限界　123
保険数理的予測：歴史から学ぶ教訓　127
臨床家か保険勧誘員か：個人と集団　128
他の限界：数の罠　129
暴力リスク評価ガイド（Violence Risk Appraisal Guide：VRAG）の起源　131
　暴力リスク評価ガイドの限界　131
　まとめ：VRAGの限界　135
他の保険数理的手法と標準化されたアセスメント　137
　反復分類木（Iterative Classification Tree：ICT）　137

犯罪者集団再犯スケール（Offender Group Reconviction Scale：OGRS）138

レベル・オブ・サービス・インベントリー改訂版（Level of Service Inventory-Revised：LSI-R）139

性犯罪者のリスク・アセスメント 139

サイコパシー 141

サイコパシー・チェックリスト 142

サイコパシー：診断か特質か 144

サイコパシーのマイナス面：ラベリングとスティグマ 145

まとめ：サイコパシー 147

暴力のリスク・アセスメント産業 147

標準化の質 148

静的変数と動的変数 152

リスク・アセスメント・ツールの専門的な特徴 154

臨床実務における標準化されたリスク・アセスメント 156

精神病か人格障害か 158

低いベースレートによる問題 159

計画立案者, 管理者, 監査役 160

まとめ：臨床家にとっての標準化されたアセスメント 162

第6章　暴力のリスクに対する構造化された臨床的アセスメント：考える人のアプローチ 163

はじめに 163

HCR-20：リスク・アセスメントがリスク・マネージメントになる 166

HCR-20 と予測 169

暴力のリスクの構造化された臨床的アセスメントにおける採点あるいは

評定　171
暴力のリスクの記述　173
　　SCAVR に対する批判　179
特別な集団における暴力のリスク・アセスメント　181
　　一般精神科医療　182
　　青少年　184
　　女性　186
　　知的障害　187
　　人格障害　188
まとめ：構造化された臨床的リスク・アセスメントの適用　189

第 7 章　精神障害による殺人に対する新しい視点：構造化されたリスク・アセスメントの適用　191

重度の精神疾患を有する暴力的な患者によって行われた殺人に対する再調査　194
　　標本　194
　　事例の選択基準の論理的根拠　195
　　記述と分析　195
　　HCR-20　195
標本の人口統計学的情報　196
　　人種　196
　　HCR-20 のデータ：ヒストリカル項目　197
　　HCR-20 のデータ：クリニカル項目　197
　　HCR-20 のデータ：リスク・マネージメント項目　198
予備的な議論　199
　　全体の数　199

人種　200

    HCR-20のデータ　200

    構造化された臨床的リスク・アセスメントでアウトカムに違いが生じるか　203

    殺人の再調査からのケース・サマリー　204

  殺人事件のレビューから得られる議論と勧告　230

    暴力の原因としての統合失調症　231

    暴力のリスクに対する構造化された臨床的アセスメント（SCAVR）の価値　231

    地域における治療に対する遵守性と強制治療　233

    薬物とアルコールの乱用：二重診断　236

    早期の介入と限界設定　239

    司法精神科サービスと一般精神科サービス　240

    診断と医療モデル　241

    保護者の関わり　242

    暴力の不可避性　242

  統合失調症による暴力の種類　243

  結論　246

第8章　結論：良い治療と悪い姿勢について　249

  人生の意味について…　249

  暴力のリスク・マネージメントの原則　250

  姿勢の問題　253

    私はRD Laingを非難する　254

    より良いサービスへ　256

    したくないことを人々にさせるには：暴力的な患者をケアする際の倫理

257
　　スタッフに対する支援　259
精神保健法　260
　　精神保健法の民事規定と刑事規定　261
　　リスク・マネージメントと法　263
　　法の原則：精神保健における互恵主義　265
　　互恵主義とニンビー主義　269
リスクとマネージャー：安全な組織　272
　　高度信頼機関を管理する原則　273
　　失敗を常に念頭に置くこと　274
　　単純化を控えること　275
　　業務に対し敏感であること　276
　　レジリアンスに委ねること　276
　　専門知識に従うこと　277
　より安全なサービスに向けて　278

文献　281
あとがき　289
索引　295
著者・訳者略歴　301

第1章

なぜ暴力のリスク・アセスメントについて悩むのか

　近代の英国の精神保健サービスの歴史において最も重要な出来事は地下鉄のフィンズベリー・パーク駅のプラットフォームで起きた。1992年12月17日の午後，クリストファー・クラニスがジョナサン・ジットーを殺害した。クラニスは慢性の統合失調症を患った若い男性で暴力の既往があった。ジョナサン・ジットーは最近結婚した若いミュージシャンで，兄と一緒に列車が来るのを待っていた。そこで，クラニスは全く不意にジットーの顔面を突き刺したのだった。

　これまでも精神疾患を有する者による殺人は数多く生じており，その中には第三者による調査が行われたものもあった。しかし，クラニス事件はその問題の代名詞というべきものとなった。この悪名高き殺人事件が公にされた理由としては，ジョナサンの未亡人ジェーンのたゆまぬ努力で，この事件について十分な調査が行われ，さらに，類似した事件が繰り返されないように措置が取られたからであった。また，なんの前触れもなく，白昼堂々と，ごく平凡な駅のプラットフォームで起きたという事件の残虐性も関係していた。しかし，このケースの悪名がいっきに高まった理由は，この事件に至るまでの数年間，クラニスが受けていた精神科医療が誠にお粗末なものであったことだ。彼がその当時引き起こ

した暴力をアセスメントし，マネージメントしようとする試みはほとんどなかった。それどころか，そのリスクは故意に無視されたようにさえ思われた。なお悪いことに，失敗のほとんどが個人の能力の問題や怠慢によるものではなく，システムの運営そのものにあったことである。実践されていたことの多くはごく日常的なことだったのかもしれないが，引き起こされた結末はあまりにも非日常的なものだった。

　事件後，調査（Ritchie et al., 1994）が行われたが，その内容は痛烈な批判に満ちており，それは未だに広く引用されている。この調査がきっかけとなって地域の中で精神疾患を持つ人々を管理する新しい手続きが導入されることになった。イングランドとウェールズにおいては，精神科医療を受けている者が殺人を行った場合，必ず第三者による強制調査が実施されるシステムが導入されたのである。

　クラニス事件によって，英国の精神保健サービスは，初めて暴力のリスクに適切な注意を払うよう要請された。サービスの形態は変化し，暴力のリスク・アセスメントが関心の的となった。ほとんどとまではいかないにせよ多くのケア・プラン・ミーティングにおいて将来の暴力についての議論が交わされ，おそらく勤務外においてもほぼ同じ頻度で同じような議論が交わされるようになった。都心部の精神保健のワーカー同士が出会うときは時と場所を問わず，会話の中でしばしば暴力のことが取り上げられ，それがサービス内での一事件にすぎないのか，全国紙の一面を飾る殺人調査（homicide inquiry）レベルのものなのかが話し合われるようになった。これらの会話の中で繰り返されるテーマは，調査に取り上げられた際の恐怖に満ちた体験であり，後知恵の歪んだレンズを通して仕事を調べ上げられる，その不公平さについてであった。このように，人々はみな苦悩していたのである。

　その主題について悩んでばかりはいられない。それに対処することが必要である。ジョナサン・ジットーの殺人事件は15年前に起きたのだ

が，果たして暴力のリスク・アセスメントを最良の形で成し得るのか，あるいは，我々がそれを全くすべきではないのかについて未だに議論が起きている。専門家の中には原則的に反対している者がいるし，有用なリスク・アセスメントは実際にはあり得ないと信じる者もいる。病院には暴力のリスク・アセスメント・ポリシーがあり，訴訟を恐れてスタッフにそれを無理強いしているが，大半は体系だった明確な論理的根拠はなく，一連のリストのボックスにチェックを入れるだけのものにすぎない。暴力のリスク・アセスメントに関して標準的な英国流のアプローチは，カナダのような国々における成功事例，あるいはもはや通常業務となっているものと比べるとかなり原始的に思われる。だが，クラニス事件の恐怖が示しているように，最も優先されるべきことは，あらゆる悪い結果のうちの最悪のことが起こらないように最善を尽くすことである。

暴力のリスクをマネージメントするための手続きが不十分なサービスは，患者，親族，保護者，さらに潜在的被害者の期待に背いていると言ってよい。それは，またそこで働くスタッフの期待をも裏切ってしまう。事態が悪化したとき，世界はもはや専門家にとって寛容な場所ではなくなってしまう。もし，その世界が貪欲なタブロイド紙のひそむジャングルもしくは沼地であるとすれば，精神保健のワーカーは目隠しをされてその中に放り込まれるのではなく，もう少し良い待遇を受けてしかるべきである。

精神保健の災難には回避できないものもあるが，多くは回避可能であり，深刻な暴力が生じるのは避けられないと言ってしまうことは，良好なリスク・マネージメントに対する反論に等しい。結果がいくら悪いといっても，リスクは無視すべきではなく，考慮すべきであると考える方がずっと良い。殺人事件の後，調査に直面するのは決して愉快なことではないが，記録を読んでリスクが明白になるべきときに，まだ，それが認識されていないとすれば，それはなお悪い。単純に言えば，サービス

にとって，その後，調査官に指摘されるよりは，災難の前にリスクを認識していた方がずっと良いということである。

　このようなことから，本書は中立的な学術レビューといったものではない。本書は暴力のリスク・アセスメントの売り込み口上というべきものである。精神疾患による暴力は稀であるから，それによって生じる暴力について我々があまり真剣に考えるべきではないと議論している人が本書を読めば鋭いステッキで一突きされたのも同然である。良好な精神保健サービスは，患者のために最良のケアを提供し，スタッフのために最良の安全を保証するものだという議論がある。スタッフは，綱渡りの綱を踏む前に，目を開いて何らかのトレーニングを受けたいと願っているものである。

　本書は文献の体系的な総説ではない。私はこの主題に関してこれまで書かれたもの全てを記述しなければならないという義務感には囚われていない。私は，より良い暴力のリスク・アセスメントが可能となり，それをするために役立つと思われる研究ならば，それを掲載するようにした。しかし，紙数に限りがあること，あるいは既に述べてきた理由から，良い研究であっても除外したものもいくつかある。その際には，私が単にその結論に同意できないという理由だけで，それを除外しないように努めた。しかし，暴力のリスク・マネージメントについての体系的な手法に対する反論は非常に少なく，その必要もない。ジョージ・ブッシュが言って後悔したように，「来るなら来い」である。

　私は，ただし書きは興味深いか重要であると思われたとき以外は用いず，リスク・マネージメントにおける中心的な問題を扱うようにした。必要な場合には詳細を調べるための参考文献も載せた。私は読者にはHCR-20（ヒストリカル／クリニカル／リスク・マネージメント-20）や他の構造化された臨床アセスメントの手法について学んで，それを使う決断をして，本書から離れてもらいたいとは思っているが，暴力のリ

スク・マネージメントが悪いことではなく，もっとうまく行うことができると単純に見方が変わってくれたならば満足である。

　この本は暴力のリスク・マネージメントのテーマで私自身が担当した講義や開催したセミナーでの経験から生まれた。講義の中にはその分野の全般的な説明もあったし，セミナーの中には，リスク・アセスメント・ツール，特にHCR-20（第6章参照）を用いて指導をしたものもあった。聴衆は様々な専門職の人たちで，彼らの職場は高度保安病院から地域社会まで多岐にわたっていた。なかには精神保健サービスではなく刑務所や保護観察の仕事をしている人もいるし，なかには書類を読む以外に暴力的な患者と接したことのない役人たちもいた。

　彼らは様々な意見を持っており，教えるには2つのプロセスが必要だったので，幅広い視点を反映するように質疑応答の機会を設けた。全体として，暴力のリスク・アセスメントの考え方については否定的な反応よりも肯定的な反応の方が多かったが，票を数えるだけでは重要な点を見逃すのではないかと思われた。もし，精神保健の領域で働くのであれば，暴力のリスク・アセスメントは，死に対するあの世，人生の確実なもののひとつとしての税金に相当する。人はそれを喜んで選択したり，嫌々ながら選択したりするが，それを避けることはできない。そして，もしそれをとにかくやらなければならないとしたら，うまくやった方がいいということである。しかし，最初に，我々はそれとは反対の意見について考えてみる。

ラダイトの視点

　　ラダイト：約1811年から1816年にかけて，発展していた繊維工業で使われていた機械を破壊することを目的とした男性の集団。この言葉は

特に進歩が自ら自身の立場を脅かすときに，進歩を妨害する人々を描写するために用いられるようになった。
　精神医学，特に医学原則がリスクの除去や再犯の減少について何をしなければならないかについては，依然として見当がつかないが……

——Sarkar（2003，高度保安司法精神科病院で働く専門医）

　私は良好な暴力のリスク・マネージメントを支持するよう議論によって説き伏せられており，それがいかにして改善されるのかを喜んで追求し見届けると思う。しかし，最も熱狂的なリスク・アセスメントの狂信者でさえ，とくに英国では，依然としてそれを取り巻く懐疑主義を無視することはできない。その懐疑主義の見解を要約すると，暴力のリスク・アセスメントは原理的にも誤っており，現実的に不可能であるという。この議論に従うと，暴力のリスクの予測は偶然以下であり，暴力のリスクをアセスメントしようとすれば悪い人々とともにあまりにも多くの人々を閉じこめてしまうことになる。同時に，それは精神障害を患っている，あるいはこれまで患っていた人々全てにスティグマを与えることになる。そのため，我々はリスク・アセスメントを強要する代わりに，善意の臨床家に仕事をしてもらい，もし，事態が悪化したときには，肩をすくめ，「悲劇はそんなにしょっちゅうは起こらないさ」と自分に言い聞かせて，自身を慰めるということである。
　このような見解は，一言で言ってしまえば，誤りである。誤りではあるが，これはかなり公共性の高い問題であるから，もっと緻密な議論をして応じなければならない。そのような理由から，本書の最初の章で「なぜ暴力のリスク・アセスメントについて悩むのか」というテーマを扱うのである。
　この時点で私は既にこの疑問に自分なりの答えを持っておられる読者には謝らなければならない。また，構造化されたリスク・アセスメント

が何年も日常業務となっている国の読者に対しても重ねて謝罪する必要があろう．実際，暴力のリスク・マネージメントについての本など不要であり，見当違いであり，損害をもたらすものであると信じている精神保健従事者が依然としてかなり多いのである．したがって，暴力のリスク・アセスメントの必要性を既に確信している読者は本章を飛ばして第2章に進んでほしい．あるいは，以下に書いてあることは，ラダイトのメンバーと2人だけで暗い路地にいることにふと気がついたときに有用な攻撃手段を提供してくれるかもしれない．

暴力のリスク・アセスメントに反対する側の主張

医療倫理

　暴力のリスク・アセスメントに対する倫理的議論は，医師として，精神科医は苦痛を取り除くという中心的な職務があるという前提から出発している．すなわち，医師の主な責任は患者に対してであり，社会に対する補足的な義務はあくまで二義的なものとして発展しているということである．それゆえ，第三者に対するリスクをアセスメントするということは，医師が心配しなければならないリストの中では下位の方にあるというのである．

　このような子どもじみた医療倫理の見解は，目立たない医療の僻地においてでさえ不自然である．そのような見解は，現代の精神保健サービスという道徳的・政治的な紛争地帯で働いている者が直面しているジレンマを処理するガイドとしてはほとんど使いものにならない．そこでは，医師は医師−患者関係や治療を超えた問題について日常的に意見を述べなければならない．精神科医はある大人が親として機能する能力があるかどうかについて児童の養育手続きのある段階で意見を述べる場合があ

る。医師がこのような大人に対応する場合，大人のニーズは児童のニーズよりもあまり重要でないという明白な原則に基づいている。

もし，このような比喩が極端であると思うのであれば，この領域の事例を取り巻く感情について考慮してみればよい。小児科医のロイ・メドウ教授は（不正確な）鑑定書を提出し，そのために，ある母親は自分の子どもを殺害したかどで不当な有罪判決を受けた。後日，全国医学協議会はメドウの名前を医籍登録から抹消する命令を下したが，最高裁判所は抗告審判においてその決定を覆した。彼らの判決では，鑑定人は誠実に証言をしなければならないが，それは裁判所に対してのみ責任があるのであって，専門家団体に対してではないとした。しかし，医師は患者に対して一定の責任を持つだけではなく，責任を果たす義務があり，その職務には特権も保護も付与されている。

ここは，銀行強盗が銃創を負って治療を求めに来た際，医師にはヒポクラテスの誓いがあるから守秘されるはずだと安堵できるような世界ではない。我々は，人々から幻想を奪う危険を冒してでも，筋書きは映画の一部であることを受け入れる必要がある。それは作り話で，お金のために作り上げられた物語なのである。守秘義務や患者の幸福のための責務は医学の中心的信条であるが，それは常に限界をはらんでいる。

現実の世界では医師の仕事は作り話よりも常に複雑で，大抵，面白いものではない。医学の全ての領域において，医師の義務は，医師-患者関係を超えて拡大し，医師はしばしば少なくとも2人の主人に仕えることになる。Foucault[*1]は少なくともこの点において正しかった。

精神科医は医学の中で，第三者のリスクを扱うという点において例外的な存在ではあるが，独自性があるというわけでもない。そのことを最もよく表しているのは，感染症のコントロールであり，その場合，医師には病気を蔓延させる患者を隔離する権限がある。結核は古典的な例で

[*1]訳注：フーコー。フランスの高名な精神科医。

あるが，2003年に重症急性呼吸器症候群（SARS）が発生し，そのウィルスの保菌者と疑われた者を隔離する権限が緊急に行使され，このような権限が依然として重要であることを思い起こさせてくれた。

短期間ではあるがほとんど完全にトロントを隔離したことを思い返すと，SARSの発生は，医学的条件が関係する第三者のリスクに，我々の耐性がいかに低いかを思い知らされる。英国で牛海綿状脳症（BSE）と闘った際の措置も別の良い例であり，多くの農業経営者の生計が最大の利益のために犠牲にされたのである。その前には家禽におけるサルモネラ菌騒ぎもあった。

これらの例で共通しているテーマは，個人は自身の健康に影響を及ぼす医学的助言は無視し，たばこを吸ったり，お酒を飲んだりして，死ぬ権利を主張するが，第三者がリスクとなる場合の介入については躊躇しない。このため，受動喫煙のリスクが比較的小さいにもかかわらず，多くの国々では公共の場での喫煙が禁じられたのである。

同じような原理が精神保健においても適用される運命にある。もし他人に対する暴力が精神疾患によって時折引き起こされ，それがもはや疑いの余地のないものであれば（第2章参照），精神保健サービスはそのリスクを深刻に受け止めなければならない。

この文脈の中では殺人を大きく上回る自殺のリスクについての議論は弱く，的外れのようにみえる。ほとんどの人は自殺を患者によって引き起こされる単純なリスクとみるが，その行為による二次的な被害者は無視している。それは，リスクが他人によって引き起こされる殺人とは全く異なる。Tidmarsh（1997）などが述べているように，我々はとりわけ自分がコントロールできないリスクを毛嫌いする。

暴力のリスクをコントロールするために強制治療が許される倫理的な見解としては，我々の患者の精神状態が疾患によって悪化した場合を除き，どこまでが許容可能なリスクなのか互いの見解を共有することが前

提となっている。我々は皆，潜在的には患者となる可能性があるため，もし我々が精神疾患に罹患した場合に，どの程度まで他人にリスクを及ぼすことになるのかについて自問することは倫理的には理にかなっている。考えるにはあまり愉快なテーマではないが，我々はおそらく精神疾患に罹患している間，愛する者に危害を加えたり，殺害したりするよりは，自殺を考えることの方が楽であろう。患者が我々と同じような優先順位の感覚を共有できると考えるのはパターナリズムであろうか。このような推論が進歩的な法的命令の概念の根拠となっており，暴力のリスクに関して言えば，社会と個人の利益の間にそれほど大きな葛藤がないということも示唆している。精神疾患に罹患したからといって，誰かに危害を加えることを許されたいと思う者がいるであろうか。

倫理的な推論が，タラソフ事件（Tarasoff v. Regents of the University of California, 1976）によって精神保健の実務の中で正式に文書として残された。カリフォルニアのセラピストは第三者に対する具体的なリスクを認識していたが，後にその第三者はセラピストの患者によって殺害されてしまった。セラピストは被害者のリスクを伝えなかった過失によって拘留され，裁判所はそのような状況下では警告義務があり，通常の守秘義務よりも優先されると結論した。

要約すると，倫理的な問題をはらんだ無数の事件の判例があり，医療の専門家は，精神障害に関係する暴力のリスクをマネージメントするためには個々の患者の意向に反して行為しなければならないということである。患者に対する医師の義務のみひたすら強調することは，医療業務の現実を離れ，架空のロマンチストの考えに埋没しかねないものであるし，第三者に対するリスクがある場合，そのような考えはいかなるケースにおいても不適当である。それは，最終的に，我々が現在精神医学において実践しているやり方とは相容れないものである。成人の精神保健の領域で働く我々のほとんどは他の人々を保護するために患者を監禁す

ることに関わってきた。このような行為を取る際，我々も患者の長期的な利益に基づいて行為することを望んでいるが，監禁の差し迫った理由は他者の安全である。我々は患者が必ずしも正しくないことを認識しており，それゆえに暴力のリスクをマネージメントしている。

能力と同意

> ベッド・メーキングをしているとき，あなたは実際にそこに横たわることを想像するであろう。パンにバターを塗るとき，私があなたの分を食べるとは思わないであろう。
>
> ——あなたのレッド・ワゴン，モーズ・アリソン

　現在，我々が多くのエネルギーをリスク・アセスメントとマネージメントに注いでいることに納得してくれる者もいるが，なかには，それが精神疾患を差別するものであるから，そのやり方は誤っていると論ずる者もいる。彼らによると，我々は身体疾患と同じやり方で精神障害を治療すべきで，それゆえ特別な精神保健の法律など必要ないという。身体疾患の場合と同じように，ほとんどの場合，治療は自発的なものとなり，患者の同意なしに介入するのは，患者がインフォームド・コンセントを受ける能力を欠いている場合だけであるという（Dawson and Szmukler, 2006）。

　強制治療に対する能力（capacity）に基づいたアプローチには多くの魅力があり，特に精神保健で働く人々にとってはそうである。能力に基づいたシステムにより，その患者に対し，サービスが担うべき治療の義務は限定付きのものとなる。もし患者が治療を受け入れるか否かについて決定する能力があるとすれば，リスクは強制治療のアセスメントでは問題とならない。さらに重要なことは，治療を受け入れないことを選択

した患者には二度とこの問題が持ち上がらないことである。彼らは支援を拒絶することによって生じる全てのことに対して責任を負うようになるため，サービスを提供する側に責任はなくなる。

　ここ15年以上にわたり，このような考え方をすべきとの主張が高まってきたことは容易に理解できる。それは，精神障害者の殺人に対する一連の批判的な調査の後に，サービス側に対する圧力が強くなったからである。能力に基づいた法律ができれば，精神保健の領域で働く多くの人々にとって熱すぎた熱は下がることであろう。これはサービス・ユーザーや患者たちのオートノミー（自主性）を尊重していることから，彼らにとっても魅力的なはずである。

　しかし，政治家や国民にとって魅力的であるかはあまりはっきりしていない。これまで述べてきたように，社会は精神障害が関係する第三者に対するリスクについては寛容ではないからである。クリストファー・クラニスのケアと治療についてのリッチー報告書のような調査では，責任という重荷を降ろしたがっている精神保健サービスは既に一線を越えて公然と責任を放棄していることが描かれている。サービスの権限と義務をもっと厳しくすべきであるという考え方を納得させるのは簡単なことではなかったのであろう。能力を前面に出してリスクを二義的な地位に追いやろうとする試みは，政治的に受け入れられるものではなくなったのである。それは意外なことではなく，少なくとも，能力の問題についてロビー活動をしている人以外には驚くべきことではなかったのである。その際，英国政府は，英国の精神保健法は能力を基盤としたものに変わるべきであるというリチャードソン委員会の意見を拒否したのである（Winterton, 2004）。政府が優先した選択肢はリスクが最優先されるシステムであった。

　それは優先事項を選択するか，価値観を選択するかの間でせめぎ合う紛れもない政治的なものであった。政治家はそのような決定をするため

に選出されたが，彼らが選択に困難を感じていることを示唆したり，再考を考慮しているような兆候は何もみられなかった。もし，このとき何らかの疑義があれば，今日，精神科患者による殺人が起きたとしても，新聞の短い見出しが読まれるだけで終わっていたに違いない。能力が精神保健法において一義的で最も重視しなければならないという案は英国では政治的に終わったことなのである。しかし，たとえ，それがなぜ拒否されたのかを理解するためだけであったとしても，そのメリットを考慮することには意義がある。

　第一の問題は，精神障害は様々だということである。イングランドとウェールズの一般人口における統合失調症の有病率は1％であるが，殺人で有罪判決を受けた人々の中では5％であり（Shaw et al., 2006），他の身体疾患でこれに匹敵するような数字を思い浮かべることは困難である。四肢の骨折や心疾患のように，深刻な精神疾患では決まって人の価値や道徳の感覚を損ない，少数のケースでその障害は破局的である。精神疾患によって健康なときに人生を規定していた優先順位がひっくり返されたときでさえ，精神障害者は能力を保持していることもある。能力の概念は複雑で，患者が病的な過程で気持ちや判断を変えてしまわぬように保護する事前指示書といった手段は疑問視されている。

　第二の問題は，ほとんどの精神科医は能力をアセスメントするのに慣れておらず，しかも，それは当初思われていたほどはっきりと明示することが簡単ではないことである。能力のアセスメントに対する機能的なアプローチとして時折引用され，操作的な定義として示されているものには次の3つの要素がある。

i．患者は提案された治療についての情報を理解していなければならない。
ii．患者はその情報を保持し，信じる能力がなければならない。

iii．患者は情報を比較評価し，自由な選択をする能力がなければならない。

——ロー・リポート（Re C, 1994）

　これらの基準と精神障害の重症度との間の関係は複雑であろう。例えば，倒錯的な妄想を持っている患者の妄想がこれら3つの領域に影響を及ぼさない場合には，能力を保持していると言えるかもしれない。薬物療法についてのみ奇妙な信念を有している妄想患者の場合は能力を欠いていると言えても，他の人生の領域についてはほとんど影響を受けないであろう。

　第三の問題はこれらすべての判断が程度の問題であり，ほとんどの患者は提示された治療の長所と短所について完全には理解していないということである。これは，判例法を通して確立してきたのであり，決定の重要性からすれば，能力が欠如しているかどうかの判定は幾分厳しくあるべきである。足指の爪を切る際の同意能力が，片足を切断する際の同意能力と同じでないというのは理にかなっている。治療の同意について考える際，我々はその決定の結果について考える必要があり，その結果が深刻な場合，誤るにしても用心する方向に誤ることがある。

　同様の原理は精神医学にも適用でき，結果的にリスク・アセスメントという壁にぶつかる。もし，個人の精神障害が他人に対して深刻なリスクを示しているとすれば，我々は能力についての判定を厳しく適用すべきである。しかしながら，我々は，そのリスクの大きさがどの程度なのか知らないと，どのような判定を適用したらよいのか分からない。能力に基づいた精神保健法であっても，結局は精神保健の従事者がリスク・アセスメントをする立場におかれることには変わりなく，彼らのリスク・アセスメントのスキルは改善されなければならなくなる。

　能力についての第四の問題は，それが時間とともに変化することであ

る。医学のパラダイムでは一般的に，急激な1回限りの決定を行う。例えば，患者は壊疽した足の切断や輸血を受け入れるかどうかの決定をしなければならない。能力は危機的な時点で評価され，一度決定がなされれば，問題は解決する。これに対し，精神医学における議論の多い決定では慢性で流動的な状況が伴う。統合失調症のような精神病的な精神疾患は数年持続するが，精神状態は日々，あるいは時間によっても変化する。MoggとBartlett（2005）は，これらの問題を身体疾患の治療に対する同意の問題と関連させて論じている。それは，ほとんど満足のいく内容ではないが，彼らの助言としては早い段階で裁判所に関わってもらうということである。もし身体疾患の治療に対する同意が裁判所しか解決できないほど，難しい問題なのであれば，他人に対するリスクという複雑な状況が加わった場合，医師に一体何ができるというのであろうか。

　時間とともに変化するということは，異なった時期の能力をどのように測定するのかという問題処理の方法についても疑問を提起する。今日の能力は明日の能力を保証するものではない。クリニックにいたときに能力があった患者が帰宅する頃までにその能力を失うこともある。裁判所を関わらせるか否かによらず，今，この場でのことを強調したところで，精神疾患の重大な暴力のリスクをマネージメントする際の基準にはならない。

　能力についての第五の問題は，理想と現実の間の不一致である。法律家は能力という言葉を好んでいる。それは，それ自体が人間自身の肉体を統治する自由意思を持って生まれた人間についての法廷でのスローガンのように聞こえ，医学という名の好ましからぬ侵入から基本的権利を守り，まさに，その人が路上やパブなどでの暴力から身を守る権利が与えられているかのように聞こえるからである。これは法廷では愉快なものではあるが，それは全て中流階級での話である。乱雑で，汚れた現実の世界では，この美辞麗句は空虚に聞こえる。精神疾患は本当に身体疾

患と同様だろうか。糖尿病や高血圧を患ったために地元の駅で物乞いをしているホームレスの集団に会ったことなどあるだろうか。これほど多くの路上生活者が幻声に話しかけながら日々を費やしているというのは単なる偶然の一致にすぎず，選択の自由の行使だというのだろうか。我々は殺人犯の中に占める統合失調症の有病率が一般人口の有病率の5倍であっても気になることは何もないというのだろうか。

　能力という言葉は路上よりも裁判所や階段教室で多く時間を過ごす人たちに訴える。持続的な精神疾患に罹患している者の多くは刑務所，貧困，ホームレスという回転ドアで立ち往生している。このような一群の人々に能力判定を単純に適用することには皮肉で思いやりのない面がある。彼らは順調なときでも基本的な権利を行使する機会は限られている。能力判定が言わんとすることは，治療に異議を唱える者は自分でベッドを用意し，そこに横たわらなければならないということである。能力の支持者はパターナリズムの選択肢を批判しているが，自らのことに気を配るのが困難な患者に関して言えば，パターナリズム（父親的温情主義）よりも悪い問題がある。その父親は新聞紙上での不当な悪評を手に入れることになるのだ。

　クラニスは能力があったのであろうか。時折，彼は能力があったし，時折，能力がなかった。なお悪いことに，彼は能力があったという医師もいれば，なかったという医師もいるのである。クラニス事件のひとつの解釈（Ritchie et al., 1994）では，関係機関は繰り返し，彼が能力を持てるところまで引き上げ，その後退院させて，沈むか浮くかの状態にさせたというのである。しかし，彼の能力が長期にわたって保持されないことは明白であり，一旦，処方薬を中断すると，再び病院外での人生のストレスに直面していたのである。

　クラニス事件は第3章でもう少し詳細に議論する。ここでは，能力判定には，受け入れがたく，思いやりのない，専門家業務を隠すマントの

ような邪悪な一面があることを喚起するだけで十分である。慢性の精神疾患について，能力のみに頼ることは十分ではない。なぜならそれが当てている焦点と時間枠がきわめて狭いからである。クラニスの精神能力が頻回に変化している一方，リスク・アセスメントでは，ほとんどの期間，彼が基本的ニーズを満たすことが困難であったことが示され，他人に対する暴力の深刻なリスクが持ち上がっていたのである。能力という狭い視点が，全体的な視点に取って代わることはできず，我々は能力判定が患者よりも専門家に役立つのかどうか，難しい患者に直面したときにそのような単純な解決法でよいのかを吟味しなければならない。

このことは我々に人格障害の問題について思い起こさせてくれる。サイコパシーについてはかなり詳しく第5章で論じるが，我々は重度の人格障害を有する患者が治療についての情報を理解し，保持し，信用し，判断するのに問題がないという判断を下していることに注意すべきである。だが，人格障害者は他人の苦悩よりは自分の利益に重きを置く精神病理によって影響を受け物事を決定している可能性がある。無責任ではあるが権利を持っていることがサイコパシーの特徴であることから，その状況で精神能力を評価しようとしても，リスクの問題から複雑なものとなる。

不可能な仕事か

> 私は患者の半数がここにいる必要がないのは知っている。しかし，残念ながら，わたしはどの半数なのかは分からない。
> ——出所は疑わしいが，ブロードムーア高度保安病院の前病院長の著による

このモデルに従えば，暴力を予測することは不可能なので，試すことは何もないことになる。リスク・アセスメントに対する様々な反論の中

には，医師はこの領域に特別な専門性はないから，そのようなことに関わることは合理的ではないというものがある。この世界観が示すものは，精神科患者による暴力は多かれ少なかれ無作為に起きるので，それが次にどこで起こるのかを推測するのは無駄だということである。医師の仕事は治療であり，苦痛の除去であり，予測のような不毛な試みは邪魔なものでしかないという。

　次の章では，リスクの研究についてさらに詳細に考えていくが，臨床的なリスク・アセスメントは常に偶然のものではないという，現在までに分かっている事実を要約しておくことが公平であろう。もちろん，このことは，どの患者がいつ暴力的になるのかを確実に予測することが可能であると言っているのではなく，確率について合理的な陳述をすることができるということである。さらに重要なことは，どの要因が暴力のリスクを高めたり減少させたりするのかを理解することであり，これはリスク・マネージメントの最初のステップでもある。

　期待は現実的なものになるべきである。批判に対する好ましい戦術としては，極端に高度な水準のリスク・アセスメントを準備し，それが判定に失敗したとき，全ての計画を廃棄してしまうことである。特定の予測を求めることは失望に至る運命にある。水晶玉は機能しないし，ほとんどの医学領域でそれが機能するとは誰も思っていない。医師は複雑で多様な状況のリスクの要因を同定しなければならず，我々は心臓内科医がどの高血圧が次の発作を引き起こすのかについての予測に失敗したからといってそれを非難することはない。

　研究によるエビデンスを詳細に検討しなくても，臨床的な経験から，医師はリスクの予測にある程度の技術を持っていると考えられている。患者の暴力行為の中には予期せず起こるものもあるし，統合失調症のケースの中に深刻な暴力行為を見出せる場合もある。しかし，過去の暴力が将来の暴力を予測する最大の要因のひとつだというのは依然として正

しい。精神病の再燃は同じ患者で時間が経つと同じようにみられるし，集中治療病棟のスタッフは，以前の入院で暴力的であった患者が将来においても暴力のリスクは高いということをよく知っている。殺人調査（第3章参照）の多くでは，犯罪に先行し，明らかなリスク・ファクターが存在していたことについて説得力のある主張が展開されている。つまり，事件が出し抜けに現れるというのは比較的稀なのである。

もし，ほとんどの暴力が無作為に起きているとすれば，暴力のリスクの予測は悲惨なものとなるが，実際そうはなっていない。暴力のリスク・アセスメントは厳密には科学ではないかもしれないが，使われる確率は医学の他の領域で用いられるものと同水準のものである。次のセクションで，我々はこのシステムの避けがたい不確実性が臨床的に有用でない多くの誤りを導いてしまうかどうかについて考えていく。

偽陽性と偽陰性：間違った思いこみをする必然性

> それが経済というものだ，ばかげている。
> ——ビル・クリントン，勝利した選挙の要所で

リスク・アセスメントはある患者をハイ・リスク，他の患者をロー・リスクとラベリングするものと捉えられてきた。これは単純化しすぎているきらいがあり，後の章ではリスク・アセスメントの多面的な性質を強調したいと思う。しかし，単純化しすぎることも時に有用な場合がある。それは，他の医学的スクリーニング技術や非医学的手続きの場合と同じようにリスクのスクリーニングの技術的側面について考えさせてくれるからである。

確立したスクリーニング技術の好例としては乳癌に対するマンモグラフィーがある。マンモグラフィーでハイ・リスクと評価された女性は真

陽性と偽陽性の2つのグループに分かれる。真陽性は早期のステージで癌を有する患者のことである。偽陽性は後に癌がないことが判明する患者のことである。

暴力のリスク・アセスメントにおいて、真陽性とは、介入しないと暴力的に振る舞うようになる患者である。偽陽性とは、ハイ・リスクと評価されたが、実際には暴力的には振る舞わない患者である。ロー・リスクと評価された患者の中には、真陰性の者もいるが、なかには後に暴力的に振る舞うようになる偽陰性の者もいる。いかなるテストにも偽陽性と偽陰性という2種類の誤りがある（表1.1）。

我々が話している誤りについての考え方は、信号検出理論から来ており、それは第2次世界大戦の間にレーダー技師のトレーニングを補助するために開発されたものである。英国の防空システムの一部として、この技師たちは何時間も椅子に座ってスクリーンを見つめ、輝点が現れるのを待っていた。輝点は敵の爆撃機を意味し、それが現れれば連絡をして戦闘機を緊急発進させる。時折、輝点が混信や鳥の群れであることがあり、その場合、戦闘機はカモメと対峙することになる。それはレーダー技師の偽陽性であり、きまりの悪いことであった。しかしながら、それが鳥だという誤りを信じて爆撃機を見逃してしまう偽陰性よりは、おそらくあまりきまりの悪いことではないし、確かに命取りになることではなかったのである。

このような技術をトレーニングし、改善する目的は、その感度を高めることであった。すなわち、偽陽性の数を下げながら偽陰性の数を最小限にすることである。偽陽性率はあるテストの特異度を表すが、感度と特異度の間ではトレードオフ（相殺取引）が避けられないのである。

我々は信号検出理論の用語を暴力のリスク・アセスメントについて議論するために用いるが、それをそっくりそのままレーダー・モデルを適用するのは誤りである。現代の精神保健サービスと「ブリテンの戦い」

表 1.1 暴力のリスクの予測における偽陽性と偽陰性

	実際に暴力あり	実際に暴力なし
暴力ありと予測	真陽性	偽陽性
暴力なしと予測	偽陰性	真陰性

との違いを書き出すことはおそらく不必要なはずだが，ここではそのうちの二，三にとどめておく。

　第一に，レーダー技師は，1回限りの，全か無かの決定に直面している。爆撃機ならば戦闘機を発進させ，そうでなければ発進させないかのいずれかである。これに対し，暴力のリスク・マネージメントはもっと小さな決定の連続体から成り立っている。すなわち，薬物の量を増やしたり減らしたり，家族に観察するように伝えたり，診察予約を追加したり，スタッフ常駐のホステルからそうでないホステルへ移ることを許可したりなどである。このような決定の連鎖を研究対象とするのは困難である。デポ剤による薬物の量を増やすかどうかの問題に信号検出理論を適用してみるがいい。この場合，情報の出所や時期の違いによって影響を受け，結果がどこで決定されるのかも分からないであろう。このような問題から，我々は退院や隔離のような大きな決定のみに焦点を当てる傾向があるが，それはリスク・マネージメントの議論を歪めてしまう。

　第二に，精神保健におけるリスク・アセスメントの対象は戦時下のレーダー施設のようにあまり明確に定義されておらず，その価値観も異なっていることである。我々は患者の全ての暴力を防止することはできないし，精神障害に最も直接的につながる暴力に集中する必要がある。本書の中心的な主題のひとつは，全ての暴力行為は同じではなく，異なった行為を防止するためには異なった価値観を付与しなければならないということだ。

　価値観の問題からは，誤りを受容するという第三の違いも生じてくる。

偽陽性と偽陰性という2種類の誤りは医学の多くの領域で重要である。癌のスクリーニングにおいて，それは不必要な不安を疾病のない患者にもたらし（偽陽性），疾病のある患者の治療に遅れを生じさせる（偽陰性）。暴力のリスクの予測では，患者は不必要な隔離や不必要な強制入院に直面させられることになる。多くの暴力の予測ツールの偽陽性率は高いため，リスク・マネージメントの行使を総じて放棄しなくてはならないとの批判が指摘されているが，この議論は異なった誤りには異なった価値観を付与すべきだという問題を無視している。問題を正しく理解するためには，我々は初めにその数字を考慮する必要がある。

　統計的な問題をめぐって簡単な方法というものはない。暴力のリスクが数式で正確に測定できるとすれば（そうではないことは，後の章で明らかにされる），我々は，例えば，50％や10％といった暴力の確率を示して介入を決定できるかもしれない。患者を隔離するために50％の閾値を採用した場合，我々は全患者の半分には不必要に介入することになるが，これは統計学の性質でもある。10％の閾値であれば，10の隔離のうち9は平均して不必要なものとなる（もし10人の人が何かをすることに10％の確率を有しているとすれば，1人だけがそれを実際にすることが期待されるのである。これは抽象概念ではあるが，その実験が10の集団の無限の数の人々について無限の回数繰り返されることを前提としている）。

　このような数字は，人権面のみならず代償という点においてもずさんに思える。失われる要素は，ある特定の誤りを避けるために我々が付与した価値観にほかならない。レーダー技師にとって，重視すべき価値観は爆撃機を見失わないこと（偽陰性を避けること）である。すなわち，そのシステムは，真陽性を絶対に見失うわけにはいかないので，偽陽性を代償にすることを容認したのである。精神保健の世界では，生命を脅かす暴行のような深刻なリスクを管理する際，我々は強制治療の準備を

整えるし、高い比率で偽陽性があることも承知している。我々は異なる結果に対して異なる価値観を付与しているわけだが、それは、その代償は払うに値するということを意味しているからである。

　覚えておかなければならない第四の事実としては、信号検出理論の教訓は、構造化されたリスク・アセスメントと同様、構造化されていない臨床判断についても十分に当てはまるということである。批判する人たちは、あらゆる形態の構造化されたリスク・アセスメントには偽陽性という問題があると反論し、その証拠として統計を提示してくるが、このような戦闘手段は、構造化されていない意思決定というさらに単純な標的に反論する際にも用いることができるし、また用いるべきなのである。臨床医学においては絶対的な確実性など存在しないのである。それらはものぐさに対する議論であり、行動の否定的な側面ばかりを見て何もしない机上の空論的な哲学者に対する議論といってもいい。

　Monahan (1981) は、もし、常に正しくありたいと願うならば、正しい戦略としては、患者が暴力的になることはないと常に予測することであることを指摘した。彼はまた、全ての誤りは同じではないため、この示唆には受け入れがたい性質があるとも述べた。ある患者のことを不必要に心配するという代償を払うことで、早期に癌を除去し、その患者の生命を救うことができるが、これは価値観の上で対立する可能性がある。同じ議論は暴力のリスク・マネージメントの議論についても当てはまる。この問題は第2章において詳細に論じられるが、単純に言えば、多くの時間、間違っている考えに耐えられなくなるような人はおそらく医学に入るべきではなく、間違いなく精神保健の領域に入るべきではないということである。

　もし、偽陽性の問題が致命的な欠点で、倫理的な実務と相容れないのであれば、医師は暴力のリスクを理由に患者を隔離したりはしないだろう。我々は決して将来について確実なことは分からないので、いかなる

システムでも，放っておいた場合に暴力的に振る舞わない人であっても不可避的に隔離しなければならないことがある。だが，ほとんどの医師は精神保健法の下で，臨床的な基準のみを用いて隔離のためのアセスメントを実施する覚悟がある。医師の臨床的な直感だけで，リスクの観点ではいかなる「偽陽性者」も拘束しないと主張するのは医学の傲慢さの極みにほかならない。

これは，リスクについてかなり重要な点であり，昔のジョークを作り変えて詳しく論じることができる。ある男がバーで座っている女性に近づき，100万ドルで自分と寝ないかと尋ねる。ちょっと考えた後，彼女はいいわと答える。この時点で，彼は，彼女に100万ドルは持っていないと告げたとしたら，彼女は50万ドルで彼と寝るであろうか。

「とんでもない。わたしを何だと思っているの」「お嬢さん，わたしたちはあなたがどんな人か既に確認し合ったじゃないですか。わたしたちは今，値段について交渉しているんですよ」

言い換えれば，唯一の純粋な姿勢は，身を引くことである。もし，精神科医がこれまで他人に対するリスクを根拠に覚悟を決めて患者を隔離しているとすれば，我々はそれがどのようなもので，これ以上値段の交渉をするのが難しい頃合いであることを知っているのである。比喩を使い過ぎることになるかもしれないが，リスク・アセスメントのプロセスを標準化するということは，相場を熟知するのと同じであると言うのは言い過ぎであろうか。そして愚か者だけが相場も知らずに値段交渉をしていると。

精神医学はもちろん，医学においてもこの問題から逃れる道はない。専門性が変わっても異なった領域に対する問題を翻訳するだけである。たとえ我々がそうでないふりをしたとしても，全ての二者択一の問題（治療する，手術をする，診断をする，など）は同じ論法に従属している。唯一，逃れられる方法は，ある人がその答えを確かに知っていると

いう妄想の中だけであり，患者だけでなく自分自身もごまかす以外にない。不確実であることを認め，それを最小にするよう努め，その後，人の知識の限界について率直になることはずっと正直なことである。それら全てを，構造化されたリスク・アセスメントのプロセスを用いて得ることはずっと簡単なことであり，そうすることでリスクを描写することが可能となり，他者と簡単にコミュニケーションが取れるようになる。

信号検出理論を暴力のリスク・アセスメントに適用する際に注意しなければならない最後の理由は，それが精神保健の欠点を埋める特質でもあり，全医学の冒険心だからでもある。レーダー技師とは異なり，我々は肯定的なことを否定的なことに変えてしまうこともあるが，必ずとは言えないものの，しばしば価値のあるものに変えることもある。治療はこれまでとは違ったものを生み出すことができる。敵の爆撃機は決して鳥の群れには変わらないが，適切な治療と地域支援を受けた患者のリスクは，受け入れがたいものから受け入れられるものに変わることがある。クリントン氏には申し訳ないが，「それが治療というものだ。ばかげている」である。

暴力のリスク・マネージメントに賛成する側の主張

ある程度私は前のセクションで反対意見に反証しながら論理的にこのことを説明したつもりであるが，私はこのテーマについて簡潔に触れたいと思う。また，なぜ我々がリスクをアセスメントするのかの疑問についてもここで簡潔に答えたい。我々は科学的であることを志す以上，計測しなければならないし，科学は計測から始まる。ニュートンやアインシュタインが述べたように，計測するか死ぬかである。この原則を捨ててしまえば，我々はセラピスト，法律家，政治家などと運命を共にし，結果はその場限りの基準によって判定されてしまうであろう。

暴力と精神障害の疫学

1980年代になるまで何年間も，精神医学の中では暴力と精神障害には何の関係もないと正統的に教育されてきた。この時期はTidmarsh (1997) などによって精神医学の神話的黄金時代と表現されており，暴力のリスクについてあまり悩む必要がなかった。

振り返ってみると，どのようにしてこのような信念がそれとは反対の証拠を前にして維持されたのかを理解することは難しい。急性期の精神科医療の現場で働く人たちは精神疾患に罹患したときだけ暴力的になる人々を見てきたはずである。患者に殴られるスタッフも少なくなかったし，脅かされるスタッフもいたが，再発していないときには確かに，彼らの関係は良好だった。精神科の集中治療ユニットでは，それが精神保健サービスの別の領域のひとつとして独立する以前から，スタッフは攻撃性のマネージメントに関するトレーニングを受けていた。これらは全て単なる偶然の一致によるものだったのだろうか。

このことに対する単純な説明としては研究が行われなかったということがある。第2章ではこの領域における研究の発展について扱うが，中心的な研究については以下にその概要を記したいと思う。研究によるエビデンスがないことが問題であったとしても，なぜ徹底的に否定されたのかの説明としては不十分であるように思われる。何年もの間，病院のスタッフは，病棟では精神病症状に反応すると決まって暴力的になったり威嚇的になったりする患者を見，その後，階段教室に向かうと，そこでは，暴力と精神障害の間には統計学的にも，因果関係においても何の関係もないということを学んでいたのである。医学的事実の性質についてここにひとつの教訓がある。我々はそれが大規模な疫学研究で示されない限り明白なことに敢えて注意を払わないということである。

暴力と精神保健の領域に関係した疫学研究には，1万人の地域住民の

標本からなる疫学管轄区域（Epidemiologic Catchment Area：ECA）に基づいたSwansonら（1990）の論文がある。12カ月以上の期間中，精神医学的診断のない者による暴力は2％であったが，「純粋な」統合失調症の診断を有する者では8％になり，物質乱用や人格障害などの診断が重複する統合失調症では13％となった。今日では暴力と精神障害については膨大な文献が存在するが（初期の総括としてTaylor, 1993を参照），Swansonの研究は代表的な標本を用い，その方法論の水準も高いものであった。

　この研究の優れているところは大規模の地域標本を用い，正確な診断を用いた点である。唯一の短所は自己報告に頼っていることであるが，その後の研究では自己報告は適度に正確であることが指摘されている。例えば，精神障害と暴力についてのマッカーサー・スタディは記録と情報提供者に依拠し，労をいとわずに補完的な自己報告を用いているが，それによって問題はほとんど見出されなかった。

　しかし，見出された事実には注意深い解釈が必要である。それらは，統合失調症（ついでに言うと，アルコール中毒や人格障害）が暴力の原因となっていることを意味していたのではない。その事実からは統合失調症を有する患者は精神医学的診断を持たない人々と比べて暴力的に振る舞うリスクが増加するということが示されたのである。リスクの増加は莫大なものではなかったが，統計学的には有意であった。

　このときから，暴力のリスク・マネージメントは精神保健サービスの課題となった。医療サービスが複雑な疾病を管理するのは当たり前である。例えば，糖尿病を治療するひとつの目的は血管や眼やその他の器官の複雑な問題を最小限にするためであり，高血圧を適切に管理するのは脳卒中の発生を減少させるためである。残念ながら，精神医学では，統合失調症の複雑さが，それが患者に及ぼす影響と同じくらい，もしくは，それ以上に他人にも影響を及ぼすのである。しかし疾病の複雑さを管理

することは医療の中心的な業務である。

国民の期待と態度

　精神医学が，精神障害には他人に対する暴力のリスクを高める場合があるという事実を受け入れるようになるのと同時に，専門家は，皆，その能力があり，説明責任を果たしているかどうかについて検証される対象となった。医師の権限と特権に対する猛攻撃は Foucault（1967）と Illich（1976）によって始められたが，今日では社会学の領域にとどまらず，政治問題の大きな中心的テーマとなっている。

　医学に対する消費者優先主義の態度は英国のブリストルでの児童に対する心臓外科手術（Bristol Royal Infirmary Inquiry, 2001），アルダーヘイ子ども病院での臓器保存，ハロルド・シップマンによる患者殺人などをめぐるスキャンダルによって強まってきた。ブリストルの児童に対する心臓外科手術では容認できないくらい高い死亡率が示されたが，この問題とその外科医の能力との関係はサービスユーザーから隠された。アルダーヘイ子ども病院では，検死の際に児童から取り除かれた臓器が何の同意もなく，表向きは研究名目で，実際には病理学者の思いつきで保管されていた。シップマン事件では，疑わしい行為について第三者の医師による調査が行われなかったことと，それに躊躇したことから，その一般開業医は患者を繰り返し殺害することとなった。

　これらの事件に精神医学は直接関わってはいないが，国民の利益を侵すリスクに対し医師が下す判断には，国民はもはや信用しておらず，精神科医療で働く医師もそのような風潮に呼応しなければならなかった。上記のような劇的な重大ニュースと同時に，医療サービス内における人種差別や他の差別も認識され徐々に関心が高まっていった。暗黙の信頼が失われ，インフォームド・コンセントや他の医師へのコンサルテーシ

ョンや透明性が強調されるようになった。

　精神医学は弱い立場にあり，まず第一に，外科医や内科医に備わっている活気ある雰囲気は微塵もなく，精神疾患に対するスティグマに悩まされていた。もうひとつの問題は，精神医学は医療や手術など専門救急の領域において必要とされるセーフティ・カルチャーとは無縁に育ってきた。それは，沈滞しているかのように，少し物思いにふけった哲学的な医学生が選択する職業であったので，暴力のリスク・マネージメントに対し，外部調査が入ることなど思いもよらぬことであったろう。

　1990年初頭以来の精神医学に対するこのような圧力が最も高まったのは，第三者による殺人調査（第3章で詳細に論じる）のときであった。この調査の出来不出来はさておき，多くの調査に共通していたテーマは良質な暴力のリスク・アセスメントの必要性であった。

　殺人調査の意義についての意見は様々であるが，多くの臨床家はそれに嫌悪感を抱いている。いずれにせよ，国民は体系的で透明性の高い暴力のリスク・アセスメントの必要性を強調しながら，強力な政治力の必要性も訴えている。押し寄せる波に立ち向かおうとする専門家団体は，「私を信用してください。私は医師です」と言っているのと同じような論法は身につけているが，おそらくそれだけでは一蹴されてしまうだろう。

他に選択肢はない…

　大衆政治が生命保険会社の財政的権力と合流すると，ほとんどの専門家の抵抗は雲散してしまう運命にある。法人として，病院は誤りや欠点が訴訟問題につながり，仮に十分に弁護できたとしても財政的には悲惨な結果を招いてしまう世界に順応しなければならなかった。それゆえ，リスク・マネージメントは重要な活動となった。精神保健サービスでは，

実務的な結果として,上記のような経緯から,しばしば精神保健や暴力についてほとんど何も知らない人々からの要請もあり,自らが暴力のリスク・マネージメントを行わなければならなくなった。

大抵の場合,リスク・アセスメントはチェックリストに書かれてあるボックスにチェックをするだけで終わる。それをどのようにチェックし,終わった後にどうするのかについては何も説明がないことも珍しくない。研修が行われても,ほとんどのスタッフは参加しない。この暴力のリスク・アセスメントの手法は何もないよりはましであるが,決して良いものとは言えない。それは誤った調査の感覚を与えてしまい,適切な暴力に対するリスク・アセスメントと言えるものではない。悩める臨床家に提示したい質問としては,「もし暴力のリスク・アセスメントをしなければならない(そして自分でする)としたら,それを正しくやってみてはどうですか」ということである。

まとめ:なぜ暴力のリスク・アセスメントについて悩むのか

暴力のリスク・アセスメントに対する反論には,それが医師の役割として適切でないという点や精神能力の方が他の選択肢としてもっと考慮されるべきであるという倫理的な視点が含まれている。実際,医療実務の多くの面で,単純で閉鎖的な医師-患者関係を超えた責任や義務が関わっており,第三者に対するリスク・マネージメントは医学の他の領域においても先例がある。能力はリスクの問題とは切り離すことはできないが,本当の意味での選択肢とはなり得ない。

暴力のリスク・アセスメントは医学の他のリスク・アセスメントと同等であり,どのようなものであっても何もしないよりはましである。正確性を考慮することを別にすれば,構造化されたリスク・アセスメントは透明性の点で有利であり,自らの実務を外部の調査に公開するという

圧力と対峙しなければならない専門家にとって納得のいくものである。

　法や営利の圧力と同様に，世論も良質なリスク・アセスメントを望んでおり，最も説得力のある望ましい議論は，それは避けられないということである。一度，その事実が受け入れられたならば，重大な問題はそれがどの程度まで改善しうるのかということであり，次章ではそのテーマに関する研究を扱う。

第2章
暴力のリスクを研究する

常にあなたの背後を守ります。

——司法精神医学の第1法則（匿名）

暴力と精神障害

　この領域における研究は急速に拡大しつつある。実際，決して満足しない人たちはいるものだという反応を誘う危険を冒すかもしれないが，ごく最近まで暴力と精神障害の疫学研究は十分でなかったのが，今では多すぎるくらいである。私は良質な疫学研究に必要とされる2つの基本原則を述べることでこの発言を正当化したいと思う。第一に，答えがまだ分からない理にかなった興味深い質問を提起しているかであり，第二に，それに答えられる標本を選択しているかである。最近の研究にはこのテストのうちの1つあるいは両者に答えていないものがある。

　初期の影響力の大きい研究には暴力犯罪と非暴力的犯罪で未決拘留されている者の中の精神障害の比率を比較したものがある（Taylor and Gunn, 1984）。精神病は偶然よりも高い確率で暴力犯罪群において認められることが分かった。これは，精神病と暴力との間に関連があること

を示唆する臨床的な印象とも一致していた。この研究の正確な解釈は標本の分布帯の上端にいる男性の多くが重大な暴力犯罪で告訴されていたということである。

　TaylorとGunnの研究の限界は未決拘留者を用いていることである。重大な暴力を行った者はほとんど拘留されることになるので，そのこと自体は大きな問題ではない。しかし，もし，十分な資金があるならば，依然として理想は地域社会の標本を用いることであり，それを用いれば統計解析に必要とされる大規模な暴力行為を集めることができる。(実際，20年あまり経った後，Shawら（2006）は地域社会を対象とした同様の研究を実施し，統合失調症の罹病率はイングランドとウェールズにおける一般人口で1％であるのに対して殺人犯では5％を占めていることを示した。この研究は精神疾患を有する人々による自殺と殺人に関する全国機密調査の一部であり，第3章で詳しく述べる）。

　次の重要な展開はSwansonら（1990）による地域社会における研究であり，目的にかなった質問を提起し，完全な標本を選択していた。暴力と様々な精神障害との間に統計学的な関連があるかどうかを見出すため，彼のチームは約1万人に及ぶ疫学管轄区域（Epidemiologic Catchment Area：ECA）の標本を用いた。その標本は地域社会から抽出され，代表性もあり，その稀な条件と事象の合理的かつ正確な推定値を出すのに十分な規模であった。精神医学的診断は大規模ECA研究の一部としてなされ，その手法はシンプルであった。研究者は最近12カ月間にわたって何らかの暴力行為を行ったかどうかを尋ねたのである。彼らは暴力が精神医学的診断のない人々の2％に報告され，「純粋な」統合失調症を有する人々の8％に報告され，統合失調症に物質乱用や人格障害を伴う人々の13％に報告されたことを見出した。

　今日では暴力と精神障害に関しては膨大な文献がある（初期の総説ではTaylor, 1993を参照。その後，さらに多くの文献が生まれている）

が，Swansonの研究は依然として画期的なものである。その研究は精神医学界の正統的な教育を変え，我々はその結果と格闘し続けている。この結果から，統合失調症を有する患者は暴力的に振る舞うリスクが増加するということが示されたのである。これが偶然の一致でないとすれば，暴力と暴力のリスク・アセスメントは精神保健医療における中心的な課題とならざるをえない。

　もし，その事実が他の母集団にも当てはまるとすれば，同様の研究が続くことは避けられないし，また望ましいことでもあった。スウェーデンでは，LindqvistとAllebeck（1990 a,b）が650例の統合失調症の患者を追跡し，統合失調症が暴力と関連していることを確認し，薬物やアルコールによってどの程度そのリスクが増大するかを明らかにした。

　ニューヨークにおいて，Linkら（1992）が多様な患者集団における逮捕や自己報告された暴力の比率を，精神保健の治療にこれまで関わったことのない対照群の比率と比較した。その結果，人口統計学的な要因をコントロールした後でも，患者グループの方が全て暴力の比率が高いことが示された。

　イスラエルにおいては，StueveとLink（1997）が，人口統計学的な要因，物質乱用，反社会性人格障害をコントロールした後でも，あらゆるタイプの精神病性の障害は，格闘で3.3％，武器の使用で6.6％の相対危険率を示すことを見出した。

　出生コホートの研究によって事実にさらに重みが増すことになった。スウェーデンでは，Hodgins（1992）が主要精神障害を有する者はその障害がない者に比べ生涯の暴力は4倍であることを見出した。1944年から1947年の間に出生した全住民（約40万人）から構成されるデンマークの出生コホート（Hodgins et al., 1996；Brennan et al., 2000）では，統合失調症と暴力との間に同様の関係があることを明らかにした。Arsenaultら（2000）はニュージーランドにおける21歳の961名の出

生コホートで同様の事実を見出し，統合失調症の暴力（自己報告と有罪判決によって定義）に対するオッズ比は 5.4 倍であることを示した。

　賢明な読者は真実にゆっくりと近づいていく質の高い研究が同じように繰り返されていることに既に気づいていると思われるので，さらに研究を引用する必要はないであろう。1990 年代初頭，増大していく事実を前にして，Monahan（1992）は当初の見解を見直し，精神障害は地域社会における暴力に対する有意で強力なリスク・ファクターであると結論した。それ以降に実施された研究の多くは Swanson らが発見したオリジナルの事実以上のものではない（それ以下のものでもないが）。

　1990 年代の半ばには，この種の研究には興味深い質問に答えるようなものは何もなかった。この種の研究が引き続き生き延びたのは，知識の追求というよりも製品を生み出す研究産業のニーズによるところが大きかった。確かに 1992 年には，これまで無関心であった臨床家たちは，この領域において重要なものはどんなことでも見逃さないように注意を払うようになった。しかし，病院の最高責任者が Tunbridge Wells や Des Moines などでの最新のコホート研究の結果を待つまで，暴力のリスク・マネージメント・ポリシーの導入を遅らせていたとは考えにくい。

　科学的な数式においては，精神障害と暴力との間に関係があるということにはもはや議論の余地はない。要約すれば，地域社会においては精神病的な精神疾患と暴力との間には高度に有意な相関があり，その程度は喫煙と肺癌との関係と同じレベルなのである（Maden, 2004）。さらに，サイコパシーや反社会性人格障害，薬物やアルコール乱用と暴力にも強い相関がある。これらの事実を何度も反復する意義はほとんどない。研究において優先すべきことは，どのように暴力が精神障害と関係するのかについてさらに理解を深めることと，暴力を減らすためにどのような治療を施すかである。

暴力のリスク予測に対する研究

　これまでのセクションでは暴力と精神障害の膨大な文献を扱ってきた。次の段階では，暴力のリスクに対する精神保健の専門家の反応を調べてみたい。暴力のリスクはある精神障害で増加するが，臨床業務の意義としては，どのくらいの精度でそのリスクを推定できるのかにかかっている。すなわち，我々は暴力をどれくらいうまく予測するかである。我々は批判から自身を守れるほど十分に理解しているだろうか。さらに重要なことは，我々は国民に何らかの保護を提供できるほど十分知識があり，国民や政治家はそれを精神保健サービスの重要な仕事の一部と見ているだろうか。我々はその仕事を遂行できるだろうか。

　これらのことは重要で，理にかなった問題提起ではあるが，研究が示す事実には限界がある。一見したところ，なぜこのことが必要なのかが不確かである。結局，リスクは統計学的な概念であり，すぐに大規模なアウトカム・スタディと結びついてしまう。しかしながら，我々がほとんど研究できず，事実に関して多くの留保を残さなければならないことについてはいくつかの理由がある。第一の問題は，重大な暴力は相対的に稀で，有用な情報を入手する希望を持つためには大規模で費用のかかる研究を行わなければならないことである。大規模研究は一般的な因果関係や原理を見出すためには有用であるが，臨床業務を詳細に観察にするには不向きである。

　第二の問題は，暴力を防止する必要性ということを前提にすると，公平な科学的研究というのはあり得ないということである。もし我々が重大な暴力を予測するのであれば，我々はそれが起きるのを座って待って見ているわけにはいかない。同じような理由で，どのような退院後の追跡調査であれ，暴力のリスクが高ければ退院させないという問題に直面

する。この領域の主な研究のいくつかが調査者のコントロールを超えた事象によって引き起こされた自然のままの実験であったことは偶然ではない（例えば，後述するバックストローム事件）。確かに，このような状況は方法論的な限界をもたらす。

　第三の問題は，研究がしばしば臨床業務と結びつかないことである。画期的な研究のいくつか（例えば，Lidz et al., 1993）は，社会学としてすばらしいものであるが，現実の臨床業務の世界を無視した手法を採用しているように思われる。

　最後の問題は，ごく最近まで，臨床家も研究者も暴力のリスクの予測に関する問題に関心を抱いていなかったように思われることである。現在の際だった暴力の問題のことを考えれば，追い詰められた臨床家が無頓着の罪を弁明するのに使える研究は驚くほど少ない。

　関連する研究が乏しいため，回避できないことは，多くの人々がこのセクションで書かれたことは既に知っているということである。古い素材の単純な焼き直しを避けるためには，現在の業務に対してこれらの研究がどのように関連するのかを示したいと思う。このような視点から，これらの研究が我々に伝えていないことは，発見された事実と同じくらい重要である。この領域における研究者が，臨床家にとって重要な質問にしばしば答えていないことがある。

精神疾患と暴力との間のつながり

　精神疾患による暴力の中で興味深くかつ恐ろしい側面は，それが精神病症状と関係している点である。ここにいくつか実例を挙げよう。過去に暴力の既往のない患者が自分の母親が悪魔であるという妄想を発展させ，世界を救済するために母親を殺害した。ホステルに居住していたある患者は，肛門に違和感を覚えたことを，友人が夜間に自分を性的に虐

待している証拠であると確信し，格闘の末，相手を殺害した。ある患者は差し迫った日食が世界の終末を意味しており，人々がお互いに顔を見合わせたとき，彼らは自分を攻撃してくると確信し，その前に，通りにいた複数の人々を刺した。ある男性は攻撃しろという声に促されて人々を攻撃した。

　重要なことは，症状が，極端な暴力の唯一の動機のように見える点である。もっと複雑なケースはいくつかあり，実際には複雑な動機や原因がみられる場合もあるが，ここに挙げたケースのように純粋に病的な動機というのは特筆すべきである。我々はしばしば意味のない暴力あるいは目的のない暴力と呼んでいるが，ここに挙げたケースはみな典型例である。このような暴力は脳内の化学物質が不均衡になることや脳内での伝達が障害されていること，あるいはその両者が直接の原因である。

　本書の中心的なテーマのひとつは全ての暴力は一様ではなく，異なったタイプの暴力には別の価値観が加わることもあるということである。明らかに精神病的な動機を有するこの種の暴力は，適切な量の抗精神病薬でかなり防止できるという理由から，精神保健サービスにとって最も重要である。治療の結果は劇的で良好な効果をもたらすが，同様に，治療に失敗すると悲惨なことになる。

妄想と暴力

　精神病症状と暴力との関係についての研究は，ここ数年，活況を呈しているが，新しい事実はほとんど現れていない。個人の宗教や文化的背景では説明しきれない妄想や，定着した誤った信念がこのような研究で対象として取り上げられている。HafnerとBoker（1982）のドイツにおける大規模な疫学調査では，妄想が深刻な暴力と関係していることを見出した。Humphreysら（1992）は，深刻な暴力行為を示した統合失

調症患者のコホートを報告し,約40％のケースでは暴力が妄想によって動機づけられているとした。Taylorら（1994）の総説によると,関連する研究では,妄想を測定する上での困難さなど多くの方法論的問題はほとんど見出されなかったという。

　この領域では標本の抽出が問題となる。もし,研究の対象とする標本に精神病でない暴力的な患者が多く含まれると,妄想の重要性は明らかに減ってしまう。このことはTeplinら（1994）による700名以上の拘置所での拘留者の追跡調査の際にも問題になったと指摘する者もいる。その調査の対象者のほとんどが精神障害者ではなかったため,妄想の影響を検討するにはふさわしい場所ではなかったというのである。比較的少数ではあるが,暴力的な統合失調症の患者と暴力的でない統合失調症の患者を用いたケース・コントロール・スタディによると,妄想の存在は暴力と関連していたとされる（Cheung et al., 1997）。

　この領域の研究の中には,迷路に入ってしまったものや,問題提起にふさわしい正しい標本を用いていないために,この章の冒頭で掲げたテストのひとつを満たさないものもある。もし,暴力のリスク・ファクターとして妄想の重要性について知りたいのであれば,まず着手すべき点としては,統合失調症か他の精神病を有する患者を標本とすることである。精神病を有さない患者を含めるのであれば,その実態は不明瞭になる。精神病ではない理由で暴力的な者を対象に含めれば含めるほど,妄想が暴力に関係するという可能性はますます低くなる。マッカーサー・スタディの著者らは,彼らの標本の限界を飛び超えて,この過ちを行ってしまい,妄想は暴力に関連していないと結論づけてしまっている（Appelbaum et al., 2000. 詳細は後述）。

　様々な診断名が混ざった標本が唯一正当化されるのは,地域社会全体の中で暴力の原因として妄想がどの程度重要であるかを知りたい場合である。この場合,標本は地域社会を代表するものでなければならない。

しかし，その疑問に対する答え，すなわち，それらは数の上ではあまり重要ではないということは知っており，それゆえ，そのことに時間やお金を浪費するわけにはいかない。我々の主な関心は精神疾患を有する人々における妄想についてであり，そして，その妄想がどれくらい暴力と関係しているかについてである。ここでは，事実の重みというものがある関係を強力に支持している。私はこのセクションを始めるに際し，臨床例を取り上げ，これらのケースで妄想は重要ではないと述べる批判に挑んでみたいと思う。もし彼らが納得しないのであれば，次のステップとして適切なのは，統合失調症の患者で妄想を有している場合と有していない場合で，その暴力の比率をそれぞれ比較することである。最終的に，妄想は特性というよりも状態を表す変数であり，全てをマッチングしなければならないという問題を回避するには，患者自身を対照群として用いるのがよい。そのような研究は誰も実施していないが，おそらく，それは誰もがその結果を推測できるからである。妄想は精神障害による暴力において重要であると仮定するのは正しいし，我々は妄想に基づいて暴力的に振る舞う人とそうでない人とを区別するものが何であるかというさらに重要な問題に移っていかなければならないのである。

　Kendlerら（1983）は，妄想に関連した苦悩が暴力のリスクを増大させることを説明するのに有用であることを指摘しているが，それは不安と関連する（Buchanan, 1997），怒りが重要である（Appelbaum et al., 2000）とする指摘と矛盾しない。Buchananら（1993）は，何らかの形で被害妄想に基づいて行動する患者は，暴力的なやり方とは限らないが，被害妄想に基づいて行動していない患者とは異なった傾向があり，彼らは妄想を手がかりに証拠を特定しようとしたり，積極的にそのような証拠を探そうとしたり，その妄想によって感情面で影響を受けているとした。そこで関連する感情は臨床家にとって重要である。支持する証拠を集めるために積極的に探索することには同語反復の要素があり，

それは妄想に基づいた行動とは別の形態である。しかし，観察された行動にははっきりと現れていない行動化の徴候に留意するのは臨床家にとって業務上大切なことである。妄想による人物誤認と殺人の関係についての総説では，恐怖や怒りがどの程度関連しているかがリスクの指標であるとされている（Silva et al., 1995）。

同様の趣旨の論文はもっとあるが，重要な点は既に説明した。自らの信念に対して怒りを覚え混乱している妄想的な患者は，証拠を探しに出歩き，妄想に乱されることなく静かに自らの生活を送っているような患者よりも危険だということである。私は同じことが政治や宗教的信念についても当てはまるのではないかと疑っているが，もし読者の仕事が欺かれた人たちを管理することにあるならば，これらは依然として有用な所見であろう。

脅威と制御解除（TCO）

研究の焦点となった妄想の別の側面は，脅威と制御解除（threat and control override：TCO）である。LinkとStueve（1994）はこの言葉を，個人の脅威の感情を引き起こす妄想と自己制御が解除されてしまう病的思考について説明するために用いた。典型的な筋書きは，被害妄想であり，脅威の感覚が予防的行動を正当化するために用いられ，暴力に対する個人の通常の抑制が解除されてしまうということである。したがって，このセクションの冒頭の例では，男は世界を救済するために母親を殺害したのだが，それは悪魔が母親の中にいると確信していたからであり，また，男が見知らぬ人たちを攻撃したのも，彼らが今にも自分を攻撃するのではないかと確信していたからである。

Linkら（1998, 1999）は，この仮説を後方視的ケース・コントロール・スタディの中で試し，一旦TCO症状をコントロールすると，他の

精神病症状は暴力とは無関係になることを見出した。1998年の論文ではTCO症状が暴力のリスクを増大させる独立した指標であることも指摘されたが，なぜそれらが依然としてTCOに関係しているのかという疑問は残された。Swansonら（1996）はTCO症状を有する統合失調症と有しない統合失調症の暴力を比較し，暴力の発生率はそれぞれ16％，6％であり，その差は統計学的に有意であることも見出した。

妄想についてのこの一連の研究は臨床業務に意義のある重要かつ一貫性のある事実をもたらしたのである（Appelbaumら《2000》の明白な反対意見については以下で扱う）。

発達・人格的要因

多くの保険数理的（第5章参照）あるいは構造化された臨床的リスク・アセスメント（第6章参照）は，早期の発達や人格に関係した指標を用いている。精神疾患に罹患しているかどうかにかかわらず，子ども時代の発達の問題，家庭崩壊，虐待は成人における暴力と関係している。また，統合失調症における暴力は児童期と青年期における教育的な問題や仲間関係に関係している（Tihonen et al., 1997；Fresan et al., 2004）。児童期の行為障害は統合失調症と強い関係があり，したがって，統合失調症の発達を予測することになる（Gosden et al., 2005）。さらに，行為障害の既往を有する統合失調症はその既往のない者よりも暴力的な傾向がある。

サイコパシーは暴力のリスクの増大と関係しており，そのことから多くの暴力のリスク・アセスメントにおける主眼となっている。Hare Psychopathy Checklist（Hare, 1991）によって統合失調症を計測すると，慢性の統合失調症のいくつかの特徴が，サイコパシーの特徴である共感性の欠如と衝動性と類似するという概念上の問題が持ち上がる。

他に，病前の人格が統合失調症の暴力や犯罪性と関係することを示す事実もある（例えば，Moran et al., 2003；Moran and Hodgins, 2004）。もし，統合失調症自体が発達障害であると認められるとさらに事態は複雑になる。統合失調症の発症前の人格障害は独立した実体と見なされるのか，単一の疾患過程の一部と見なされるのか。幸いにして，そのような複雑な問題は本書の範囲を超えている。本書の目的を達成するためには，いくつかの発達的，人格的特徴が統合失調症における暴力のリスクを増加させるマーカーとして役立ち，上記したような症状としてではなく，ある手法の考慮事項として役立ちうることを知っておけば十分である。これらの要因は後の章の「暴力に対する構造化された臨床的アセスメント」で登場する。さしあたり，臨床家が暴力のリスクをどれくらい十分に評価できるかの問題に話題を移す方が適切であろう。

臨床家は暴力を予測できるか

ジョニー・バックストロームの物語は月並みなものとしてよく知られているが，この問題に答えるためには彼の話から始めなければならない（Steadman and Keveles, 1972；Steadman and Cocozza, 1974）。バックストロームは暴行で有罪判決を受けた後，1959年に刑務所に送られたが，後に精神障害と診断され，心神喪失者（criminally insane）としてニューヨーク州立の保安病院のひとつに移された。刑期が1961年に満了したとき，彼は釈放される代わりに，依然として精神障害であり危険であるとみなされ，病院に留まらなければならないことを知らされた。このことから，彼は1966年の2月に最高裁判所に釈放を求める申し立てを行ったのである。

刑期が満了し彼が実際に釈放されるまでには5年の歳月を要した。このことから，裁判所はその決定を長い時間をかけてじっくり考えていた

ようであるが，弁護士はリスク・アセスメントの専門的なことについては考慮していなかったことが示唆された。裁判所の決定はもっぱらバックストロームの憲法上の権利に基づいていた。第14回の憲法改正では，アメリカ合衆国は国民に法の下で平等な保護を与えることを求めたが，バックストロームが精神疾患を理由に保護されることは否定されたのである。

バックストローム個人の勝利は大きな話題となり，ニューヨーク州は心神喪失者として保安病院に入院している966例の他の患者も同じ理由で最高裁に申し立てをすれば，勝訴できるのではないかと考えた。彼らは潔く屈服し，967例全員が2，3カ月以内に一般の精神科病院に民事入院することを命じられた。

優れた法律が偉大な科学を生み出すことになった。暴力のリスクが高いと考えられたために何年も入院させられていたこれらの患者たちは純粋に法的な理由で保安病院から釈放されたのである。倫理委員会がこの種の科学的研究の問題点を検討することもなかったので，研究者たちはその自然実験に飛びついて，それをうまく活用することができた。

Steadmanとその同僚たち（1972，1974）は，バックストローム事件の患者を4年間追跡したところ，その後全部で16の有罪判決が認められたにすぎなかった。この調査の目的のために標本の246例中9例が除外された。16の有罪判決を受けた者のうち重大犯罪はわずか2例であり，それぞれ，暴行と強盗であった。追跡調査の終了時点で，患者の約半数は依然として精神科病院に民事入院しており，27％は地域社会に退院し，14％は死亡していた。元の標本のわずか3％が刑務所あるいは保安病院に戻り，20％が追跡期間中少なくとも一度暴力をふるっていた。

これ以上の情報がなくとも，いくつか重要な点は指摘できる。第一に，心神喪失者に対し，病院が引き続き入院を勧告した際，過剰に慎重であ

ったと思われる点である。このグループの患者が4年以上にわたって示すリスクは，高度な保安レベルに頼らなくとも管理できたのではないかと思われる。実際，患者による暴力に対する国民の不安は高く，一般的に危険であるとレッテルを貼られた患者の退院については精神保健のサービスは非常に慎重である。実際，イングランドとウェールズにおいて条件付き退院の制限[*1]を受けた患者が重大犯罪に占める比率は年間およそ0.6％にすぎない（Home Office, 2001）。

　第二の点は，これらの患者が全て安全に地域社会の中に留まれるわけではないということである。半数は4年の追跡期間中病院に入院しており，おそらくそのために重大な暴力の比率が低くなったと思われる。有罪判決率の低さにもかかわらず，5人のうち1人の患者は暴力的であった。この数字は高い比率であり，精神障害を背景として生ずる暴力は調査することが難しいことを思い起こさせる。なぜならば，そのほとんどは裁判所の処分を経ないからである。

　精神科医はどのような患者が暴力的なグループに属するのかを予測することはできたのであろうか。SteadmanとCocozza（1974）は6つの特性で暴力を予測できるとした（表2.1）。

　CocozzaとSteadman（1976）は，これらの発見による事実を用いて法的危険性尺度（Legal Dangerousness Scale）を開発し，地域社会に解放される全ての患者に適用した。後に暴力的に振る舞った患者のほとんどは高い得点が得られたが，1名の暴力的な患者に対して，同じ得点でありながら暴力的に振る舞わない者が2名認められた。言い換えれば，1名の真陽性に対して必ず2名の偽陽性がみられたのである。

　著者らは，全体のエラー率を最小限にするための最良の統計学的戦略としてはどのグループも暴力的ではないと予測することであると主張した。これによって確かに偽陽性はなくなる。というのも暴力は相対的に

[*1]訳注：p.84の訳注＊5参照。

表2.1 バックストローム事件の患者の4年の追跡期間中の暴力の予測因子 (Steadman and Cocozza, 1974)

少年犯罪の既往
過去の逮捕数
過去の有罪判決
過去の暴力犯罪での有罪判決
指標犯罪の重大性
年齢（−）

稀であり偽陰性率が低いからである。他の戦略としては真陽性をなんとか拾い上げることであるが，偽陽性の方が大きく増え，真陽性を上回ってしまうことになる。

　現代の精神保健サービスは，重大な暴力を起こすことの少ない母集団に注意を払っているが，以上のような避けがたいジレンマに直面している。統計では，どんなに暴力を予測しようとしても最終的に当たりよりも誤りの方が多くなってしまうことが示される。このような観点から，どのようなものであれ暴力を予測するという考えは捨て去るべきであると論ずる者もいる。しかし，精神保健サービスは抽象的な数学的事象ではなく生身の人間を扱っているので，このような悲観的な立場は受け入れがたい。Monahan (1981) が指摘するように，統計学的推論は全ての誤りはおしなべて重要であるということを前提としている。臨床家の仕事は，様々な種類の誤りのコスト，重み，価値を割り当てることである。患者の入院を延長することに過剰に慎重になることの結果と，殺人に向かおうとしている患者を退院させることの結果は全く異なっている。好むと好まざるとにかかわらず，我々は暴力のリスクをできるだけ最善を尽くして推定しなければならない。

　次に，我々がどれくらい暴力のリスクを正確に推定できるかという問

題を考えてみるが，リスクの予測に関する初期の研究のほとんどからは満足のゆく結果は得られない。有名な研究は，精神科医や他の職種者に16名のケース記録から危険性を評価させた国際研究である（Harding and Montandon, 1982 ; Montandon and Harding, 1984）。193名の評定者の一致度は35％から86％までであったが，62名の精神科医の間で一致がみられず，それは他の職種者よりも多かった。

　もちろん，これは予測が正確であるかどうかの研究ではない。科学用語では，それは妥当性（彼らが正しいか）というよりは信頼性（異なる評定者でも一致しているか）の問題である。この研究の背後にある論理は，正確には，もし専門家のメンバーがある答えに関して合意に至ることすらできないのであれば，精神科医が正しく予測できるかどうかは問題とはならないということである。

　この研究の限界をリストアップするのに多くの時間を割こうと思えば可能である。この研究はケース記録を用いているが，現実のリスク・アセスメントではそれだけに頼ることはない。国際的な標本は，サービスを提供する組織，トレーニング，経験も異なっているので，不一致を増やす傾向がある。しかし，そのようなあら探しをしていると重要な点を見過ごしてしまう。この研究で見出された事実は，他から得られた情報とも一致しており，我々は構造化されていない臨床的判断が暴力のリスクを評価するのに信頼のできない方法であることを受け入れなければならない。

　私にとって，HardingとMontandonの研究で驚くべきことは，ほとんどの参加者が危険性のアセスメントに関して特別なトレーニングをおそらく受けていなかったにもかかわらず，ある程度良好な合意に達していたことである。おそらく考えている以上に，我々はこの仕事をうまくやっているのである。私のもうひとつの意見としては，この論文が，危険性のアセスメントが日常業務とほとんど関連のない専門的かつ難解

なものと考えられていた初期の時代のものだということである。そこには医学的専門性の限界を懸念するという適切な感覚はあったものの、切迫感はなく、判断が一致しない精神科医がサービスに関わるとどのような問題が生じるのかについて配慮することもなかった。この研究は、これまで、リスク・アセスメントの問題に直面した際、敗北を認める議論として紹介されてきた。その一方で、サービスの管理者は、より一致度の高い合意に至るためには、どのようにスタッフをトレーニングすべきかの問題に答えようとしてきたのである。

　リスク・アセスメントは今では精神保健サービスの中心的な問題なので、現実世界での研究は今後ますます関心を呼ぶことになる。最も初期の好例は米国の精神科救急で実施されたものであり、Lidzら（1993）は、精神科救急で働く精神科医が暴力的であると予測した357例の患者を同じ精神科医が暴力的ではないと予測した357例の対応対照群を用いて検討した。6カ月以上の追跡期間で、暴力は自己報告と他者報告により測定された。暴力は予測されたケースの53％で起きており、対照群の36％で起きていた。

　この研究は、暴力が他の研究が指摘してきた以上に頻繁に発生することを初めて示した点で重要であり、ケース全体で45％に発生していた。この研究が精神科救急の場面でなされたことを考慮しても、これは高い比率である。精神科医によって観察されたほとんどの患者たちはコンサルテーションの2，3カ月以内に引き続き暴力行為を行っていた。この種のアセスメントを定期的に実施している人がこの時どのような気持ちでいたのかについてもっと集中して統計解析を行ってもよかったであろう。

　この研究では予測が偶然よりもかなり優れていることも示しており、暴力は暴力的であると予測されたケースの半数以上で起きていた。臨床家が暴力的でないと予測した患者についてはあまり成果が出ず、彼らの

3分の1以上は暴力を起こしており，実際，その後も暴力行為を起こし続けたのである。これらの結果を統計学的な用語で置き換えると，偽陽性率は2分の1未満であるが，偽陰性率は3分の1以上であるということになる。

　これは影響力の大きい研究で，間違いなく優れた質問を提起している点と適切な標本を使っているという点でテストをパスする。その長所としては標本が大きいことと，同じ母集団の対照群を用いている点と，設定が自然な点である。

　他方，この研究にもひとつ大きな限界がある。この研究が治療や治療が結果に及ぼす影響について何も述べていない点である。このことは特に，業務の中で暴力についての関心が次第に高まっている英国の臨床家にとっては驚くべきことである。暴力の可能性は精神医学的介入の中心的な指標のひとつなので，もし暴力が精神科救急のアセスメントで認識されていたのであれば，少なくとも何らかの治療が提供されたはずであろう。医師に対する訴訟は米国ではほとんどスポーツのようなものなので，暴力が予測されたとき何らかの介入を施こそうとする考えが何もなかったとは想像できない。

　もし，少なくともケースのいくつかで治療的介入があったことを前提にしているのであれば，その結果については異なった解釈の余地がある。「暴力的であると予測した」グループはより多くの治療を受け，「暴力的でないと予測した」グループはあまり治療を受けなかったということであろうか。もし，そうであれば，暴力の比率は介入がなければさらに高いということになる。認識された暴力のリスクが何であれ，もし，介入がなかったならば，グループ間の差異はもっと大きかったということであろうか。

　これらの問題については推測することしかできないが，確かなことは，すばらしい研究を実施した研究者が介入については何も言及しなかった

ことである。しかし，介入は臨床家にとって暴力に影響を及ぼすことができる最も重要な手段である。この問題はこの領域における論文全体について言えることである。Lidz の研究はあくまでもそれ自体としては成功しており，提起した質問に答えているのであるから，著者らが他の研究手法を選ばなかったということで批判されるべきではない。しかしながら，一般的に研究者社会が精神科医療サービスの与える影響について十分な注意を払っていないということには批判の余地がある。Lidz の論文が発表されてから 10 年以上が経過したが，暴力のリスクの治療について影響力のある論文は未だに出ていない（Steadman, 2000）。

マッカーサー・リスク・アセスメント・スタディ

　マッカーサー・スタディは地域社会の患者の暴力のリスク・ファクターを検討した最大規模の研究である。これは米国の 3 都市の一般精神科病院を退院した 1,136 名の男女を 12 ヵ月追跡した記述的な調査で，およそ 800 万ドルの費用がかかっている。これは患者 1 人あたり 8000 ドルに相当し，これらのかなりの資源の大半は暴力を正確に測定することに費やされ，暴力に関連しそうな要因のデータは可能な限り集められている。著者らは主な測定結果である暴力に関連する連鎖や相互作用を判断するために 134 の独立変数を測定した。

　退院前に半構造化面接を実施し，地域でも 10 週おきに面接を継続した。ベースラインにおける研究上の主診断を表 2.2 に示した。私がこの情報を載せたのは，不動産屋の標語で言い換えると，疫学研究の最も重要な 3 つの特徴は，一に標本，二に標本，三に標本だからである。私は標本を繰り返し引き合いに出すことになると思うが，それはこの研究の長所でもあり短所だからでもある。また，研究の母集団の具体的な特徴を考慮しなければ発見の事実は正しく理解できないであろう。

表2.2 マッカーサー・リスク・アセスメント・スタディにおけるベースライン診断（%, n=1,136）

うつ病・気分変調	40.3
アルコールや薬物の乱用・依存	23.9
統合失調症・統合失調感情障害	17.2
双極性障害	13.3
その他の精神障害	3.5
人格障害のみ	1.8

　研究者は複数の標準化されたツールを用い，そのうちのいくつかはこの研究のために開発された。特別に開発されたツールの中で最も重要なものはおそらくPCL-SV，すなわちサイコパシー・チェックリスト・スクリーニング・バージョン（Hart et al., 1995）であろう。人格障害，特にサイコパシーが強く暴力と関連するという事実から，サイコパシーに関して信頼性と妥当性のあるツールを必要とした。しかし，それは司法領域ではない母集団にも適用でき，完全なPCL-R（サイコパシー・チェックリスト改訂版）よりも迅速に実施できるものでなければならなかった。なお，サイコパシーとチェックリストについては第5章で詳しく論じる。

　患者の面接の目的のひとつは，暴力行為の詳細な自己報告を得ることにあった。また，暴力行為は他の情報提供者（親戚や担当ワーカー）からの情報や公式記録も用いて測定された。このように情報源を追加することで暴力を捉えるチャンスは増加したが，自己報告は単独でもかなり有効であり，公式記録に載っていない多数の暴力を明らかにすることができた。このことは臨床家，少なくとも患者に暴力行為について尋ねる臨床家にとっては良い知らせである。

　この膨大なデータを解析することには次の2つの目的があった。最初

の目的はこのグループの患者の暴力がどのようなものであるかを描くことであり，暴力に関係し，これによって暴力を予測するのに有用であると思われる要因を同定することであった。第二の重要な目的は，患者をハイ・リスク，ロー・リスクのグループに割り当てる意思決定の樹状図（著者らは反復分類木《iterative classification tree》と呼んでいる）を用いて，標準化されたリスク・アセスメント・ツールを開発することであった。これは保険数理的ないし標準化されたリスク・アセスメントの試みであるが，これについては第5章で考察する。

マッカーサーにおける重要な発見

これまで述べた短い説明からも，マッカーサー・スタディが印象的な事業であることは明白であろう。また，この調査をもって暴力と精神障害について最終的な結論を下してしまおうとする誘惑に駆られるのも無理はない。それではこの調査は精神科患者による暴力について我々にどのようなことを教えてくれるのであろうか。

暴力は精神科医療の母集団においてもよくみられる

このグループの患者の中では暴行がよく認められ，調査期間中およそ30％を占めていた。この割合はLidzの精神科救急の標本（上記参照）とほぼ同じである。Lidzの研究と同じように，最初の反応は，暴力が意外にも多いことである。しかし，いくつか但し書きが必要である。

米国のマネージドケアでは，ほとんどの入院は短く，患者の退院時点においても指標となるエピソードの症状は存在している。また，暴力の多くは最初の急性期エピソードと関連していたと思われる。暴力を行った患者の数は研究の早い段階で急速に減り，最初の追跡時点で13.5％であったのが3回目の時点では6.9％にまで下がっている。標本のおよ

そ30％はベースライン時点で，妄想がおそらく存在していたか確実に存在していたのだが，この数値は最初の追跡時点で約17％まで下がり，研究の終了時点ではわずか12％にすぎない。

さらに重要なことは，全ての暴力行為のわずか10％未満が，患者が精神病のときに生じていることである。この場合，ほとんどの暴力は家庭で生じ，被害者は通常家族や友人であった。

物質乱用は暴力の原因として精神疾患よりも重要である

2番目に印象的な事実は，物質乱用の問題がなくなると，患者は他の人々と比べて地域社会で暴力をふるう率が増加しないことである。物質乱用は患者と非患者の両方のグループにおいて暴力の率を増加させていた。しかしながら，物質乱用は患者グループの方が多く認められており，それゆえに，解析の際にこの事実を考慮しないと，暴力が患者グループでより多く認められるという印象を与えてしまいかねない (Steadman et al., 1998)。

この事実はとりわけ著者自身が，誤解しており，物質乱用がなければ，精神疾患は暴力と関係がないとまで言い切ってしまったのである。このことはこの標本自体についても当てはまり，そこでは患者のほぼ4分の1が主診断として物質乱用を有していたのだが，そのようなことは一般的にはありえない。この標本にはかなり物質乱用が多く含まれるが，それが除かれてしまうと，有益な結論を引き出すだけのものはほとんど残らなくなってしまう。我々は既にもっと大規模で適切な標本を用いた数多くの研究（例えば，Swanson et al., 1990）から，精神疾患はそれ自体，暴力の原因因子として重要であるということを知っている。ついでながら，Swansonの研究では，物質乱用は，一般的に，暴力の原因として精神疾患より重要であることを指摘している。

サイコパシーは一般の精神保健の母集団においても暴力の有用な予測因子である

　3番目に重要な事実は，PCL-SVによって測定されたサイコパシーが暴力の唯一の最良の予測因子であったことである。PCL-SVが司法領域ではない母集団において暴力の予測因子として成功を収めたことはこのプロジェクト全体にわたって最も重要な発見であったと考えられる。サイコパシー・チェックリストの予測における価値が認められたのは，サイコパシーの比率が高い刑務所や司法精神科領域の母集団で実施された研究がほとんどである。そこでは，サイコパシーの診断が，一般の再犯や犯罪，特に暴力のリスクの増加に関係していることが示されている。マッカーサー・スタディではほとんどの患者はサイコパシーの診断を満たすほど高い点数は得られていないが，彼らのサイコパシーの点数は暴力のリスクに関して識別力を有していた。つまりサイコパシーの特性が，通常の母集団においてさえ重要な予測価値を有していたことである。この発見には，サイコパシーの計測が犯罪者の母集団に対して仕事をする司法精神科医のみならず，一般の精神科医にも重要であるという意味合いもある。

　物質乱用の重要性が指摘されながら，サイコパシーが唯一の最良の予測因子として抽出されたことは驚くべきことである。もちろん，これらにはかなりのオーバーラップがあり，物質乱用の有病率の高さとサイコパシーの点数の高さが相関していると思われる。

　ともかく，「最良の」予測因子の聖杯の追求にとらわれることは無意味である。臨床家にとっては，これらの要因が共存し，相互作用を及ぼしていることにこそ価値がある。例えば，仮に読者が物質乱用者の母集団に対して仕事をしているのであれば，相対リスクを評価する際には，その特性を知るだけではほとんど価値がない。むしろ，彼らのサイコパシーの点数を知る方が有用かもしれない。しかし，サイコパシーの点数

の高い物質乱用者のリスクを評価する際には，精神状態や怒りのような変数の方が識別力のある変数としては重要であろう。

精神保健の母集団における暴力は一般の母集団において認められるのと同じ要因に関係している

　マッカーサー・スタディの4番目の重要な事実は，サイコパシーと物質乱用に加えて，暴力は過去の暴力，近隣の環境，怒り，さらに年齢，性などの通常の人口統計学的変数とも関連がみられたことである。これらの事実は暴力に対する一般的な文献と一致し，精神障害に関係する暴力に特異的なものではない。精神病に直接関係した暴行の発生率が低いことから，この研究結果は，精神科患者の暴力行為が，患者ではない近隣の人たちの暴力行為とほぼ同じであることが示されたと要約することも可能である。退院した患者のほとんどの暴力は地域社会で起きる他の暴力と同様の動機を有しており，その規則に従って理解することができる。このことは，本質的に，広範な意味を持つ重要な発見である。同時に，我々にこの研究の限界も思い起こさせてくれる。

マッカーサー・スタディの限界

　詳細に考察していく前に，価値判断から始めてみることは有益である。我々は何を成し遂げたいのか，この研究の発見はどのような点で有用なのだろうか。私は全ての誤りに同じ価値があるわけではないというMonahanの言葉を既に引用した。もしこの原則を広げるならば，全ての暴力が精神保健サービスにとって同じように重要であるわけではないということになる。我々は一線を引き，精神保健サービスが暴力の問題に対処する社会の主要な手段ではないことを明らかにする必要がある。精神障害が，公衆衛生の観点から相対的に暴力の原因としては重要では

ないとすれば，対処する手段の中心的な要素であるはずはない。

不適切なタイプの暴力

　本書の出発点は，暴力は防止可能ないくつかの種類の精神障害が複雑に絡み合って生じるため，精神保健サービスも，そのことに関心を持たなければならないということである。したがって，我々が最も関心を抱いているのは精神障害に密接に関連した暴力ということになる。この観点に立てば，マッカーサー・スタディで報告された暴行のほとんどは不適切なタイプの暴力である。もちろん，我々は患者の生活の全ての面に関心を持つ必要がある。暴力的な地域に住む怒りっぽい男性が，飲酒し，薬物を摂取したときに暴力のリスクが高くなることを覚えておく必要があるが，我々はこの特別なショーにおいては本質的に観客である。精神科的リハビリテーションを適切に施すことによって患者は精神疾患が発症する以前の生活を取り戻すことはできるが，多くのケースでは生活の中に暴力のリスク・ファクターが多数存在している。これは日常の世界であって，業務の標的ではない。

　他方，我々は精神疾患，特に，精神病から直接に生じる暴力についてもっと知る必要がある。この種の事件は相対的に稀であるが，マッカーサー・スタディには明確な情報が乏しい。

適切な質問に答えることのできる適切な標本

　マッカーサー・スタディは暴力と精神障害の関係について基本的な知識を追求する場としてもふさわしくない。マッカーサーがしばしばSwansonら（1990）のECAスタディと同じ文脈で引用されることがあるが，これらは完全に異なったタイプの標本に基づいている。ECAスタディは典型的な地域社会の標本であり，我々に精神障害と暴力の自然な姿の情報を多く伝えてくれる。マッカーサーは，社会的に規定され

たカテゴリーの患者の標本であり，特定の疾病や障害を持った全ての人々を代表するものではない。

　除外によって生じるバイアスについてのひとつの明白な例を取り上げると，マッカーサーには司法患者が含まれていない。それは退院した患者から構成されているため，退院していない患者やそもそも入院していなかった患者については何も言うことができない。すなわち，標本に恣意的な性質が存在するのである。例えば，もし，当該の病院が，主要診断が薬物やアルコールの乱用・依存の患者については，防衛的な臨床判断から，入院サービスを提供しないことにしていたら，その標本はかなり異なったものとなってしまう。これによって，特定の患者グループを見事に描写している研究結果の説得力が弱まることはない。しかし，精神疾患における暴力のリスクについて一般的な結論を引き出す前に十分に注意して考えなければならない。

　すなわち，その事実が導かれた研究の地域性によって，限界が生じ，結果的に誤解に至る可能性があるということである。著者らは，「妄想の存在は，最近退院した精神科患者の中では高い比率の暴力を予測することはない」と述べている（Appelbaum et al., 2000）。この説明は彼らの標本では正しいが，他の施設に般化することについては多くの理由から疑問が持たれる。この研究は，一部にはケース・ミックスの点からも，妄想についての疑問に答えるためにデザインされたものではない。この標本は妄想がほとんど起きにくく，暴力が生じやすい診断にかなり偏っている。標本に精神病の患者が少なければ少ないほど，暴力と妄想との間の関係は現れにくくなる。司法ケースとされたためにこの標本の中に入ってこない精神病的な患者たちについてはどうなのであろうか。悩ましい妄想が存在すると，臨床家は患者が危険であると思うようになり，それによってシステム上のバイアスが生まれる。もし，最近退院した患者のリスクの指標として妄想の重要性についての疑問に答えたいの

であれば，どの程度暴力と妄想が時間とともに変化するのかを示すために，特定の精神疾患患者のコホートを追跡するのが理想的なデザインであったろう。

　私は妄想をめぐる議論にかなりの紙数を割いたが，それは精神病症状と暴力の関係は精神保健サービスにとって極めて重要だからである。それは価値観の問題でもある。もし我々の患者が酩酊して喧嘩をしたのであれば，世間はそれほど我々につらく当たることもないが，精神病症状のマネージメントに失敗した結果暴力が生じたとなれば冷ややかに見られる。臨床家が精神疾患による暴力における妄想の役割を理解するのには，この研究は，ほとんど役に立たないのである。

そして，治療についてはどうであろう

　臨床家が失望する他の点は，マッカーサーが治療にほとんど注意を払っていないことである。標本は，最近退院した患者から構成されるというように治療状況で定義されており，精神障害の特徴についての一般的な調査というよりはむしろ治療に関する調査に適している。この研究はこのような機会を見過ごし，治療については自己報告による体験のみに依拠し，対話療法や薬物療法のような漠然とした表現で定義されている。どのような種類の薬物療法で，どのような種類の対話療法なのか情報がなく，コンプライアンスや治療を継続しない理由についても情報はない。結果からは，治療によって差異が生じており，治療を多く受けた患者の方がその後の10週間，少なくとも研究の初期段階においては暴力的でないことから，このような省略があるのはフラストレーションがもたらされる。

結論

　マッカーサー・リスク・アセスメント・スタディは優れた方法論を持つ重要な研究である。これは様々な点でこのトピックの決定版とも言うべき象徴となっており，精神科患者による暴力に関係する要因を詳細に描写している。そこから得られた事実は我々が他の情報から知り得たものとかなり一致しており，暴力の重要な決定因子として性，年齢，人格，過去の暴力，物質乱用，文化的影響を確認できた。この研究からこれらのトピックについてさらに有益な情報を得ることを期待するのは合理的ではない。

　他方，臨床家はこの一連の研究を目にして，苛々した感覚に加えて，失望感を抱いている。答えられていない疑問は全て臨床業務の詳細部分についてであり，特に，介入についてである。精神疾患，物質乱用，暴力，さらに，妄想と暴力の関係について「発見された事実」には議論の余地があり，方法論的にも問題が認められる。彼らは現場のサービスには明らかに更なる助言が必要であると言っただけで，むしろ混乱の種をまいたとも言える。

　臨床的な問題に関して明らかに関心がないのではないかと研究者を批判することは簡単であるが，この領域の調査には大きな障壁がある。たとえ，マッカーサーよりも大規模で高価な研究であったとしても，患者が精神病である場合，わずか10％の者が暴力的になるにすぎない。このことは十分大きな標本をもってしても印象的に見えるものではない。もし我々がこの標本をさらに分割して，精神病状態の別の側面やマネージメントにおける差異を比較したいと思ったとしても，さらにもっと大きな標本が必要になる。治療的介入について詳細に記述することも重要な課題となる。

我々は精神疾患における重大な暴力が稀であるという方法論的な問題について話を戻したい。精神保健サービスにおける主な関心のひとつは，殺人に至るような重大な暴力行為を回避することにある。我々はそのようなガイドになる研究を期待しているが，マッカーサー・スタディには殺人は含まれておらず，精神病による殺人に関係する要因が，あまり重大でないありふれた暴力行為に関係する要因と同じであると仮定することはできない。問題は，現存する研究から得られるものがほとんどないということではないが，方法論的な難しさがあるため，将来の研究に対しての期待は控えめにする必要がある。

　このジレンマから可能な限り脱却するために，第3章では精神科患者による暴力についての情報を補うものとして英国の殺人調査に注目したい。この調査は科学的研究としての厳密さを欠いており，その手法は時折怪しげなものではあるが，それらが臨床業務の細部をしっかりと対象としている点で利点がある。

第3章
事態が悪化したとき…
英国における殺人調査

はじめに

　1994年，英国政府はクリストファー・クラニスのケアと治療に関する調査の公表に応じて，専門の精神保健サービスを最近受けていた患者による殺人の全例に対し，保健サービスは第三者機関による調査を強制的に受けなければならないという指針を発した（Department of Health, 1994）。報告書は，当該サービスに責任を持つ保健機関によって委託され費用が支払われることになった。ほとんどの調査委員会の議長は上級弁護士か裁判官が務め，委員には精神科医と通常はソーシャル・サービスや看護の経歴を有する第三者が任命された。調査によってはさらに多くの委員やケースの独特な面に関する助言を得るために任命された他の専門家が加わることもあった。ほとんどは非公式に組織されたが，公式の聴聞の形をとる場合もあった。
　このような調査を行うという決定は開始当初から精神科医には不評であったが，報告書が増えるにつれ反対意見が次第に強くなっていった。マスコミの注目は，調査がサービスや個人を批判する場合に，否応なく

高まった。調査の中にはショッキングな失敗を明らかにするものもあったが，誰が非難されるべきかについては議論の余地が多く残されていた。それが，個人の過ちによるものなのか，資源が乏しいために暴力の防止よりも他のことに優先的に予算を充当したサービスの組織的な過ちによるものなのかである。

専門家と政府はこの政策の効果に関し辛辣な議論をし対立した。災難が，優先事項を歪め，道徳心を損い，一般精神科医療の空きのポストを埋めるのを難しくしたというのであろうか。あるいは，調査が，貧困なサービスに対する注目を集め，ここ10年以上にわたって精神保健サービスに対する予算を大きく増やしたというのであろうか。この調査の英国の精神保健サービスに対する是非を判断するのは時期尚早である。この時期の司法精神科医療サービスの急成長ぶりはおそらく偶然ではないが，専門家の間では，司法精神科医療が増えることの是非についても同じように意見が分かれている。

最初の効果がどうであれ，調査報告書がくどくなっていき，その費用と否定的な公開のあり方から，あまり利するものはないという意見が増えつつある。妥協的な解決策として1996年に確立されたのが「精神疾患を有する人々による自殺と殺人に関する全国機密調査（National Confidential Inquiry into Suicide and Homicide by People with Mental Illness：NCISH）」である。その目的は，精神保健に，「出産時の妊産婦死亡」のように他の医学領域で生じている深刻な有害転帰の調査に用いられている手法を拡大して適用することである。精神保健の専門家は，個別のサービスのあり方や個々のスタッフに注意が払われなくなったことを歓迎している。彼らはまた殺人と自殺を結びつけてくれたことも歓迎しており，後者は精神疾患ではかなりよくみられる厄介な問題でもある。調査ではデータが収集され，暴力のリスクを扱う業務の改善を意図した定期報告書が刊行された（Appleby et al., 1999,

2001)。初めの2つの報告書については本章の最後で簡単に論じたい。

　第三者による殺人調査の時代は終わりに近づいているが，それらを忘れ去る理由はない。本章の目的はこの膨大な資料から，我々がリスクをアセスメントしたりマネージメントしたりする方法について有益なメッセージを抽出することにある。ほとんどの研究論文とは対照的に，殺人調査では臨床業務の現実の姿をそのまま映し出すことを要求しており，受け入れがたいことだが，彼らが描いた我々の姿を無視することは深刻な過ちとされてしまうのである。

第三者機関による調査のどこが悪いのか

　調査をめぐる議論は対立しており，反対する者は，それは悪魔が作り上げたもので，そこからは良いものは何も出てこないと述べる傾向がある。実際のところは，いくつか長所もあるが，多くの短所もあるということであり，そこから我々は何を学ぶことができるかを考える前に，主な問題点を列挙しておくことがよいように思う。

1. 後知恵に頼っていること：事件の後でそれを避けるために何をすべきであったかと述べるのは簡単なことである。当時，その仕事に携わっていた人の視点に立ってものごとを見るのは難しいことである。あまりにも多くの調査が，事件を再構成し，その結果が避けられなかったという物語を作り，早期に行動を起こさなかった人々を非難している。

　　おそらくこの点で最悪の犯罪者は「潜める影（The Falling Shadow）」(Blom-Cooper et al., 1995)であり，殺人調査のチームは本として出版した。そのタイトルは予測可能性や不可避性の雰囲気を伝えているが，実際その患者をケアしていた人々には明らか

なものは何ひとつとしてなかったのである。
2. **組織的に解釈せず個人が過度に強調される**：法律家が調査の議長を務めているが，法律家は刑事裁判や民事裁判における個人の責任を立証することに関して訓練を受けている。彼らは組織や資源という点から問題を見るようには訓練を受けていない。これは悪いことではないし，我々は，裁判官が殺人事件の審理の最後に，「社会が罰せられるべきであるから，個人の責任を追及することはできない」などと総括するのを聞けば失望するであろう。しかし，複雑な組織に対する調査は別であり，批判の対象として選ばれた個人は犯人というよりはむしろ身代わりのように見えることがよくある。

　調査は次の2つのパターンで終わりがちである。個人に対する不当な批判をすることで士気が損なわれるか，類似した事件を避けるためには根本的な要因を変えればよいのに，それを同定しようともしないかである。士気が損なわれるという問題は，特定の個人の問題だけにとどまらず，自らも同じような立場に終わる可能性もあるということで他人にも影響を与える。これはSzmukler（2000）が同定した「非難の文化」であり，確実にサービスに何らかのダメージを及ぼす。そのようなダメージを認識したために，国民保健サービス（National Health Service：NHS）は重要な事件をレビューする標準的な手法として原因分析を採用し，根本的な原因を同定するために特定の事情に埋没しないようにしたのである。

3. **基準のばらつきとクオリティの維持の難しさ**：調査のプロセスには罠がしかけられており，発見された事実が氷山の一角であるかのごとくに信じ込まされてしまう。しかしながら，科学は法に左右されないというのが最大の強みであり，そのような権威者の意見には従わなくてもよい。もし，臨床家が調査の教訓を深刻に受け止めなければならないとすれば，他の出版物に対して行うのと同じように，

調査報告書に対しても批判的な吟味をすべきである。報告書の中にはこのような吟味に持ちこたえられるものもあるが,中には内容が良くないために持ちこたえられないものもある。委員のメンバーを選出するのに明確な手続きは存在しない。調査には時間がかかるので,医学の委員はしばしば退職する者もおり,現場から離れた後,臨床業務の現実感覚を失う医師もいる。司法精神科医が一般精神科医に治療されていた患者について意見を求められることもあるし,その逆の場合もある。一般精神科医も司法精神科医も調査をどのようにするかについて特別なトレーニングを受けたことはないため,彼らは法律家の意見に従いがちである。

調査の議長の役割についての解釈は様々であるが,他の委員よりも意欲的な者が多い。私は既に1冊の本になった「潜める影」の調査 (Blom-Cooper et al., 1995) について述べた。この調査チームは権限と義務について幅広い見解を持っていた。彼らは,精神状態が悪化した患者の介入や拘束の決定に関し,医師が持つべき法的権限の限界についてかなりの情熱を注いで調査を行ったのである。

このように議論が拡散し,もはや特定の事件の調査とは言えなくなってしまったとき,問題が生じる。通常の臨床判断に関わっている職員に法的業務の最先端のことを期待するのは合理的ではなく,後に精神保健法委員会 (Mental Health Act Commission)[1]は「潜める影」の調査の見解について提出した討議資料の中で疑問を呈している (Eldergill, 1998)。問題は見解の是非ではなく,このような難解な議論は法律雑誌の中で展開すべきもので,関係者個人の生活や経歴を破滅に導くような調査の中で展開するのは場違いだ

---

[1] 訳注:わが国の医療監査に相当するが,国とは独立した団体であり,法律家,精神科医,精神保健福祉士などから構成され,国内の精神科病院が精神保健法を遵守しているか否かを査定指導し報告書を作成している。

ということである。同様の緊張感は多くの調査でも共通しており，特定の事件について意見を述べる際に，公正さを犠牲にしてまで，著者らが一般論を主張すべきなのかどうかについては議論がある。

4. **費用**：調査には費用がかかり，資金繰りが厳しいサービスで働いている人たちには妬みを喚起することになる。Peay（1996）はこれらの問題について詳しく報告している。Munro（2004）は，保健サービスが過ちの原因として個人の行動よりも組織的な要因を強調するようになった動きを歓迎している。彼女によれば，殺人調査は個人の行動をあまり強調すべきではなく，むしろ，人の過ちを原因としてではなく兆候として捉えるならば，ずっと有益なものになるだろうと論じている。この手法を論理的に拡張すると，まず専門家に影響を与えている組織的要因に目を向け，それらが過ちを犯していないかどうかを考慮するのである。これは原因分析にとっても説得力のある論拠である。もっとも2つの手法は相互に排他的である必要はない。

Goldberg（2005）は，新しい角度から批判を展開し，ある調査に注目し，それを文字テキストとして分析した。殺人に至るまでの出来事は調査によって再構成された物語であると見なされたが，そこで出された勧告は官僚主義を変えるというものであった。しかし，個人の物語が，複雑な官僚主義を変えるのに必要な最良の手法とは言えないであろう。

調査についてこれまで発表された意見のほとんどが否定的なものであることは明らかになりつつある。このことは驚くべきことではない。専門家集団は敏感な自己防衛本能を持っており，批判に利点があるかどうかにかかわらず，そのような批判をありがたいものとして受け入れることはない。しかしながら，専門家の特権に対し敵意を示すこの世の中では，生き延びるかどうかはその地位を失う以

上の問題である。精神保健サービスの専門家は傷つけられた感情はとりあえず脇に置いておいて，調査の事実のいくつかに少しでも多くの見解を与えておく必要がある。欠点はあるけれども，優れた調査は優れた事例研究であると言え，それは，どこからも学ぶことができないリスク・マネージメントに関する問題を我々に教えてくれる。次のセクションでは，いくつかの調査から重要な事実を要約し，その後で，さらにそこから学ぶべき体系的なアプローチについて考えていきたい。

遠近法でみた殺人

　精神科患者による殺人を考慮する前に，その文脈を知っておくことが有益である。TaylorとGunn（1999）は1957年から1995年の間のイングランドとウェールズにおける犯罪統計に対するトレンド分析を実施し，この期間中に殺人を行った精神疾患を有する人々の数にほとんど変動がないことを示した。精神科患者以外による殺人が確実に増加しているために，殺人全体の統計に，精神科患者が占める率は年間3％減少していたのである。

　これらの事実と，精神科患者による他人への殺人が稀であるという全国機密調査の実証結果を考慮すれば，精神疾患による暴力の発生についての国民の恐怖は緩和するはずである。精神疾患に原因を有する全体の暴力のリスクは低く，公衆衛生の手法をもってすれば，具体的には，アルコールや家庭内の言い争いに関連した暴力をもっと優先するのが当然である。他方，低いということは重要でないということと同じではない。精神病の動機に基づいた他人に対する殺人については独特の恐怖がある。そのような動機は暴力による死の全ての理由の中で，最も不条理で不可解なものである。統合失調症で重大な暴力行為を示すケースの中には，

暴力行為は何の前触れもなく発生し，不可避的で，少数の人々は，身内の者がこのようにして亡くなったという悲しみに耐えなければならない。彼らの苦悩は，精神保健サービスが暴力のリスクを深刻に受け止めることができなかったからであるとか，そのようなリスクが同定された際に適切なケアを提供しなかったからだということを知ったとしても和らぐものではない。精神保健サービスで働く人々は精神疾患による暴力に関心を持つべきだが，それがありふれているという理由からではなく，それが治療の効力に関係し，なかには予防可能なものがあるからである。

殺人調査の事例

　次のような事例を選んだのは，様々な点で象徴的であり，有益なものが得られるからである。最初の事例は，クラニス事件で，リスク・マネージメントの研究と臨床業務との間の隔絶を示すために提示する。研究に関する前章では，リスクをアセスメントし，マネージメントする我々の能力の限界について述べた。研究者は精神障害と暴力の関係を導き出そうとし，医学的予測と誤りを理解するための複雑な統計とモデルに取り組んできた。今や，ロンドン市長のパレードは終わり，シャベルを持った小さな男がやってくる場面である。リッチー報告書から，現実のリスク・マネージメントは，無謀で，いちかばちかの賭けであることが示された。これは他の人々の生活にとってはロシアン・ルーレットも同然だったのであり，その過ちを理解するのに信号検出理論は必要ではない。

クリストファー・クラニスのケアと治療

　クリストファー・クラニスは1992年12月17日にジョナサン・ジットーを殺害した。ありふれた木曜の午後の4時頃，彼は何の前触れもな

第3章 事態が悪化したとき…英国における殺人調査　71

く被害者の目を刃物で突き刺した。動機は精神病によるものであった。
　私はすでにこの事件とこの事件の調査について幾度か触れたが，この事件を契機に，保健省は，精神科患者による殺人事件の後には，第三者機関による調査が義務づけられるべきであると主張するようになったのである。この事件は悪名高いため，頻繁に引用されているが，ここではいくつかの理由から治療について詳しく述べることにする。第一に，調査から得られた教訓のいくつかは我々の精神保健業務の全てを網羅しているというわけではない。第二に，報告書にみられる主な問題としては，サービスがクリストファー・クラニスについて誤った見方をしていたということであり，事実を手間ひまかけてチェックしていなかったということである。私はその報告書を読んだことのない多くの人々がステレオタイプな印象を持っているのではないかと疑っている。第三に，それが報告書としては優れており，モデルとなるべきものだということである。もし臨床家が自分たちの暴力のリスク・マネージメントを改善するのに最も有用な文書のひとつは何かと問われれば，私はこの報告書を薦めたいと思う。

クラニス個人の生活史
　彼は1963年にロンドンでジャマイカ人の両親のもとで出生した。彼はごく普通の協力的な家族の下で育った。彼は地元の普通学校に通って，いくつかOレベルを得，その後，6学年目のカレッジに行きAレベルのための学習を続けた。しかし，彼はそのコースを修了する前に長年関心のあった音楽の道に進むために学校を辞め，ある程度の成功を収めた。彼が初めて精神疾患の症状を示したのは23歳になった1986年のことであった。彼はジャマイカで初めて病院に入院し，そこで統合失調症に罹患していると診断された。当初から彼のセルフケアは貧困で，病気の初期から暴力が生じていた。「家族が一緒にテレビを見ていたとき，姪の

ひとりがチャンネルを変えると，彼は何の前触れもなく彼女を殴ろうとした」(Ritchie et al., 1994, p.9)。

クラニスがロンドンで受けた精神科医療

　上記したように，彼の最初の入院はジャマイカであったが，診断以外に詳細は分かっていない。最初の入院の後，彼が接触を持ったサービスは全てロンドン市内であった。

- 1回目の接触：1987年6月，姉が彼をロンドン北部にあるチェイスファーム病院の救急部門に連れて行った。「彼の状態はひどく，不潔で，体重が減り，人と会話ができず，混乱しており，見当識も失われており，虚空を見つめ，クスクスと空笑していた」(同書，p.11)。主治医の精神科医は統合失調症の診断をし，入院を勧めたが，その地域を担当する地域精神保健チームの地域精神科看護師（Community Psychiatric Nurse：CPN）は，姉の家で緊急のアセスメントを執り行うことを拒否した。

- 2回目の接触：彼はさらに病状が悪化したために，チェイスファーム病院に7月2日から27日まで最初の入院をすることになった。入院中，薬物スクリーニング・テストは陰性であったが，薬物誘発性精神病が疑われた。彼は入院中女性スタッフや患者に不作法で過度になれなれしかったため，退院させられた。姉は（確かに）彼の退院は早すぎると考えていた。彼は外来通院の予約もされず，治療を引き続き行う手配も取られなかった。住宅課は8月に病院に連絡し，診断名が精神病か薬物誘発性精神病（薬物スクリーニングは陰性であるが）のいずれかであることを知らされた。

- 2回目の入院：彼は12月に精神状態が悪化し，混乱した状態で入院した。彼は2週間放浪生活をしていた。2日後，彼の状態は落ち

着いたように見えたため，一過性精神病状態の診断で退院した。その後，一般開業医によるフォローも家族との接触もなかった。
- 3回目の接触：1月に警察が彼を病院に搬送し，彼は3日間入院した。その間，彼は2名の患者に暴力をふるったが，薬物療法には反応していると思われた。診断は「薬物誘発性？精神病」であり，定住先がないとされた。しかし，薬物の使用の事実は認められなかった。なお，退院後のフォローアップがなかったことを付け加えておく。
- 4回目の接触：2月に彼は混乱状態を呈し，「統合失調症の欠陥状態」という診断で4日間入院した。
- 5回目の接触：彼は1988年の3月に受刑した。刑務所が，彼の治療の詳細を照会する手紙を書いた以外，他の情報は得られていない。
- 6回目の接触：1988年3月に彼は浮浪者となったため，精神科救急を訪れた。彼は精神病あるいは統合失調感情障害との診断を受けたが，緊急入院の必要性はないとされた。ソーシャル・ワークによる支援が提供されるように手配がなされたが，実際には何もされなかった。
- 調査意見：調査ではあらゆる接触の際にまるで彼が新規患者のように扱われた事実や確定診断に到達する試みがなされていないこと，彼の明白なニーズを扱っていないことが批判された。
- 7回目の接触：1988年4月26日，彼は食パン2斤を盗んで逮捕され，自宅から数マイル離れた南ロンドンにある保釈ホステルに移された。彼は「独語して笑い，飲食を拒否し，女性に対して不適切な振る舞いをし，性器を露出した」ため，保護観察官は，すぐさま彼をキングスカレッジ病院に受診させた。彼は精神病で入院が必要であると診断され，最終的に5月3日に入院し，5月12日まで病院に入院していた。医師はチェイスファーム病院に連絡をしたが，医

師は統合失調症の診断は疑わしく，彼はただ寝泊まりする場所を求めているだけのやっかいな若者であると述べた。その病院は彼を精神病であるとは見なしておらず，彼に対する責任を回避していた。彼は病棟内で幾度か暴力沙汰を起こして住居が定まらないまま退院したが，7月の外来受診の予約だけはしていた。彼は退院して12日以内に再発し，5月25日には年配の女性の家に侵入して，浴室にいるところを逮捕された。彼はその後，殺人で逮捕されるまで，4年以上一度も事件を起こしていない。この事件で彼は病院命令[*2]を受け，まだ十分に状態が改善しないまま16日の入院で退院し，その後も適切なケアは受けなかった。

私は，この時点まで詳細に情報を記したが，それは彼がどのようにサービスと関わりを持ってきたのかを伝えたいためである。クラニスは長期間にわたって患者としてサービスとの関わりを持っていなかったのではない。彼は地域社会の中で適応できなかったのであり，彼は常に自分で病院に姿を現すか，親戚（最初の数ヵ月），警察，保護観察所，住宅課によって病院に連れて来られていた。

その後の4年間のサービスとの接触について詳細に述べるには時間がかかるし，その概要については調査報告書の中で詳しく記載されている。表3.1に彼の治療の最も重要な出来事をいくつかリストアップした。

クラニスの精神科医療の既往を要約するのは長期間にわたって多くの問題が生じているため簡単ではない。殺人事件のときまで，彼は5年半もの間ロンドンのサービス機関と接触を持ってきたが，彼のマネージメントのほとんどは不十分なものであった。殺人調査はほぼ二，三の主だ

[*2]訳注：精神保健法1983年第37条。有罪が確定した精神障害者に病院への入院を命ずる規定。裁判所が命令するが，解除は精神科医の手に委ねられている（p.262 本文参照）。

表3.1 クリストファー・クラニスの精神科治療の鍵となる事実

1. 彼の一般開業医は，治療に関わった精神科医療サービスから退院サマリーも受け取らず，何の連絡も取っていなかった。
2. 彼にはケアをし，支えてくれる家族がおり，ずっと接触を保っていたが，サービス機関は彼らを治療に関わらせることはなく，彼が精神保健法の下で入院したときも決して接触を持たなかった。
3. サービス機関はしばしば彼の薬物使用や薬物誘発性精神病の可能性について言及しているが，自身が主張している以外に薬物使用の証拠はない。
4. 彼が言ったことの多くは信頼できない。例えば，彼がスーダンで生まれたと主張していること，2歳のときに結婚したということ，イートン校に通ったということ。しかし，サービス機関は真偽を確認したことがない。
5. クラニスはデポ剤による定期的な治療を受けていたときは状態が良かったが，受けていないときの状態は悪かった。
6. 彼は病院から退院したが，それは彼の精神疾患から生じた問題行動のためであり，同様の理由で彼はホステルからも退去させられた。
7. 殺人を起こす前の4年間に，彼は多くの暴力的な犯罪を行ったが，一度も有罪判決を受けていない。
8. クラニスが最初にサービス機関に接触したとき，ホームレスではなかったが，精神状態の悪化によって，支援が困難となり，ホームレスとなった。
9. 人格障害のレッテルがしばしば彼に貼られていたが，彼が統合失調症を発症する以前は普通の人格だった。
10. 報告書はしばしば彼の暴力がエスカレートしていく状況を見過ごしているが，いくつの例は意図的に省略されている。

った問題に要約することができる。例えば，デポ剤は中止すべきであったのか，患者は病院に留まっているべきだったのか，もっと良いフォローアップ体制はなかったのかなどである。もし全てを列挙するならば，クラニス事件にはこの種の問題が何百とある。彼に対するマネージメントが長期間とてもひどいものであったのに，事件がすぐに生じなかったのはむしろ信じがたいことであった。

リスク・マネージメントに対する教訓

　まず言っておかなければならない重要なことは，良質なリスク・マネージメントは良質な医療次第だということである。リスク・アセスメントは患者を適切に治療することの代替手段とはならないが，この事件の失敗の多くは精神科医療の大元のところにあった。クラニスのマネージメントはケアがない（careless）という言葉の通り，しばしば不注意（careless）なものであった。彼と関わっていたほとんどの病院は，彼が治療の必要な生身の患者であるという意識はなかった。その代わり，専門家は必要最小限のことだけをして彼をできるだけ早く厄介払いにしようとしていた。

　医師や医療の良否を判断するひとつの基準として，自分の母親の世話を頼めるくらいそのサービスを信頼できるかというものがある。しかし，このケースについて私はその基準を下方修正しなくてはならない。つまり，私の飼っている犬がクラニスよりも優れたフォローアップ・ケアを受けられないのであれば，別の獣医を探すということである。

　私がこの点を強調するのはそれが重要だからである。リスク・マネージメントはリスク要因のチェックリストや統計データの表で始まるものではなく，患者がクリニックのドアから外に出たときに，どのようなことが起きるのか気遣う感覚から始まる。このような感覚がなければ，その他のことをしても時間と労力の浪費である。リスクに関して重要な点は，それが今この場で起きているということよりも，将来に関係しているということであり，もし，介入が現在の状態像のみを考慮するのであれば，リスク・マネージメントは不可能となる。

　クラニスの調査は納得のいくものである。一連の批判の中にも前向きな意見が出されており，そのほとんどは当人を気遣っていた人々に対してのものであり，他方，最も辛辣な批判はそのケースに辛抱ができずに匙を投げた専門家たちに向けられていた。過ちは起きるものであり，も

し患者を助けようと精一杯努力している中で生じた場合，多くは許容されるものである。他方，もし，サービスが患者をドアの外に追い出した後にシャッターを閉めてしまうのであれば，関係者たちは間違いなく自分たちは正しいことをしたと思い込んだ方が良いかもしれない。しかし，事態が悪化したときには，同情を得ることも言い訳を探すことも難しくなる。

　２つ目の主な批判は背景となる情報を得ることができないことである。暴力の歴史（履歴）に関するリスク要因は，生活史や現病歴がなければ役に立たない。このケースでは，患者がしばしば非協力的であったのと信頼ができなかったため，生活史も現病歴も十分得ることは難しかったが，ほとんどの専門家はそれを得ようとさえしなかった。しかも，それが欠けているとの認識もなかった。ほとんどの人たちは，背景となる情報が欠けていることに何の懸念も表さなかったのである。いくつかのケースでは，生活史や現病歴を確定することが難しい場合があるが，それが欠けていることや結果として生ずる不確実性をその後に認識する必要がある。何でも確実に知っているかのごとくに振る舞うことは無謀であるだけでなく傲慢でさえある。

　クラニス事件の２つの側面がこの過ちを描き出している。彼らはそれを体系的に行っているわけではないが，臨床家は２つの診断上の問題点を挙げている。表出された症状が統合失調症のエピソードなのか，薬物誘発性精神病によるものなのかということ。そして，この男性が協力的でないのは精神疾患というよりも人格障害の反映なのかということである。このような問題はこれまで何度も精神保健の領域で生じており，私は第７章で一般的な問題についていくつか述べるつもりである。クラニスに関して重要な点は，このような問題をこれまで真剣に扱ってこようとしなかったことである。このことに答えを見出すことは簡単ではなかったかもしれないが，誰一人として試みなかったのである。時折薬物ス

クリーニングが行われていたが，臨床家はその（陰性の）結果について何も意見を述べていなかった。彼らは，たとえこれまで薬物スクリーニングで陽性反応が出ていなくとも，薬物を使用しているという直接の証拠が得られなくとも，薬物誘発性精神病と言い続けることで満足していたのである。同様に，十分な生活史や現病歴も得ようともせず，また，彼の人格を評価しようともせずに人格障害の用語を用いていたのである。

これは信じられないほど困った問題ではないだろうか。これは医学の乱用ではなかろうか。医師は科学的な信任状というべきものから信望や特権を得ている。クラニス事件では科学用語が悪しき習慣を覆い隠すために用いられたのである。英国の精神科医は，統計学を理解し，科学論文を批判的に評価できる能力を証明する試験をパスしなければならない。日々の実務において支持する事実を完全に無視して，いかさまの科学用語を蔓延させてどうして平気でいられるのか。

事態をさらに悪くしているのは，彼らの中に責任をどこかに転嫁しようとする気持ちがあることである。人格障害や薬物誘発性精神病という診断名を使うことで得られる暗黙の結論は「そのようなことで我々は彼の面倒を見なくともよい」である。

余談：クラニスと能力

この時点で能力（capacity）の問題について言及する誘惑に抗しきれないので述べさせていただきたい。第1章において私はクラニスに能力があるのかどうかという仮説的な問題を提示したが，今ここで，能力テストを用いることの意義は明らかである。悪しき習慣に対する責任のいくつかに対する弁護としては，退院の時点でクラニスには能力があり，彼は自ら病院を離れ，これ以上の治療を拒否する決定をしたということである。このことは万難を排してどのような患者にも最大限のケアを提供するという決定を下すようなサービスにおいては確かにその通りであ

るかもしれない。しかし，そのサービスが最も基本的な援助を提供する意思も資源も欠いている場合には悲劇的であるとしか言いようがない。クラニス事件における能力テストは，あらゆる責任を拭い去ることが主な目的となっているスタッフにとっては都合のいいものであったかもしれない。この理由だけのために，リッチー報告書を読んだ政治家が能力に基づいた精神保健法の導入を支持するとはとても考えにくい。精神科医の間では能力は研究段階のもので，能力テストに至っては未だ根強い論争があるにもかかわらず，専門家はそれが自分たちの利益を守るということになると，それを用いるのを恥とは思っていないのである。

短期的な考え

　リッチー報告書によると，最も深刻な問題は，クラニスの基本的なケアのニーズを満たす長期的なマネージメント・プランが欠けていたことであるとされた。ほとんどのサービスとの接触は短期間で，スタッフができるだけ早くこの問題の多い患者を排除したがっていたという印象が持たれた。彼がまだ精神病的であった場合でさえ，病棟では暴力的であるという理由から退院させることもあった。ここでいう「リスク・マネージメント」はできるだけ早くハイリスクの患者を外へ追い出そうとすることと同じなのである。

　調査では，証人にリスクの問題を証言させたが，彼らの答えはあまりぱっとしたものではなかった。ある医師は「暴力の脅しとしてナイフを振りかざしたといっても，実際に傷害として記録されたのは4カ所の手のかすり傷だけだった」のだから，クラニスは危険な人物と言えないと述べた。しかし，この時までにクラニスはナイフを所持して警察に逮捕されたときに，ナイフを取り上げるのに3人の警官が関わらなければならなかったり，同じ病院の患者の性器を突き刺してやると脅したり，看護スタッフが介入して重大な傷害に至らずに済んだものの別の患者が夜

寝ているときにナイフで刺したり，また，別の患者には目を突き刺してやると脅していたのである。ナイフは使っていないが，数多くの暴行も認められていた。調査では，その医師はリスクを過小評価しており，「見当違い」をし，「表面的」であると結論した（同書，p.26）。

リスク・アセスメントの質の悪さが専門性の欠如によるものであることは仕方がないが，もっと深刻な問題で，弁解しがたいことは，報告書が過去の暴力に関する情報を開示しなかったことである。幾度となく報告書は暴力の既往について言及することを省略し，そのような既往がなかったとさえ述べていた。またしても，ここに述べたことは全て，暴力のリスクをアセスメントする我々の能力には理論的に限界があるという話とは別の世界のことである。

クラニスの背景

関わったスタッフについて厳しい意見もあったが，報告書が主に強調していたのは非難ではなかった。リッチー報告書を読んだ人が怒りを感じないということはあり得ないが，それは人の生命が不必要に失われたからであり，深刻な損害が幾人もの人々に負わされたからである。個々の過失はその背景の中で理解されなければならないが，リッチー報告書は主にサービス提供とその体制の過失について述べている。この事件をさらに暗いものにしていることは，これが単に精神科医療の実際の有り様であり，誰かが描写したように，ほとんどの精神科医は同じように振る舞っていたに違いないということである。資源は極めて不十分であり，ロンドンにはもっと司法精神科のベッドが必要であると勧告された。また，精神保健サービス側は，クラニスの危険な行為に対して警察が取った行動は誤りで，さらに，公判中に検察側が事件を精神保健サービスに押しつけたのも誤りだと感じていたことも明らかにされた。

私はこのような様々な誤りについて思案し，書物として値するものを

書くこともできると思うが，本書は精神保健に従事する人々を支援することを意図しているため，このことにこだわるのはやめようと思う。彼らのほとんどは完全なサービスのもとで働いてはいないし，資源の制約からも解放されていない。以前より改善されたとは言え，未だに精神障害による犯罪を精神保健サービスに任せておくことしか考えていない警官や検察官を相手にしなければならないのである[*3]。簡単に言えば，世界は完全でもないし公平でもないし，その世界で働くということは，その欠陥を抱えながら生活するということである。

不完全な世界で倫理的に振る舞うためには，精神保健サービスでは，現在の知見に基づいて，患者のニーズを評価し，最良の治療を決定しなければならない。次の段階では，制約の多い資源の中で可能な限り治療計画を実行に移すことであり，そのような制約や欠陥があることを記録しておくことである。たいていの場合，精神保健サービスはこのような論理に従うことができず，決定を混同してしまう。クラニス事件における論理も，時折，次のような展開をしていたように思われる。うちには十分な空きベッドがない。だから，私としてはその患者にベッドが必要であるとは言えない。したがって，私は入院を勧告できないような精神状態の診断名をつけるのだ。

このような誤った論理は悲惨である。それは患者のニーズよりもサービスのニーズを優先し，臨床的なニーズを覆い隠し，サービスを改善するのをさらに難しくしてしまう。なぜなら，欠陥が決して表に出ないからである。それは，また，事態が悪化したとき，臨床家が非難の的にさらされることになる。クラニスの物語は，実は，ニーズを認識した臨床家たちが，「限界にまで達したシステムにはもっと資源が必要である」

[*3]訳注：日本でも似たような状況ではあるが，ニュアンスは若干異なる。英国では，検察に事件を起訴してもらうことで，有罪判決後に裁判所から制限付き病院命令（p.84の訳注＊5参照）を出してもらえる。

と議論すべき物語であったはずなのだ。しかし，それはそうはならず，クラニスの明白なニーズを否定して，患者を見捨て，そうすることで政策立案者や政治家の熱を冷まそうとする臨床家の物語となってしまった。表3.2にはこのシナリオと関係する正しい論理と誤った論理を要約した。このようなことは精神保健においてはありふれたことだからである。

　同じような論理は医学の全ての領域においても当てはまるが，誤った論理は，精神医学においては，その問題やニーズがあまり明白ではないために，比較的免れやすいことに注意する必要がある。もし，人が足を折ったのであれば，それが単なる打撲であるという議論を立証することは簡単なことではない。これに対して，精神保健サービスでは，統合失調症を薬物誘発性精神病や詐病であると論じきってしまうことはさほど難しくはない。しかし，結果としては残念なことに，精神保健サービスが自らの患者の資源を枯渇させてしまうことになる。暴力のリスク・アセスメントに対する良好な手続きに対し，決まってなされるのは，サービスにはそれらを支える資源がないではないかという反論である。精神保健の領域で働く臨床家たちは政治家の汚れた仕事をしたいのだろうか。資源の欠如は臨床業務において何らかの改善を示すためには決定的なことかもしれないが，初めからそのことを持ち出すべきではない。

　身体医学における典型的なマスコミの記事はかなり異なったものである。臨床家は癌や心疾患に対する十分効果的な治療法を発見してはいないし，医療サービスというものはそれに見合うコストを考えると失神寸前のものである。臨床家と患者は議論し，最良のものを要求するが，財務省の主計局と政治家は財政的な現実を指摘する。精神保健はめったにこの段階に到達することはない。なぜならば，臨床家は事態を改善する余裕はないと思い込んでしまっているからである。精神保健においてこれ以上のスティグマの例はないし，患者はもっと良質のケアを受けてしかるべきである。

表3.2 臨床的リスク・マネージメントにおける正しい論理と誤った論理

正しい論理	誤った論理
1．その患者にはXという介入が必要である。	1．Xという介入は行き渡っていない。
2．Xという介入は行き渡っていない。	2．Xの必要性を記録しない。
3．欠陥を記録し，次善の治療を提供する。	3．何か他のことをする。
4．欠陥を埋め合わせ，Xの予算を考慮するように政策立案者へ圧力をかける。	4．政策立案者はXの需要に全く気づかないため，サービスが改善することがない。
5．災難がXの欠如によって生じる。	5．災難がXの欠如によって生じる。
6．臨床家が無傷で済む。政策立案者が行うべきことを説明する。	6．政策立案者は無傷で済む。臨床家は能力がないように見える。

潜める影

　この物語の基本的な事実から紹介したい。急性期の精神科ユニットにいた統合失調症の患者が1993年に女性の作業療法士をナイフで刺して殺害した。事件は警告もなく，加害者と被害者の間での何らのやり取りもなく唐突に起きた。彼がその事件を起こしたとき，彼は精神保健法の民事規定[*4]の患者としてすでに入院していた。患者はその病院から何度か無断で離院しており，彼がそのナイフを購入したのはその離院の際のことであった。彼が病院に戻ってきたとき，所持品の検査は行われず，調査は病院の手薄な手続きを批判し，殺人は予測できないが，病院のポリシーを正しく守っていれば殺人はおそらく防止できたはずだと結論し

[*4]訳注：英国の精神保健法には大きく分けて民事規定と刑事規定の2つの入院形態がある。民事規定による入院は，我が国の精神保健福祉法の入院に相当し，刑事規定による入院は，我が国の医療観察法による入院にほぼ相当する。

た。

　その物語が始まったのは 15 年前にさかのぼる。患者は 21 歳のとき，大学在学中に精神疾患を発症し，同僚の女学生との短期間の関係が終わった後に，その女性に対する強迫観念を発展させた。彼がショットガンを盗んだとき，事件は最悪の事態となり，彼は彼女を殺すと脅迫した。彼は様々な犯罪で有罪判決を受け，実質的には無期限となる制限付き病院命令[*5]（hospital order with restrictions）でブロードムーア高度保安病院[*6]に入院した。言い換えれば，その犯罪の重さと公衆に対する持続的な危険性のために，病院からの転院や退院には内務大臣が最終決定を持ち，地域社会に条件付きで退院した後にも無期限の強制治療と監督が義務付けられたのである。

　彼の精神疾患は抗精神病薬による薬物療法に直ちに反応し，ブロードムーア病院での経過は良好であった。3 年ほどして彼は保安レベルの低い病院に転院となり，その 1 年後には条件付き退院患者として自宅に戻った。退院の第一の条件は精神科治療を継続的に受けることであった。ブロードムーア病院で彼を担当していた医師たちは，彼の状態が改善したのは主に薬物療法によるのは疑いのないことであり，もし彼が薬物療法を中断したならば彼の精神疾患は再発し，暴力の危険性も高まるだろうと述べていた。

[*5]訳注：制限付きの病院命令＝病院命令（hospital order）＋制限命令（restriction order）。精神保健法の刑事規定による病院命令に退院等に関する制限が付与されたもの。通常の病院命令（p.74 訳注＊2，p.262 本文参照）と異なり患者は精神科医の判断では退院することはできず，内務大臣あるいは精神保健審査会（Mental Health Review Tribunal）からの承認を得なければならない（p.262～263 本文参照）。

[*6]訳注：英国の司法精神科病院は保安レベルに応じて，高度保安病院，中等度（あるいは地域）保安ユニット，低度保安ユニットの 3 段階に分かれている。高度保安病院には，ブロードムーア，アッシュワース，ランプトンの 3 カ所があり，人格障害者，精神遅滞，性犯罪者などの困難な患者の治療にあたっている。

このような状況ではあったが、部外者がその患者が地域社会に戻って3年以内に全ての処方薬を中止できるかどうかを判断するのは困難であった。なお悪いことに、彼を監督していた精神科医は1986年に精神保健審査会（Mental Health Review Tribunal）*7にこの患者に科せられていた制限命令の継続を解除すべきとの勧告を行い、審査会は、内務省や患者の担当ソーシャル・ワーカーがまだ注意が必要であると勧告したにもかかわらず、その医師の助言に従ったのである。その後、マネージメントに問題が生じ、精神病が再燃し、薬物療法のコンプライアンスも低下し、殺人に至ることになった。

我々はここで臨床家がリスクをアセスメントしたり、マネージメントしたりする能力の理論的限界についてではなく、その能力の欠如について述べたい。患者がブロードムーア病院を退院したときのリスク・マネージメントの計画はしっかりとしたものであったが、地域社会で彼を治療するチームはその計画を放棄してしまったのである。なぜこんな悲惨なことが起きたのであろうか（正確には意図的なマネージメントのまずさとでも言おうか、この結果、殺人が7年後に生じたのである）。

慰めにすぎない説明がされたが、それは関係者を個人的に非難するものであり、そのうちのいくつかは不満を述べる理由にもならないものであったが、調査は彼らの過ちを明らかにした。しかし、学ぶべきこととしては、もっとありふれたことがあったのである。

第一に、精神科医が精神医学的治療に信用を置いていなかったということである。彼らは患者に薬を与えることには慣れているが、薬がトイレに流され、服用したときに一時的な反応しか示されないと、本当の効果的な治療が実際どのようなものか認識できないのである。統合失調症

---

*7訳注：裁判官（あるいは上級弁護士），精神科医，一般人から構成される第三の審判機関。我が国の医療観察法の合議体に相当。制限命令の解除の権限は内務大臣よりも強い。

として治療されている患者は幾度となく薬物療法を中断するが，それというのも担当している医師が，定期的にデポ剤を投与してその疾患をコントロールするよりも，そもそもその患者は統合失調症ではなかったと考える方が簡単なことを発見するからである。この症例の患者は抗精神病薬の薬物療法に十分反応していた。それを中止する決定をするということは，状態が安定しているという理由で，糖尿病患者のインシュリンの投与を中止するのと同じくらい問題であろう。

　第二の学ぶべき点は精神科医が時折横柄だということである。このケースで審査会に助言した医師は，診断は統合失調症ではなく人格障害であると確信していた。彼はこの結論に至るにあたって，第三者の視点を適切に考慮していない。特に，ブロードムーア病院で患者が過ごしたときの診療録や報告書を全く読んでいなかったのである。

　調査は後者のことに注目し，どの程度まで患者は精神保健法の民事規定の下で早期に入院させられるのかを検討した。これらは重要な問題ではあるが，精神保健法の民事規定は過去の重大な暴力犯罪から生じる長期的・持続的なリスクを扱うことを想定していない。後日，用心深く戸締まりをしたものの，このケースの暴れ馬は，審査会が他の件に関わっている間に，既に逃亡していたのである。

コメント

　このケースにおける暴力のリスク・マネージメントの現実は，偽陽性についての理論的な悩みやリスクの統計的予測からは離れた世界にある。臨床家の中にはそのようなケースを例外として片付けてしまう誘惑に駆られる者もいるとは思うが，悲しい現実として，殺人調査では，しばしば統合失調症を人格障害と誤って診断したり，薬物療法に遵守性がないとしたり，基本的なポリシーに従わなかったりすることが明らかにされる。

もし，リスクの予測研究で全てを語りつくされるのであれば，精神保健サービスが範囲外のことに力を注いで，自分たちの能力の限界と戦いながら暴力を予測したり，防止したりしなければならない理由が，殺人調査の中にも見出されるのかもしれない。この楽観的な見方では，臨床家はレーダー画面に目を凝らすレーダー操作員であり，ぼんやりとした斑点が敵の飛行機か無害な鳥の一群であるかどうかを判断しようとするが，しばしばリスク・アセスメントの技術が不十分なために失望させられることになる。

調査報告書の中には語りつくされているものもあるが，ほとんどのものはそうではない。ごく普通の臨床業務を観察できていない報告書に出くわすことはしょっちゅうある。入院中の患者が許可なく外出をし，その患者が戻ったのかどうか調べていない報告書もある。情報が伝わっておらず，コミュニケーションに問題があるというのが調査の決まり文句となっている。診断や判断が1回の調査に基づいてなされ，過去のアセスメントや記録を考慮していないこともある。

ジェイソン・ミッチェル調査

私がこの名前を用いるのは，調査報告書に基づいた本の題名もこのようになっているからである（Blom-Cooper et al., 1996）。この事件の詳細に関心のある読者はこの本か総説（Maden, 1999）を参照してほしい。重要なことに，ここでも統合失調症という診断が確定され，それに関連した深刻な暴力のリスクもあるとされていた者が人格障害と診断し直されたという問題がみられる。誤診によって適切な治療が受けられなくなったのである。精神病的な症状は薬物使用の結果であると言い逃れているが，その可能性を証明するための尿検査は一度も実施されていない。

コメント

　この調査はある種のモデルとなっており，殺人は予測不能で，合理的な動機という観点からは理解できないという点を指摘している。それらは精神病的な疾患から生じたきわめて異常な思考過程の産物であるという。その結果が予測できなかったという事実からある種の慰めが得られる一方，もし患者の精神疾患が初期だけでなく，その後も持続して適切に治療されていれば，おそらく殺人は生じなかったという避けがたいメッセージが存在するのも事実である。

殺人調査から十分な価値を得る

　殺人調査全体に共通するテーマを見つけるには二，三の調査を読むだけで十分である。不幸にして，この情報は簡単には臨床家が入手することはできない。上記した2つの調査は本として出版されており，本として出版されていなくとも，本と同じくらいの長さの報告書というのは珍しくはない。しかし，その分析結果を理解するのに，臨床家がわざわざそれらを読む必要はなく，もっと他によい方法がある。

　調査を総括しようとする試みはこれまでもいくつかあり，その中のいくつかは成功を収めている。ジットー・トラスト[*8]は1969年から1996年の間に発表された54の調査における勧告を編纂した（Sheppard, 1996）。この出版物のタイトルは楽観的ではあるが，かなり意図的に，「教訓から学ぶ（Learning the Lessons）」とつけられ，750以上の箇条書きの要点がそのまま編集された。十分にコミュニケーションを持つこと，良好なリスク・アセスメントを行うことが繰り返し叫ばれ，そのリ

[*8]訳注：クラニス事件の被害者であるジョナサン・ジットーの遺族が立ち上げた財団。精神障害者による重大事件を防止するための様々な活動を支援している。

ストは一般論と各論とが奇妙に交じり合ったものとなった。

　PetchとBradley（1997）は，「教訓から学ぶ」を総括し，750の要点を少数のテーマに集約して再現しようとした。その中でも際立っていたのはリスク・アセスメントのための最良のトレーニングを呼びかけたことであったが，著者らはこの勧告をそれ以上取り上げてはいない。この論文の大半の議論は調査がサービスに及ぼす全体的な影響について集中していた。解説者のほとんどは，特定の事実の中に存在する影響よりもスタッフに対する影響に関心を持っていたが，そのことは外部の者にとっては大きな失望にほかならなかった。この論文は，精神科の患者が人を殺害する理由はまだ十分には解明されていないと主張し，防衛的な調子で幕を閉じている。「……多くの調査報告書では，精神科医療サービスがこの事件を防止するために何かができるとほのめかしている……（しかし）……このことは確かなことではない……」。

　これが書かれてから10年の年月が経ち，彼らは今でもさらに防衛的であるように見える。統合失調症を有する少数の患者が殺人を行い，さらに少数のグループが，統合失調症が適切に治療されていないために殺人を行う。サービスはこのことに関して常に何かをすることができるはずであり，もしできないというのであれば手厳しい質問に答える必要がある。調査では暴力のリスクに対する良質のアセスメントとマネージメントの必要性が繰り返し叫ばれているが，次の3つの章では，サービスがこのことに関してどの程度実務を改善することができるかについて見ていきたい。

　第7章では，殺人調査に戻って，いくつかの事例について構造化して臨床分析を行うことから導かれる有益な臨床的教訓を主として扱う。それは繰り返し言われている方法とはやや異なったアプローチの例である。しかしながら，殺人調査とは異なったアプローチの最良の例は，精神疾患を有する人々による自殺と殺人に関する全国機密調査である。

殺人調査とは異なったアプローチ

　英国で実施されている「精神疾患を有する人々による自殺と殺人に関する全国機密調査（NCISH）」は，個別調査に関連するいくつかの問題を克服することを目的に1996年に確立された。付託された事項としては自殺や殺人を行う前に精神保健サービスの専門家と接触を持っていた患者について詳細な臨床情報を収集することであった。これは出産時の妊産婦死亡に対してなされるような他の機密調査をモデルとしており，機密とすることで臨床家がそのケースの管理上引き起こしたミスの開示を促すようにしている。

　殺人と自殺を組み合わせたのは政治的かつ専門的な配慮を反映したものだが，これらは本質的に手法も異なる別個の調査である。ここでは殺人調査のみを詳しく取り上げる。その目的は，殺人罪の判決を受け，これまでの生涯の中で精神保健サービスと接触を持ったことのある者の臨床情報を詳細に収集することと，その情報を用いて臨床実務やサービス提供者に対して勧告を行うことである。

　機密調査が特に優れている点は，英国の全ての殺人事件を包括的に扱うことから始めており，精神障害による事件はその中の一部として見ていることである。良質な疫学研究と調査の手法をうまく組み合わせているため，サービスに対する勧告だけでなく有用な研究も数多く生まれている。

NCISHで用いられた手法

　データベースは患者による殺人を全国規模で継続的に収集しており，「精神疾患を有する人々による殺人」とは精神保健サービスと生涯の中

で接触を持ったことがある者によって引き起こされた殺人と定義されている。この定義は意図的に広いものとなっている。

　データ収集には次のように3つの段階がある。第一に，全ての殺人事件に関する詳細な情報が内務省に保存されている殺人インデックスから得られる。英国ではたとえ精神障害の既往歴がなくとも，殺人事件では精神鑑定書が提出されるのが普通であるため，可能な限りどのようなときでも，調査では裁判に使用された精神鑑定書の写しが得られるようになっている。

　第二段階では，それぞれのケースの詳細を犯罪者が居住する地域か近接する地域の精神保健サービスに送付し，彼らが精神保健サービスと接触した既往がないかどうかを確認する。裁判で使われた鑑定書は精神保健との接触の有無を見つけ出すための付加的な手段として用いる。精神保健サービスとの接触が判明した場合には，その犯罪者は調査の対象となる。

　第三段階では，患者の治療に責任を持つ精神科専門医に質問紙を送付し，そのケースに関する治療やその他の情報を得る。質問紙には選択式と自由回答式の設問があり，臨床家に殺人に関与していたと思われる要因やそれを防止できなかった要因について意見を求める。

　この手法により，殺人犯の全て，その中で精神保健サービスとこれまで接触を持ったことのある者全て，犯行前の12ヵ月に精神保健サービスと接触を持ったことのある者全てという，3つの犯罪者集団についての情報を得る。全ての加害者の収集データには，収集方法，被害者に関する情報，さらに，精神鑑定からの情報と合わせて，犯行時の精神障害と物質使用に関する情報が含まれている。精神保健サービスと接触を持った者については，治療歴，治療の詳細，殺人をめぐる出来事，防止の意見に関するデータが含まれている。

　NCISHの方法は科学的であり，そこから学術論文も生まれてはいる

が，重要なのは臨床業務を改善するために書かれた報告書であるということである。この手法の例として，表 3.3 に調査の「安全なサービスのための 12 の要点」をリストアップした。中には自傷のリスクに関するものも含まれている。

　これらの要点が示しているように，調査は臨床的な視点で詳細に行われており，疫学研究に有用なものではない。それに要する費用も科学的根拠を欠いており，そこから得られる勧告も客観的な事実というより，良く見積もっても科学的知見に基づいた推測といったものにすぎない。このような点で，これらは医学的知見に似ており，エビデンスに基づいた実践が叫ばれるこの時代においてでさえ，明らかに厳密さを欠いている。しかし，だからといって必要以上に戸惑う必要はない。勧告は科学の領域を超え臨床管理の領域に入っており，そこで見出されたものは血の通っていない臨床的観察ではなく，生と死に関する事実を反映しているからである。しかし，我々は，再び，このトピックに関係している価値観やそれによって決まる研究や実務の方向性について考えておく必要がある。

　殺人について得られた重要な事実については表 3.4 に要約したが，これは Appleby ら（1999, 2001）や Shaw ら（2004, 2006）のデータをまとめたものである。

我々は問題を抱えている…NCISH によって判明した事実

　判明した事実はこれまでの他の資料のものとかなり一致しており，イングランドとウェールズにおいては，精神疾患は少数ではあるがかなりの割合で殺人に関与していることが確認された。精神疾患を有する者が第三者に対する殺人に関わることは少ない。第三者に対する殺人の典型的な加害者は飲酒したり，薬物を使用したりしている若い男性である

表 3.3 安全なサービスに対する 12 の要点（Appleby et al., 2001）

1.	スタッフは 3 年ごとにリスク・マネージメントに関するトレーニングを受けるべきである。
2.	重度の精神疾患，自傷や暴力の既往を有する患者は全員，最も集中的なレベルのケアを受けるべきである。
3.	もし患者が治療を中断させたり，治療を遵守しない場合には，個別のケアプランを立案し，取るべき行動を特定すべきである。
4.	危機的状況にある患者やその家族はサービスに迅速にアクセスできるようにすべきである。
5.	地域の訪問チームは，脆弱性が高くハイリスクな患者との接触が失われないよう，予防的に利用されるべきである。
6.	非定型抗精神病薬は，「定型」薬の副作用のためにコンプライアンスが不良となった重度の精神疾患を抱える患者全員に提供されるべきである。
7.	重複診断の患者に対する治療戦略を持つべきである。それには物質乱用の管理に対するトレーニングや物質乱用治療サービスとの連携，地元のサービスを発展させていくことに対し，明確な責任を有するスタッフを確保することなどが含まれる。
8.	患者が入院している病棟は，想定される様々な問題を取り除き，防止すべきである。
9.	重度の精神疾患を有する者，あるいは過去 3 カ月以内に自傷の既往のある者は，全員，病院からの退院後 7 日間はフォローアップを受けなければならない。
10.	過去 3 カ月に自傷の既往のある患者には 2 週間分を超えない量の薬が処方されるべきである。
11.	刑事司法の機関と情報を共有するよう地域の関係機関と調整を図るべきである。
12.	事故後，多職種によるケースレビューを実施する規定を設け，その際の情報は患者の家族にも提供されるべきである。

(Shaw et al., 2004)。

　国民に対しては，精神疾患によって引き起こされる殺人は相対危険の観点からは問題とならないと言ってよいかもしれないが，精神保健に関

表 3.4 自殺と殺人に関する全国機密調査（NCISH）から得られたイングランドとウェールズにおける殺人についての重要な事実

- 加害者の 10％は限定責任能力＊あるいは幼児殺のために故殺罪の判決を受けている。
- 謀殺罪で有罪判決を受けている者は，男性では半数以上であるが，女性ではわずか 5 分の 1 にすぎない。
- 殺人犯における統合失調症の有病率は 5％である。
- 精神保健サービスとの最後の接触においては，暴力の短期的かつ長期的リスクは 75％の例で低いと評価されていた。
- 精神保健チームは当該の殺人事件の 17％は予防可能であったと考えている。
- 回答者の 59％はリスクを減らす要因を特定することができたが，それは，特に，治療の遵守性を改善すること，密接な監督をすること，患者の家族と良好に接触することであった。
- 精神保健サービスと直近に接触のあった患者の 5 分の 1 以上は，犯行前の 1 ヵ月，薬物療法を遵守していなかった。

＊訳注：英国の限定責任能力（dimished responsibility）は，我が国の刑事責任能力概念とは異なり，殺人罪（homicide）のみに適用され，減刑によって謀殺（murder）から故殺（manslaughter）となる。

わる人々にとってその数字はゆゆしき問題である。大まかな数字として，統合失調症の有病率は一般人口では 1％であるのに対し，殺人犯の中では 5％であると言ってもいいだろう。この母集団での数字は Taylor と Gunn（1984）が未決拘留者において見出した数字とも一致しており，その関連の妥当性に疑問をはさむ理由はあまりない。

ここでいっきに結論を出すのは誤りかもしれないし，この関連性については複数の要因がからんでいる可能性がある。例えば，暴力に至る社会的かつ個人的要因が統合失調症に関係しているかもしれず，その場合，因果関係は間接的なものである。暴力が精神疾患の結果として生じている場合においてさえ，その疾患の前触れとして暴力が生じていたり，最適な治療を受けていたにもかかわらず殺人が生じていたりしたならば，

それは防止することができなかった可能性がある。しかし，このような説明をすることで，精神疾患の良好なマネージメントが全部とまではいかないまでも，この種の殺人のいくつかを防げた可能性があることを曖昧にしてしまうべきではない。これだけでも，良好なリスク・マネージメントを実施することの意義は十分あると言えるのである。

NCISH の他の事実からもこの可能性は支持されており，リスク・アセスメントが不正確であったために，通常であれば防げたはずの殺人事件が起きてしまったことを示唆している（第7章も参照）。結果として，暴力のリスク・マネージメントを十分に行っていないことが，殺人犯の中に占める統合失調症の患者の比率が際立っている理由であると言わざるを得ないのである。

勇敢で意欲的な精神保健サービスの機関は，良好なリスク・マネージメントを行うことで，ここ5年から10年の間に，この5％という数字を減らすことを目標とするはずである。

殺人調査の未来

ある特定の事件の状況が特に国民の関心を引くような場合に，第三者調査は引き続きその意義を持つと思われる。一般的に，このような調査がサービスの向上に貢献しているとは思われない。将来的には，NCISH で行われているように，臨床的な問題に適用されるような厳密な研究手法をさらに体系的に組み合わせることが必要である。

問題に対する知見が NCISH や同様のアプローチから得られる一方で，サービスにとっての大きな課題は，知見としては新しいものではなく，我々が既に知っていることをどう実行するかである。そのような意味で，暴力に対する構造化された臨床的リスク・アセスメントをケースに幅広く適用することは絶大な力を持っていると言えるのである。

第4章
暴力のリスクの臨床的アセスメント

はじめに

　暴力のリスクをアセスメントするには次の3つの選択肢がある。

1．構造化されていない臨床的アセスメント
2．標準化された保険数理的アセスメント
3．構造化された臨床的アセスメント

　これらのモデルは時折第1世代，第2世代，第3世代と呼ばれることもあるが，このような呼称にはあまり意味はない。上に記した呼び方の方が記述的であり，通常使う場合には十分簡潔である。また，第1世代，第2世代，第3世代という概念には発展や進化の意味合いがあるが，これら3つの手法は全て同時期に使われている。実際，同じ臨床家であっても目的に応じてこれら全ての手法を使い分ける場合もある。
　本章では構造化されていない臨床的アセスメントについて述べる。第5章で標準化された保険数理的手法について述べ，第6章で構造化され

た臨床的アセスメントについて述べるつもりである。どうしても差異を強調することは避けられないが，これらの手法には多くの共通点がある。構造化された臨床的アセスメントには総合的アプローチとしての利点があり，選ぶとするならば「最良」のものではあるが，他のものもそれぞれ個性があり価値がある。

リスクとヒストリー

> 暴力の最大の予測因子は過去の暴力である。
> ——司法精神医学の第2法則

　上に記した言葉で悩ましいことは，多くの格言でみられるように，それが回避できない真実の核心をついているが，物語の全てを語っているわけではないということである。Monahan（1981）は最も一般的な言葉で同じような思いを次のように表現している。「もし予測の領域の他のあらゆる要因の中で光を放っているものがあるとすれば，それは過去の犯罪であり，それがあれば将来の犯罪の確率は増加する」。しかし，人生はもっと複雑なものであり，犯罪は 25 歳という年齢以降減じる傾向があり，それゆえに犯罪の確率が常に個々の犯罪とともに増加していくものとは限らないのである。

　臨床家に伝えておきたいことは，暴力のリスクをアセスメントしようとする場合には過去の暴力のことを参照しなければならないが，やり方としては，これまで起きたことばかりを気にかけるというものでもない。これは実際に朗報である。暴力が起きないと暴力のリスクをマネージメントする希望がないと考えるのは気が滅入る話だからである。リスク・マネージメントは暴力の既往がない場合に難しいものとなるが，確かに可能なことである。反対に，暴力の既往が多数ある場合でも，将来の暴

力が回避できないというわけでもない。

　ここに述べた格言の核心的な真実としては，リスク・マネージメントでは過去の暴力を十分に記述し，理解することが必要だということである。本章と次の2つの章では暴力のリスク・アセスメントについて述べる。それぞれの手法の違いは構造化の度合いによるものであるが，それらは全て過去を記述することに多少とも頼っている。一般的には，サイコパシーや精神疾患のような暴力のリスクの増加に関係する要因が記述される。また，特定の患者の実際の暴力や脅しに関係する要因が含まれることもあるし，これらは一般的なもの（精神疾患や再発）であったり，特異的なもの（父親と口論する，あるいは，月曜日が苦手）であったりする。目的はいかにして暴力が生じているかを理解することであり，将来，多かれ少なかれ暴力が発生しそうな状況を予測することである。

　この論理の欠陥としては，何事にも初めての時があるということがあげられる。人間というものは多少とも習慣を持つ生き物であるが，どのような人であれ新しいことやひらめいたことをする瞬間を持つものである。犯罪経歴という概念の中で最も重要なことは，それは変化や発展を伴うということであり，時にはエスカレートするということである。リスクをアセスメントする試みを全て放棄せよと論じているのではないが，我々は限界に気づく必要がある。我々は人がどのような状況でおおよそ暴力的になるかどうかについて意見を述べることはできるが，常に予期せぬことが起きるという余地は残されている。事実，予期せぬ出来事という概念は保険数理的な手法を評価する際には重要であり，これについては第5章でさらに詳しく論じるつもりである。

暴力のリスクの構造化されていない臨床的アセスメント：無政府主義者と教祖

　この臨床的手法の形態は最も純粋であり，規則がないことからリスク・アセスメントの無政府主義者版と言ってもよいであろう。臨床家はどのような情報も自由に収集し，どのような方法でそれを組み合わせて，加工してもよく，その結果をどのような形で述べてもよい。アセスメントの信頼性は科学的手法から導かれることはなく，それを実施している専門家の信用と名声にかかっている。そのため，この手法は3つ揃いのスーツを着て，ハーフムーンの眼鏡をかけた男に好まれる。おそらく，教祖のような者が行うことはあまりないと思われるが，彼らもカリスマ性の高い権威により同じような信頼を得ている。彼らは自分が誰であるかという理由だけで正しいのである。何か口答えしたときの古典的な反応としては，「では，お前は何者だ？」である。この手法の短所は明らかだが，表4.1にチェックリストを載せておいた。

　この手法が好まれる主な理由は，経験のある臨床家ならそれができるということであるが，その長所は透明性を欠いているという短所によって覆されてしまう。たとえ，そのリスク・アセスメントが正確であったとしても，どのようにしてそのような判断に到達したのかが分からないのである。そのため，その判断に問題を提起することが難しくなる。手法における透明性を欠くことで，人種や他の見地で差別をしているのではないかとの疑惑の余地をかなり残してしまう。患者の人権が危機に瀕すれば，文明度の高い民主的な社会においてはそれを続行することは不可能である。そのため，ほとんどの臨床的アセスメントには一定の構造を組み入れる必要がある。

　最も基本的な形態では，構造は関与する専門家のトレーニングから導

表 4.1 構造化されていない臨床的リスク・アセスメントの短所

エビデンスに基づいていない。
カリスマ的権威に頼っている。
覆したり（あるいは擁護したり）するのが困難である。
信頼性が低い。
妥当性が低い。
逆転移の影響を受けやすい。
バイアスや偏見の影響を受けやすい。

かれる。医師は同様のデータを収集する傾向があり，家族歴の後に個人史，精神状態の精査，そして結論という慣習的な方法でそれを提示するのである。収集された資料からどのようにしてその結論が導き出されるのかについてまだ規則はないが，基本的な構造があることで，他の専門家もそのデータを検証しやすくなり，どのようにしてその結論に至ったのか理解しやすくなる。

　ほとんどの専門家は危険性というよりはリスクという観点で自らの意見を表明するよう教育されているので，しっかりとした構造が臨床的アセスメントに組み込まれている。事実，全く構造化されていない暴力のリスク・アセスメントはもはや受け入れられる手法ではないと言っても過言ではなく，我々は現実には一定程度の構造を用いているのである。

　この手法の好例は Gunn（1993）が提示した臨床的リスク・アセスメントの枠組みである。Gunn は構造化された，あるいは標準化されたアセスメントの熱烈な支持者というわけではないが，一定範囲の状況に適応可能な臨床実務のガイドとなる枠組みを提示している。その主要な項目については表 4.2 に示した。

　これは十分に臨床的アセスメントを実施するために必要な段階を単純に描写したものにすぎないと即座に反論する者もいるかもしれない。そ

表 4.2 臨床的リスク・アセスメントのための枠組み（Gunn, 1993 より）

詳細な生活史
物質乱用
性心理学的アセスメント
過去の犯罪や反社会的行動の描写
心理学的アセスメント
精神状態のアセスメント
治療と洞察に対する態度

れはそうであるが，そこには不都合なものは何もない。我々は，リスク・アセスメントやマネージメントの過程の神秘性を取り除く必要があり，新たなヒントさえあれば，臨床実務もさほど悪くはないことを認識すべきである。そのヒントがどのようなものであるかを明らかにするために，項目のいくつかをさらに詳しく述べ，それらが暴力のリスクにどのように関係しているかを示すことは有用であろう。

1. **詳細な生活史**：この項目は家族歴から始めるが，他の家族の精神障害，物質乱用，犯罪歴なども含まれる。精神障害には人格障害も含まれ，それについて直接的に質問することが困難である場合，両親の行動を描写することで大きな手がかりが得られる。人格のおよそ4分の1から3分の2は遺伝によって決定されるものであることを忘れがちであるが，家族歴は診断を行う際の強力な指針となる。さらに十分にアセスメントを行うためには，両親についての医療や社会福祉サービスの報告書などの他の情報提供者からの情報や記録も利用する。

　発達歴には，子ども時代のネグレクト，虐待，家庭崩壊の経験に加え，学校や家庭での教育やしつけ上の問題も含めるべきである。

行為障害や非行の既往は重要であり，行為障害を有する子どもたちのおよそ半数は，成人になって人格障害を持つようになる。最も有用なことは，それが思春期に限られた非行なのか，生涯にわたって進行・永続する非行なのかどうかを識別することであり（Moffitt, 1993），後者は後の人格障害を高度に予測する。

　成人史には職業，社会，娯楽の活動を含めるべきである。様々な職場でどのようにして時間を過ごしたか，転職した理由，失業中何をしていたかなどについて十分記述する。

2. **物質乱用歴**：薬物やアルコールの乱用を記載する際には，発症年齢，経過，依存症の症状，資金をどのように得ているか，治療の経験，現在の状態，関連する犯罪，社会的ないし行動上の問題を含めるべきである。

3. **性心理学的アセスメント**：この項目をどこまでアセスメントするかは個別のケースによる。初回の面接で詳しい細部まで期待するのは誤りであり，このトピックを十分に調査するには時間が必要である。ある種の性犯罪者の場合には，十分な性心理学的既往を得ることはかなり難しく，それが治療目標として設定される場合もある。

　十分な既往としては，性意識の発達，思春期の経験，児童や成人期の性的虐待の既往，女性嫌いを含む異常な性的関心やファンタジーに対する精査が挙げられる。

　詳細な性心理学的アセスメントはアセスメントや治療の後半になってやっと得られることになるかもしれないが，基本的な恋愛関係の経歴は，どのような暴力のリスク・アセスメントにおいても重要な要素となる。基本的な恋愛関係の経歴を調べる際には，期間，関係が終了した理由，暴力の発生，子どもとの接触についても触れるべきである。

4. **過去の犯罪や反社会的行動の描写**：ここでは子ども時代の問題を記

述することから始め，訴追に至ったかどうかは別として，全ての反社会的行動を考慮すべきである。犯罪者の場合には，有罪判決の確定した日，患者自身のその犯行に対する説明（可能であれば他の記録と比較する），科された刑，犯行に対する患者の態度，被害者に対する患者の態度を記す。

　長い犯罪歴を有する患者では，拘留中に過ごした時間と拘留後の時間の間のバランスを考慮することが重要であり，ある一定の期間以上に長く外の世界で生活していくことができない者を特定できる場合がある。彼らは将来の暴力というわけではないが，将来の犯罪に対して高いリスクを示している。拘留中の行動もまた重要であり，仲間関係や権威に対する態度が明らかにされることがある。

5．**心理学的アセスメント**：これらには適切であればIQや人格尺度を含める。知能の低さは犯罪と弱いながらも重要な相関があり，どのような種類の介入を行うのが適当であるのかがそれによって決定されることがある。

　人格の標準的な尺度は有用であるが，ほとんどは自己報告に依拠している。そのため，最も懸念される個人に正確に用いたいと思う場合には，注意が必要である。そのようなケースでは刑事記録の方が，自己報告や面接から得られた情報より人格を理解するには有用な場合がある。

　この例外としては，Personality Assessment Schedule（Tyrer 2000）とサイコパシー・チェックリスト改訂版（Psychopathy Checklist-Revised：PCL-R）（Hare, 1991）が挙げられる。これらは，情報提供者からの情報に加え，犯罪記録を含めた記録が必要である。特に，後者は刑務所や司法精神科の母集団の両者で広範に妥当性が高く，ハイリスクが疑われる犯罪者には全例実施すべきである。

また，標準化されたリスク・アセスメント・ツールや保険数理的なツールは司法精神科の母集団において実際的な意義は高いと思われる（第5章参照）。

6. **精神状態のアセスメント**：時間の経過とともに精神状態を継続的にアセスメントしていくことの意義は，一度きりのアセスメントでは判断を誤る場合があることを認識することにある。場合によっては他の時期の精神状態もアセスメントすべきであり，特に，過去の犯罪についても，適切であれば，患者自身の説明，家族や親戚などの情報提供者からの情報，警察や裁判所の記録をもとにアセスメントする。もし，重大な暴力犯罪が生じたのであれば，被害者の供述も含め，目撃者の供述も不可欠である。このような供述は犯行当時の犯罪者の精神状態を明らかにするのに非常に役に立つ。

7. **治療と洞察に対する態度**：ここでは，その患者は何らかの形態の精神障害に罹患していると認識しているか，何らかの助けが必要であると感じているか，患者はこれまでの治療を有用であると認識しているか，患者が治療に協力的であったか，患者が過去の反社会的行動に対して自責の念を示しているか，患者の行動と精神障害に何らかのつながりがあるかを見ていく。

情報を集める

この枠組みは全ての状況に適用することが可能であり，また，適用されるべきである。単一のうつ病エピソードを有する聖職者の性的志向を詳細に調査することは歓迎されないかもしれないが，女性にセクシャルハラスメントを行ったと陳述した若い男性をアセスメントすることは不可欠である。いずれの場合にしても，初回の面接が，このような情報を得るのに適切な状況であるとは言えない。

精神状態のアセスメントは患者との面接から得，履歴情報は独立した情報源から得るようにすることを前提にすべきである。これは一般の精神科診療にとっては皮肉のこもった見方ではあるが，完全な履歴を確定するのに十分潤沢な独立した情報を集められることはめったにないのである。また，患者の説明は額面どおりに受け取ることが前提であることを常に意識すべきである。ほとんどの場合には患者の説明は正しいが，仮にそれが誤りであることが判明したとしても，驚く必要はない。もちろん，偽りはそれが最も重要な場合に起きるという性質がある。何かを隠したいという動機づけは，隠したいものがある者で最も強くなり，欺く能力はサイコパスの中では最も高度に発達している。偽りを見抜くことは，将来，治療や監督，モニタリングを行うためにも意義があり，重要である。

情報を記録しコミュニケーションを持つ

　ありきたりのスローガンをつくる危険を冒すことになるが，良質の記録なくしてリスク・マネージメントは不可能であるということから逃れることはできない。もし疑いがあれば，それを書き出すことである。精神医学にはほとんど確実なものは何もないので，もしある選択肢を考慮し，もう一方の方針ではなく，こちらの方針を採用したという理由を示す記録があれば，ほとんどの決断は弁護できる。

　第三者と情報を共有するにはきちんと記録することが必要であるが，書面でのコミュニケーションで，顔と顔を突き合わせて行うミーティングの代用とすることはできない。このようなミーティングを持つことの重要性の理由は忘れられたとしても，政府のガイドライン上必要な遵守事項であることは容易に見出される。

　コミュニケーションを良好に持つためには補助的な構造が必要であり，

最も重要なものは臨床情報システムである。そのようなシステムが精神科業務で稀であることの責任は，国民保健サービス（National Health Service：NHS）が取らなければならないが，個々のコミュニケーション不足について強迫的になっているにもかかわらず，この問題についてほとんど触れないことについては，英国の第三者殺人調査が責任を取らねばならないであろう。

データの意味を理解すること

　情報を収集する過程でリスク・アセスメントを行わないことは簡単だが誤りである。その情報をどうすべきかという問題は常に存在し続ける。この過程は次の3つの仮説に基づいている。

1. **個人の行動は時を経ても一貫している**：この仮説は，一貫性がなければ，予測が不可能となるので重要である。これは「最大の暴力の予測因子は過去の暴力である」という処世訓に基づいている。暴力が過去に発生した状況を確定し，その動機と精神障害との関係を組み合わせることによって，我々は将来のリスクを同定できると期待する。
2. **過去の暴力以外のいくつかの特性が将来の暴力の可能性を高める**：この特性には物質乱用やある種の人格障害が含まれる。これらは，これまで暴力的でなかった人のリスクをアセスメントする場合に重要である。
3. **個人について詳細に知ることは行動を予測するチャンスを高める**：この主張を最も支持する事実としては，我々はひっきりなしに友人の行動に驚かされているわけではないということである。一般的に，彼らはほぼ我々のイメージ通りの人生を送っている。

これらの仮説から，我々は，リスク・アセスメントやリスク・マネージメントの計画を作成するために，ある個人に対して収集したデータを編集することが許される。具体的には，

1．リスクの性質（すなわち，何の，誰に対する）
2．リスクの程度
3．警告サイン
4．そのリスクを高める可能性のある要因
5．そのリスクを減らす可能性のある要因
6．危機管理計画

　この構造はHCR-20（ヒストリカル／クリニカル／リスク・マネージメント-20，第6章）における暴力の想定シナリオで描写する際に使われるものと類似していることに注意してもらいたい。暴力のリスクをいかに正確に測定するのかということに関し，様々な議論があるにもかかわらず，この領域のほとんどの仕事に共通している論理がある。
　マネージメントの決定は，上記した情報を基礎として行う。系統的な記述を用いたとしても，収集された情報と決定との間には大きな隔たりが依然としてある。リスク・アセスメントは我々に何をすべきかは教えてくれないし，我々には情報と決定の間をつなぐ臨床的判断が必要なのである。

臨床的判断，チーム活動，セカンド・オピニオン

　医師は時折自分たちの行動に対する監視を阻むために臨床的判断という言葉を用いてきたために，この言葉はかなりの汚名を被ってきたと言

える。それは臨床家の隠れ蓑にもなり，新聞紙上の悪評に応えるための手段となった。言うなれば，最悪の場合でも，医師は最善の方法を知っているということである。

　他方，医学の中に不確実なことがある限り，我々は臨床的判断なしに生きることはできない。もし，医学が存続し，科学的に尊敬に値する職業として成功したいのであれば，我々は，この概念を適切な地位に復権させる必要がある。臨床的判断とは，医学を化学や物理学から区別する（多数の）もののひとつであるが，このために，あたかも完全な確実性や正確性があるかのような誤解が生じてきたのである。精神保健の領域では臨床的判断を通常以上に利用するが，それは確実性がほとんどないからである。外科医はX線写真を見ることで骨折を確認することができるが，精神科医はそのような贅沢にありつけることはない。精神保健におけるリスク・アセスメントというものは，要はより良い情報に基づいて臨床的判断をするということである。

　このテーマは，臨床的判断を捨てるという絶望的な試みとしての保険数理的リスク・アセスメントを考慮する次章で扱う。今，我々が臨床的判断を用いなければならないというのであれば，我々はそれを取り巻く防御手段を考える必要があり，最も重要なのは第三者にコンサルテーションを求めることである。要するに，正しい答えはないのであり，それらが幅広い知識や意見に基づいているのであれば，賢明な判断もあり得るということである。

　コンサルテーションを受ける者には，患者，家族や親戚，保護者，他の関心を有する人たちが含まれる。リスクが高いケースでは，臨床家は決定を裁判所，審査会，あるいは内務省（法務省）に伝えることもある。このようなハイリスクのケースでは，他の部局へ紹介することは意思決定を改善することになるかもしれず，それは原則において正しいことである。すなわち，我々は純粋な医学的決定を扱っているのではなく，臨

床家は自らが完全な権威者であるとか責任を持つ者でなければならないと考えるべきではない。この原則については，リスク・マネージメントのモデルを考える際に議論されることになる。

　同僚に対するコンサルテーションでは特別な配慮が求められる。私は既にほとんどの精神医学的決定は，もし多様な選択肢を考慮したことを記録に残してさえいれば弁護されうると述べた。私はここでさらに段階を進め，全ての決定は他の臨床家が承認すれば弁護されうると論じたい。共に仕事をする多職種チームはこのプロセスのひとつの例であり，たいていのことは全て当てはまる。すなわち，問題を分かつことで困難も半減されるし，三人寄れば文殊の知恵となるということである。複雑な決定を行う場合，チームの方が，個人が単独でするよりも良い仕事ができる。

　そこにある前提としては，多職種チームが効果的に機能しているということである。チームの全てのメンバーは自分の意見を声に出して述べることができると感じていなければならないし，問題を自由に議論し，自分たちが支持できる共通の決定に至るということである。もし他の人が話していることに耳を貸さなかったり，常に無視したりしているとしたら，チームを持つことに意味はない。

　異論の多いケースでは，チームから離れてセカンド・オピニオンを求めるとうまくいく場合がある。臨床的判断を要する場合，最終的な決定は彼らの意見ということになるから，後になって調査に対して意見を述べるよりも，その決定を行う前に彼らの見解を求める方が良いのである。セカンド・オピニオンは，良い場合には，新しい見識やそのケースをマネージメントする際の良好な戦略を提供してくれるし，悪くても，現在あるマネージメント・プランに承認を与えてくれる。

臨床的判断，科学，未来

　臨床的判断は精神保健におけるリスク・マネージメントには欠くことのできないものである。他により良い選択肢がないのでその位置を占めることになるのかもしれないが，それは科学によって常に裏打ちされるべきである。次章で考察していくように，近年発展しているほとんどのものは数量化され，標準化された手法である。ここから先へ進む前に，医学的専門性と権威に関連する一般原則をいくつか認識しておく必要がある。医学はその信頼性を科学から導き出しており，これは他の多くの知識分野よりも強い基盤には違いないが，限界がある。

　科学の限界を認識できないと医学の力を誤用することになり，医師は専門性を持たない問題にも意見を述べてしまうことになる。このことは決して良いわけがない。第一に，国民は徐々に専門家の恣意的な力の行使に我慢できなくなってきているからである。第二に，力と責任は同時に起こるということである。自らの専門性を超えた問題に対して尊大に振る舞う者は，自らがコントロールできない問題に対する責任を負わされたとき不平を言うことは許されない。実務に対する監視や批判が増加するにつれ，精神保健従事者は自らが扱い切れるか，扱い切れないかの質問に対しては明確な考えを持っている必要がある。この問題を理解するには，リスク・マネージメントを3つの要素に分解して考えると分かりやすい。

リスク・マネージメントの3段階モデル

　暴力のリスクをアセスメントし，マネージメントするプロセスには次の要素がある。

1．そのリスクの性質と程度はどのようなものか
2．そのリスクは治療によってどの程度まで減らすことができるのか
3．残されたリスクは受容可能なものか

　これら3つの段階は，我々がリスク・アセスメントのプロセスをこのような課題に分解するのに不慣れであったとしても，精神保健業務の中では暗黙の了解となっている。今ここで，それらを分解したとしても不都合はないであろう。その答えは我々がそれぞれのプロセスを振り返って考えたときに出てくる。

そのリスクの性質と程度はどのようなものか
　精神障害による暴力が複雑であることを受容すれば，この質問は精神科医や他の専門家にとって適切なものである。裁判所，審査会，他の委員会は，精神保健従事者が暴力と精神障害の関係について専門的な知識を持っているはずだと期待している。その技能のレベルは個々の臨床家同士の間で多様であるが，一方で，リスク・アセスメントに関して受容できる技術も存在している。
　この議論は精度のレベルについてでないことに注意すれば，そこには議論と改善の余地は十分にある。さもなければ，私は専門家の証言を無批判に受け入れるべきではないと主張したりはしない。意見の違いや議論には常に余地があるが，そのような議論でこの原則を曖昧なものにすべきではないし，これは精神保健従事者の正当な領域なのである。

そのリスクは治療によってどの程度まで減らすことができるのか
　ここでも，専門家はこの質問に正確に答えることができないかもしれないが，この質問は理にかなったものであると言える。精神障害を治療することで生計を立てている者がこの質問に答えないとしたら，いった

い誰が答えるべきなのだろうか。厄介な技術的かつ実務的な問題はあるかもしれないが，その仕事は正当化されるべきものである。

残されたリスクは受容可能なものか

　3番目の質問については，それは専門の問題ではないとする意見など様々である。なぜ医師がどの程度のリスクならある個人あるいはある集団にとって受容可能なのかを決定しなければならないのだろうか。医学教育ではこの種の質問に答えられるような教育はしていないし，そのような教育をすることもできない。なぜなら，それは質問といったたぐいのものではないからである。人は自分自身で受け入れなければならないリスクの程度を決定することができる。彼らは専門家にリスクの程度について助言を求めることはあっても，なんらかの専門家集団がそのような機能を引き受けようとすることには（当然のことながら）疑いを持っている。

　喫煙が好例である。我々は医師に喫煙に関係するリスクの性質や程度について助言を求めるかもしれないし，どのようにしたらそれらのリスクを減らすことができるのかは知りたい。しかし，煙草に火をつけるか否かについては，自分で決めたいのである。

　この問題は，常にパターナリズムに向かう傾向があるため，医学にとっては難しい領域である。人々が癌で亡くなるのを見るにつれ，煙草の使用を禁止しようという欲求にかられたり，脳へのダメージに配慮してボクシングの禁止を呼びかけたりするのは理解可能である。国民は医師にそのような問題について説教をし，キャンペーンをすることは期待しているが，専門家が他人に意思を押し付けることには賛成していない。人はリスクについては自分で決定を下したいのである。

楽観主義と現実主義：暴力のリスク・マネージメントに対する哲学

　暴力のリスク・マネージメントに対する臨床的アプローチは，手法として，通常の臨床実務とは異なった使われ方がなされている，あるいは，異なっているのだと強調されている。良好なリスク・アセスメントは，その文脈や前提となる背景の点で，良好な臨床実務とは異なっている。リスク・アセスメントは，事態は悪化しうるし，実際に悪化することになるのだという認識があるかないかによる。

　ここで問題となることのひとつは，これまでの章で述べたように，精神医学における重大な暴力に対するリスクは一般的にあまり高くないということである。臨床家は，幸運をひたすら祈るだけで明らかな危険を無視したとしても，患者による重大な暴力の問題に巻き込まれることなく生涯をやり過ごすことは可能である。しかし，その確率はあまりひどいものではないにしても，それはやはり向こう見ずなギャンブルでしかない。リスク・マネージメントの本質は，事態は悪化しないという前提を捨て去り，惨事を防ぐためには運だけでは十分でないかもしれないということを見越すことにある。

　見方をこのような哲学に変えることが臨床家にとって困難であるのは理解できる。なぜなら，医学教育では逆境に直面したときには肯定的なメッセージを強調する傾向があるからである。我々はほとんどの疾患は治癒不可能で，多くの者が死に至ることを知っているが，医学サービスでは希望と前向きな姿勢を強調する。これは悪いことではなく，また避けられないことである。明るさに満ちた楽観主義と幸せな結末は，常に病院の図書館ではトーマス・ハーディーやサミュエル・ベケットより好んで選ばれる。だからといって，臨床家は自らが宣伝している主義主張を信じてしまわぬよう注意すべきである。もし，我々が災難の可能性を認識しないようになれば，事態は悪化しうるし，実際に悪化し，我々は

患者の利益に反したことをしていることになる。

　医学の実務における習慣的な楽観主義とは対照的に，生命保険産業は我々に死亡率を思い出させ，その限界について手堅く正確な見積もりを行うことで生き残り，繁栄している。次章ではリスク・アセスメントの標準化された手法，もしくは，保険数理的な手法について考えるが，それは生命保険における手法を暴力のリスク・アセスメントというもっと複雑な領域に適用しようとする試みである。

まとめ：暴力のリスクに対する構造化されていない臨床的アセスメント

　構造化されていないリスク・アセスメントの全盛期は，専門家が何をしたのかということよりも，彼らが誰なのかという権威を得ていた時代のことであった。その時代はより厳密な調査と，より良い管理体制の登場で過去のものとなり，その終焉を嘆き悲しむ者はほとんどいない。専門家はより厳密な規則と調査にさらされているので，構造化されていないリスク・アセスメントでさえ程度は小さくとも構造は持っている。最良の場合には全ての情報が含まれ，形式的な枠組みの中に組み入れられている。

　正しい手法としてどのようなものが使われようとも，医学の専門家としての技能には限界があることを認識する必要がある。それによって人がコントロールできない問題に対しても責任を持たなければならないことを回避できる。

　リスク・マネージメントの重要な原則のひとつに，事態は悪化しうるし，実際に悪化するのだということを前向きに受容することが挙げられる。それは危機管理計画の最初のステップとなる。

第5章

標準化された,もしくは保険数理的リスク・アセスメント

> この人生においてわたしどもが知りたいのは事実だけですよ,あなた様,事実だけです。
> ——トーマス・グラドグラインド　チャールズ・ディケンズ「困難な時代」

> まさに事実ですよ,奥様,まさに事実。
> ——ジョー・フライデー軍曹　映画「ドラグネット・正義一直線」

　これまでの章では暴力のリスクをアセスメントする方法として構造化されていない臨床的判断が多くの限界を有していることを示した。ほとんどの人々は臨床的リスク・アセスメントが体系的にデータを収集し記録することで改善することに同意するし,おそらく特定の種類の情報を収集することに関しては一般的に合意があるだろう。誰もが,過去の暴力,物質乱用,遵守性の欠如,洞察の欠如,人格障害について知っておくことの重要性に合意する。そのような合意を得たうえで,次の段階は,そのような要因を体系的なアセスメントに含めることができるのかということと,それが臨床的判断の代わりとして優れているかどうかである。
　このことは魅力的であり,誘惑に満ちた展望であるとさえいえる。危

険性という古い概念とは異なり，リスクは体系的で，統計学的なアプローチと順応する。我々は特定のリスクを描写し測定することができ，そのほとんどは暴力や性の犯罪に関してである。いったん我々がこれらのリスクになんらかの確率を見出した場合には，我々はありとあらゆる統計学的操作の可能性について心を開いておく。これらの可能性の中で最も重要なことは標準化であり，それによってある患者をある母集団と比較し，基準や尺度，さらに物理学の他の道具を用いた視点をあっという間に作り出す。そこから心理学の科学者は信頼と社会的地位を借用しようとする。

この章では標準化されたリスク・アセスメントの起源と技術について述べる。また，標準化された技術の力と少なからぬ限界の両者についても説明する。

2つの類似点は特に標準化されたリスク・アセスメントを理解するのに有用である。第一は生命保険産業との類似点であり，その成功は，限定的ではあるが，正確な将来についての予測に依拠している。第二はIQテストとの類似点であり，おそらくそれは最も発達し標準化された心理学的テストの例であろう。これらを比較することにより，標準化されたリスク・アセスメントの長所と限界の両者が見えてくる。

この領域における問題を理解するには，具体的な例に目を向けるのが分かりやすいため，私は，暴力リスク評価ガイド（Violence Risk Appraisal Guide：VRAG）（Harris et al., 1993）を用いて説明することにする。私がこれを例として用いるのは，それが広く使われており理解しやすいためである。これはすぐれた保険数理的手法のひとつであるが，それが示している問題はこの特定のスケールの欠陥というよりも主として手法全般の限界である。

この章で最も強調して伝えておきたいことのひとつは，保険数理的アプローチは基本的に回避不能な限界を有しており，それはスケールで用

いられている項目の問題とは無関係だということである。これらの問題はさらに優れた保険数理的スケールを新たに作ったとしても克服されることはない。なぜならば，それは手法自体に備わっている本質的な問題だからである。

保険数理的リスク・アセスメント：保険勧誘員と科学者

> 保険数理士（actuary）：保険のリスクと保険料を計算するために統計量を集積し解析する人（ラテン語で出来事あるいは行ったことを意味する actus，簿記係を意味する actuarius から派生）。

世の中の派生からそのプロセスを理解することが容易になることがある。基本的な技術は出来事と行為を注意深く記録することである。それが歴史である。保険数理士は過去に何が起きたかを描写し，これまで起きたことは繰り返されるであろうという前提のもとに未来を予測する。そこには理論や解釈は何もない。保険数理的手法は，いずれにしても，それがあるとおり，あるいはそれがあったとおりに，伝えることを要求する。どのようにしてそうなるのかとか，なぜそうなるのかといったことに関心はなく，事実のみに関心がある。

この手法は素朴で，きまじめな魅力を有している。「明白な事実を追い求めることができるのだから，犯罪行為の複雑な理論について悩むことなどないではないか？」という具合である。もし歴史が我々に，経済的貧困が犯罪に関係していると教えてくれるのであれば，我々は，未来の計画の基礎を貧困地域は犯罪率が平均より高いという前提の下に置けばよいのであり，関係する理由について思い悩む必要などない。歴史はまたサイコパシーと子ども時代の行為障害が暴力犯罪と関係していることを教えてくれているので，そのような特徴が現れている場合にリスク

が増加することを安全に予測することができる。

　生命保険会社は生き残りのためにこの種の信頼できる情報に頼るのである。彼らはデータを集団に当てはめ，保険料を決定する。喫煙者は死亡する確率が高いため，保険料をより多く支払う。都市部に住む人々は犯罪に遭う確率が高いため家財保険料を多く支払う。これらの事実は，都会に住んでいるどのような人も侵入盗の被害者となり，田舎に住む者はみな安全であるということを意味しているわけではない。彼らは全ての非喫煙者が長生きをすると言っているのでもない。しかし，結局のところ，集団間の差異が維持される限り，生命保険会社は利益を得ることができる。生命保険会社は集団の見通しに頼ってはいるが，彼らは個々の患者に何が生じるかに心を砕く精神保健のワーカーたちのように個人の予測をビジネスにしているわけではない。このようなことから保険数理的手法の限界は明らかではないかと思われる。

　人種と拘留の例を取り上げてみる。イングランドとウェールズにおいては，10歳以上の年齢の者はおよそ4600万人いる。そのうち，138万人（3％）は黒色人種に分類される。イングランドとウェールズの刑務所人口は6万人であるが，そのうち7200人（12％）は黒人に分類される。それゆえ，黒人の拘留に対するオッズ比は4.41であり，その95％信頼性区間は4.3―4.52である。一般用語で言えば，黒人は他の人種集団と比べおよそ4倍刑務所に収監されているということである。

　この統計学的関連は喫煙と肺癌との間のそれよりも強く，それゆえ保険数理士はそのことを無視することはできないはずである。因果関係についての議論は関係ない。もしその会社が収監に対する保険を提供しているとすれば，黒人たちは保険料を多く支払わなければならない。人道主義に敏感な者も，リベラルな考えを持つ者でさえも，このやり方には根深い問題があることに気づくであろう。これはステレオタイプや偏見の古典的な例であり，人が個人として扱われるのではなく，あるクラス

の構成員として扱われている。

　しかも，それは次第に悪くなる。次の段階には，その確率を目の前に座っている個人に適用することを当然のことと思うのである。もし，我々がその人の皮膚の色でその人が犯罪者になる可能性があると結論するのであれば，その推論が誤れば明らかな人種差別となってしまう。我々はそのような手法はただちに拒否するであろう。しかし，個々の患者に適用される保険数理的手法も，まさしく同様の推論に頼っているのである。保険数理的手法は我々の患者が属する集団やクラスの行動を描いている。その集団がサイコパスであろうと，統合失調症であろうと，薬物依存症であろうと，患者は同じように行動するだろうと仮定している。ある米国の裁判所が保険数理的リスク・アセスメントは臨床的アセスメントではないという理由で拒否したのも驚くには値しない。事実，それはまさに個別アセスメントでは全くない。

　臨床家はこの時点で標準化された手法，もしくは，保険数理的手法を見限りたいと述べたとしても許されるであろう。しかし，臨床家はあまり衝動的になるべきではない。汚れた浴槽の水と一緒に完全に善良な赤ん坊まで捨ててしまっては元も子もない。保険数理的ツールは，個人や臨床的アセスメントの代用として用いなければ，その文脈を提供することには価値がある。他の医学領域でも背景にあるリスクを念頭におかずに臨床的アセスメントに入っていくことはないし，精神保健でもそれは同じである。

　また，観察された事実にのみ頼っているという主張は数多くあるものの，保険数理的ツールの多くは十分に確立した研究事実に基づいている。VRAGは文献的知識に基づいて作られたわけではないが，そのスケールを構成する項目のほとんどは文献的知識から選択されている。結果として，保険数理的手法を用いるとリスクの背景となる要因をうまく要約することができる。私は，以下で標準化されたリスク・アセスメントの

多くの基礎となっているサイコパシーを議論する際に，この点について再び触れたい。しかし，初めに暴力のリスクに対する保険数理的手法についてもう少し詳しく考える必要がある。それらは他の標準化された心理学的テストとどのように異なっているのだろうか。

IQ テストと標準化：即席の専門家

この章を通して議論されるテーマは個人と集団との間の緊張関係である。我々はある集団の人々が過去にどのように振る舞ったかを描写することはできるが，この知識を個人に適用するのは単純な問題ではない。

集団で得られた事実と個人についての事実との間の緊張関係はリスク・アセスメントや標準化されたスケールに限った問題ではない。それは全ての臨床業務に共通した問題である。経験に基づく価値観とは，経験のある臨床家は多くの異なった患者たちを見てきているので，新しい患者がこれまでの患者たちとの関係に照らしてどのような位置にいるのかの感覚を持っているということである。個別ケースに対する専門家のアセスメントには保険数理的アセスメントと共通したものがある。そこでも，大きな集団としての患者についての専門家の知識に頼っている。違いは，専門家のアセスメントには背景にあるどの事実を用いるか，それらをどのように評価するかについて自由に判断する余地が残されていることである。問題のひとつは経験を獲得するまでに時間がかかることと，患者は誰もが臨床経験が乏しい医師よりも経験を積んだ医師にみてもらいたいと望んでいることである。

標準化は，通常ならば臨床実務の中で生涯をかけてしか獲得できないような経験に，即時的に接触することで，このようなジレンマからの出口を見出そうとする。いったんテストや手法が標準化されると，その人のスコアはある母集団のスコアと比較することができ，我々はその患者

がその領域あるいは釣鐘曲線の中に入っているのかを正確に見ることができる。そのアセスメントを実施する者が豊富な臨床経験を持っている必要はない。なぜならば，背景となる知識もそのテストの中に組み入れられているからである。

　心理学の領域での最も良い例は，知能を測定するIQ (Intelligence Quotient：知能指数）である。経験を積んだ教師であれば，生徒の学業能力は比較的短期間のうちに評価することができるとはいえ，知能テストはもっと迅速に測定することができる。このテストは母集団の平均得点が100になるようにデザインされており，70以下は学習上の困難があると定義される。個人のIQスコアはこの基準に従って判定される。もし，スコアが60であればその人は学習上の問題を抱える者に提供しているサービスから何らかの支援を受ける必要があるかもしれず，もしスコアが120であれば，その人は学校でうまく適応し大学に進学することになるかもしれない。

　IQを専門家の技能に代わるものとして用いるということは，標準化された手法の有用性を，管理者，政策立案者，主計局の担当者に訴えるということを意味している。技術者がテストを用いて同じ仕事をするとなれば，経験豊かな専門家の立場はどうなるのであろうか。その上，彼らはみな費用もかかり，人によって異なった行動を取ることもある。

IQから暴力のリスク・アセスメント：テストの限界

　VRAGのような標準化されたアセスメント，もしくは保険数理的アセスメントは，暴力のリスクの測定手段としての役割を担うようになってきている。それらは，学術的な業績をあげるよりも，実際の暴力犯罪や性犯罪の予測に用いられているが，統計学的な原理は同じである。我々はスコアや特徴が母集団の中でどのように分布しているのかを理解

し，その個人を母集団と対比する。

　IQと暴力のリスクとの間にある大きな違いは，IQテストは今この場での能力を測定するのに対して，リスク・アセスメントは将来の犯罪に注目していることである。実際には，両者は予測の要素を持っている。WAIS（ウェクスラー成人知能検査：Wechsler Adult Intelligence Scale）や他のIQテストは，我々がどの程度個人がそのテストをうまくこなすかということを知るためだけではなく，WAISのスコアが将来の能力も予測することを期待して用いている。しかも，予測された能力は般化することができる。IQテストがIQテストの能力のみを予測するのであれば，このテストは限られたところでしか使用されないと思われるが，実際には，広範な学業能力を予測するために，広く普及するようになった。

　知能テストは特定の領域における個人の能力を完璧とは言えないまでも，かなり正確に予測するため，時の試練に耐えたのである。これらの短所のいくつかはリスク・アセスメントや他の標準化されたテストにもあてはまるため，それについてもう少し詳細に見ていくことにしたい。

1. **テスト上の問題**：個人によってはテストを受けたとき，調子が良くないこともあり，その場合，予測された結果は，その人の実際の能力よりも低く出てしまう。リスク・アセスメントにおいては，この種の誤りは，履歴に関する情報の記録が不完全であったり，不正確であったりするとかなり頻繁に生じる。子ども時代の問題行動に関する信頼できる情報を欠いていたり，犯罪行為が発覚していなかったり，訴追を免れたりする場合もある。逆に，状況的な要因に関係した暴力が，個人の特性を反映しているように見える場合には，保険数理的スコアは増大してしまう。
2. **般化の失敗**：もし将来の仕事がIQテストと共通するものがほとん

どないとすれば,そのスコアが能力を正しく予測するとは言えなくなる。例えば,IQ の高い人の中には,共感性や社会的技能を要する課題をうまく遂行することができない者もいる。リスクに対する保険数理的な測定手法が,葛藤に満ちた人間関係のような,状況に関連した暴力に対する特定のリスク・ファクターを拾い上げることができない可能性もある。

3. **時間に伴う変化**：IQ はかなり安定しているが,変化するものであり,認知的な機能が疾病,薬物,心的外傷の結果によって衰えているような場合には,劇的に変化する。このことは IQ に関して言えば些細な点に思えるが,保険数理的なリスク・アセスメントについては大きな問題となる。ハイリスクとされる患者が年をとったり,精神疾患が治療されるとそのリスクは減るかもしれないし,身体疾患によって障害を負うことで,そのリスクが突然減少するかもしれない。ストレスや物質乱用のような動的リスク・ファクターの中にはリスクの変化があまり明瞭でないものもたくさんある。

4. **起伏のある能力**：IQ は全般的な知能を測定するが,認知機能がまだら状の場合がある。突出した例外的能力を持っているが,全般的に学習上の問題を抱えている自閉症圏の人は月並みに評価される。多くの人々は IQ のスコアには反映されない特定の才能を持っており,テストが予測するよりも良好な生活を送っている。他方,IQ テストが期待するような平均的な課題達成能力に乏しいという欠点を持つ者もいる。しかし,大きな母集団においては,全て均等になり,IQ は全体的な予測因子としては良好であるため,このことは大きな問題とはならない。個人のレベルにおいては,これらのばらつきは重大なことであり,知能だけで仕事上の人選を行うことはばかげたことである。リスク・アセスメントでは問題はさらに難しくなり,一般的なリスク・アセスメントを無効にしてしまうような個

人的・特異的な要因はかなり頻繁にみられる。単一症候的な妄想や病的嫉妬がある場合，全ての他の指標が好ましいものであったとしても暴力のリスクは高い可能性があり，このような要因があれば，暴力のリスクを判断する際に保険数理的アセスメントのみに頼るのは避けるべきである。

　リスク・アセスメントは IQ テストほど十分確立しておらず，実際，同じような精度や安定性はないが，これらの 2 つの測定手段は異なりながらも，似通った状況下で，将来の行為を予測するのに共に過去の能力を用いる。過去と未来との間にはギャップがあるために，IQ テストには誤差が入り込む余地がある。そして，暴力のリスク・マネージメントにおいては，多くの変数が結果に対し影響を及ぼしているので，その潜在的な誤差はさらに大きくなる。

　保険数理的なリスク・アセスメントには IQ テストよりも有利な点がひとつある。それは，患者が面接中に話したことや，紙と鉛筆を用いたテストで能力を発揮した度合いよりも，過去の出来事に主に依拠していることである。正しい記録を入手することができれば，過去の犯罪や暴力に関するデータは，かなり確かなものとなる。これに対し，心理テストのデータは周知のごとく和やかな雰囲気で得られる自己報告にかなり頼っている。

　この点において，将来を予測するという可能性を批判的に見る必要性がある。ここで生命保険産業が臨床家に教えるべきことはたくさんあるが，重要な教訓はその手法の限界についてである。水晶玉は存在せず，生命保険会社が用いて利益を得ている集団予測の類も，個別の患者の行為を予測しようとする臨床家にとってわずかな補助にしかなりえない。

第5章　標準化された，もしくは保険数理的リスク・アセスメント　127

保険数理的予測：歴史から学ぶ教訓

　標準化されたリスク・アセスメントに内在する原理は単純である。それはカナダの刑務所システムで始まった。そこでは管理者が膨大な数の犯罪者についての情報を収集し，それと再犯データを照合したのである。単純な統計値を用いて，確率の計算表を作成することが可能となった。もし，受刑者がAとBという特徴を持っているとすれば，再犯率は，例えば，25％という具合である。もし，その人がAとBに加えてCもあるとすれば，確率は35％にまで増加する。

　生命保険産業は同じ手法を用いており，それが保険数理的リスク・アセスメントとして知られる理由でもある。生命保険会社は死亡統計を用い，ある母集団における死亡を年齢，性別，喫煙のような変数と関連づける。その関係は歴史を観察することによって確立され，将来の死亡は過去においてみられたものと同じパターンにほぼ従うということを前提にしている。

　歴史に頼るということは，保険会社がエイズの到来にうろたえた理由を如実に説明している。若者の間に重要な死亡原因が新たに誕生したのである。正確に言えばそれが新しいものであったため，いかなる保険数理的計算の中でも推定されず，生命保険産業は突然の保険請求の増加によって破産に追い込まれたのである。その反動として新規ビジネスへの参入に渋りがみられ，保険料は全体的に上昇した。生命保険産業は新しい疾患に関しては莫大で図り知れないリスクがあることを認識し，保守的ないし防衛的に行動するようになったのである。今日では，歴史がエイズについての保険数理的なデータを提供してくれたおかげで，再びリスクをより正確に計算することが可能となった。

　歴史は常に繰り返すとは限らないが，保険会社が生き延びる程度には

ほとんど同じように反復している。新しい疾患や治療法がその方程式に入ってくると，小さな騒動が生じ，その後，計算がし直される。これがビジネスというものである。しかし，保険会社にとって十分なことが臨床家にとっても十分とは限らない。歴史はしばしば個人の行動を予測するのに十分な指針とならないことがある。後に議論するように，包括的アセスメントを行うには，歴史的あるいは保険数理的データは適切に用いる必要があるが，それらは包括的アセスメントに取って代わることはできない。

臨床家か保険勧誘員か：個人と集団

　保険会社は集団の予測を扱っており，集団が大きければ大きいほど，その予測は信頼できるものになる。個別の患者，すなわち，全集団の中で可能な限り最小の集団のレベルまで下げたときに，正確な予測はほとんどできなくなる。最大限できることは，一定の環境下で，相対的な確率を記述するにとどまる。

　ある個人に暴力についての絶対的な確率を割り当てようとする行為には疑念を持つべきである。我々が言えることは，ある個人の暴力犯罪についての特定の確率が，ある集団あるいはクラスの人々のそれと類似しているということだけである。例えば，我々は，有罪判決を受けた性犯罪者が性犯罪以外で再犯を行う確率がおよそ50％であるということは知っていても，ある特定の性犯罪者が50％の確率で再犯を行うとは言えない。そのような誤った論理に対する議論は人種と収監の関係を例に既に述べたところである。同じような原則は，集団の特性をその集団の個々の成員に当てはめる場合にも当てはまる。

　本書のテーマは全ての誤りが同じであるわけではないということである。なかには他よりも深刻な誤りがあり，臨床サービスにとって個人を

集団の典型的な代表にすぎないものとして扱うことは深刻な誤りである。最悪の場合，その誤りは人種差別や他の形態の差別につながり，それは個人の自主性を尊重するという点においては保健サービスの重要性とは対立することになる。生命保険会社はこのようなことをうまくやりくりし，私が以下で論ずるように管理者や計画立案者もまた道徳規範の低い水準で活動することが容認されているが，臨床家はもっと気をつける必要がある。

他の限界：数の罠

　保険数理的リスク・アセスメントは今のところ流行（はやり）である。これは臨床的リスク・アセスメントがきわめて怪しげであることに対する反動でもある。精神保健の専門家は臨床的リスク・アセスメントという名目で患者を入院させてきたが，彼らの意思決定に関する体系的な研究はほとんどない。研究によれば，あまりにも多くの患者がかなり長期間，かなり高いレベルの保安病院に入院させられていることが示されている。このような患者の多くは，不釣り合いなほど，女性か，少数の人種の患者か，あるいはその両者に偏っているが，その書類にサインをする医師はどちらのカテゴリーにも属さない者であることが多い。他方，精神疾患による暴力について大きな関心が広がっており，医師は手遅れになるまで患者をなかなか入院させないと非難されている。
　このような状況の中で，精神保健サービスは，リスク・アセスメントについて現状に満足しているわけにはいかない。このような問題には，厳しい調査と尋問がつきもので，疑念というよりもむしろパラノイアに近いものが，全ての専門家エリートに向けられるのである。政治家やその代理となるような人々は，もはや専門家に重要な判断を任せることには満足していない。彼らはどのようにして判断がなされ，どれくらいそ

の判断が正確なのかを知りたがっているのである。

　リスクの保険数理的測定手段は，説明責任と透明性を求める論争で支持される運命にある。これらのスケールは，判事，裁判所，審査会，一般の人々にも理解可能な方法でリスクについての判断根拠を明白に示すからである。これらはリスクを具体的かつ，数量的な方法で表現することさえある。保険数理的なテストの中には，単純に高いとか低いとかを描写するのではなく，与えられた期間の犯罪リスクのパーセンテージを提示するものもある。正確さについての心配はさておき，臨床的意見に頼るよりもこのアプローチが明らかに魅力的であるのは無理のないことであろう。

　このようにパーセンテージを用いるのはとりわけ誘惑的である。この場合，我々はまるで本当の科学者のように数字を用いることができるからである。正確な測定手法を持つことが，臨床的な直感よりもずっと良く，臨床的直感はまゆつばのように思える。しかし，人生の一般原則に従えば，このバラ色のシナリオは確かにまゆつばなのである。統計値が明らかに正確であることが深刻な問題を生じさせる場合がある。そのような欠点があるからといって，その実施を全て放棄するわけにはいかないが，いくつかの批判にもあるように，軽率に使用すれば健康上の害を引き起こしかねない。これまで述べてきたように，集団から引き出されたパーセンテージを，個人に当てはめることはできないからである。

　科学的な精度に対する検証を行うと他の問題も生じるが，それはVRAGの例をみれば最もよく理解できる。この問題は全ての同様のツールにも共通しているが，VRAGは例として最も広く引用される。また，このツールの開発者は，保険数理的な手法がリスクの臨床的な判断に取って代わるものであると主張して批判を招いた（Quinsey et al., 1998, p.171）。彼らは，このスケールは臨床的な手法よりもずっと優れており，臨床的判断という不純物が混ざってはならないとまで論じたの

である。次のセクションで，臨床家が彼らの助言に従うことがいかに無謀であるかを示したい。

暴力リスク評価ガイド（Violence Risk Appraisal Guide：VRAG）の起源

VRAG（Quinsey et al., 1998）は，リスクに対する純粋な保険数理的手法であることを意図しており，理論あるいは臨床家判断による汚点は何ひとつない。開発者らは，カナダのオンタリオ州にある高度保安病院から退院した600名の成人男性患者を調査した。彼らがアウトカムの手段としたのは，暴力的な再犯であり，彼らは個々の患者について大量のデータを収集し，これらの項目のうちのいずれが悪い結果を予測するのかを決定するのに洗練された統計学的技術を用いた。

結果は12項目のリストであり，7年の追跡期間の暴力に対する統計学的な相関の強さに従って重み付けがなされた。

このツールの総合得点は暴力のリスクの帯域によって，9つの群に分けられた。個々の群には，7年という時間枠における暴力の確率が付与され，それはパーセンテージで表された。

暴力リスク評価ガイドの限界

このスケールに対する批判は表面的妥当性から始まった。表5.1の項目をざっと見て分かるように，この項目のいくつかは正の方向を向いていない。暴力のリスクを減少させる4つの変数のうちの3つは臨床的に意味をなさない。年老いた患者が若い患者よりも低いリスクを示すのは合理的ではあるが，統合失調症であることや被害者にもたらされた傷害の重さ，被害者が女性であるという事実が，なぜ将来の暴力のリスクに

表5.1 暴力リスク評価ガイド VRAG の12項目（Quinsey et al., 1998）

PCL-R 得点	非暴力的な犯罪歴
小学校の時の問題	未婚
人格障害	統合失調症（−）
アルコール乱用	被害者の傷害の程度（−）
16歳前に両親と離別	年齢（−）
過去の条件付き釈放の失敗	被害者が女性（−）

項目の後の（−）は暴力のリスクと負の相関があることを示している。

対する安全を保証するものとなるであろうか。

　このスケールを擁護する人は，そんなことは意味をなす必要がないのだと論じている。これらの因子は再犯の統計学的分析から引き出されており，それらは現実を描写しており，事実として受け入れるべきだというのである。このことは，仮に我々がそのスケールをそれが生み出された母集団，すなわち，カナダの Penetanguishene にある高度保安病院から退院した患者の元の標本のみに適用するのであれば確かな主張だと言えるであろう。VRAG は退院後に起きた歴史的な出来事をほぼ正確に再構成することができる。しかし，臨床家は歴史学者ではない。彼らは，別の患者集団，異なった環境，今この場で起きていること，そして将来に関心を持っているのである。

　この問題はなぜこれら12項目が重要であるとされたのかを推測することで明らかにされる。項目のほとんどについて言えることだが，この問題を解くのは難しくはない。暴力のリスクとサイコパシー，行為障害，幼少時の不適応との間の関係については論文が豊富にある。これらの因子を含むスケールが暴力のリスクを測定できないとすれば，驚くべきことである。

　問題は，統合失調症であること，被害者が女性であること，被害者の

傷害の程度という特異的な因子についてである。これらの因子がリスクを減少させる指標として用いられることは，一般的な文献の知見とは一致しておらず，それは標本の特殊性を反映しているものと思われる。当時，高度保安病院から退院した患者について我々は何を知ることができるだろうか。

当時の患者は，大まかに言って統合失調症に代表される精神病と人格障害を有する者とに分けることができるだろう。我々は，一般的に，精神病の患者はある監督体制の下では再犯の問題がほとんどないことを知っている。そのため，統合失調症の存在はリスクを低くする指標となるが，それは人格障害を有する患者との比較においてのみ言えるのである。

別の問題は標本が退院した患者のみを含んでいるという事実から生じている。統合失調症を有する患者において退院がふさわしいということは，おそらく症状が薬物療法でコントロールされていることを意味している。VRAGは退院していない患者を考慮していなかったが，薬物療法に反応しない精神病の患者や治療に従うのを拒絶した患者を含めるべきであったと考えるのは当然のことである。治療を受けた統合失調症の患者が人格障害を有する患者よりも暴力的でないのは驚くべきことではないが，未治療あるいは治療抵抗性のある統合失調症の患者についても何かしらの結論を導くとなれば，深刻な誤りであると言わざるを得ないであろう。

次に，被害者の性別と被害者の傷害の程度についてである。我々は，統合失調症を有する犯罪者の多くが典型的には母親や配偶者など身近な家族に対して犯罪を行うことも知っている。犯罪はしばしばその被害者に対する特有の強い感情によって引き起こされる。母親殺しの場合，被害者が存在しなくなるだけで，再犯のリスクは減じる。このため，この種の犯罪者はもし適切に治療され監督されれば相対的にリスクは低いのである。

相対危険はさらに歪められる。なぜなら，女性被害者に深刻な傷害や死をもたらすサイコパスの犯罪者はしばしば暴力的な性的略奪者で，彼らの再犯リスクは高いとみなされるため，高度保安病院から退院することは不可能ではないとしてもきわめて困難だからである。結果として，彼らはVRAGの基礎をなす退院した患者の標本にはほとんど含まれないことになる。このようなことから，VRAGを彼らのような患者をアセスメントするのに用いることに大きな期待を抱くことは合理的であるとは言えない。VRAGの標本には，被害者に深刻な傷害を引き起こした男性犯罪者や，被害者が女性であった男性犯罪者が含まれているが，犯罪は主に統合失調症の経過の中で起きたのである。同じような犯罪を行ったサイコパスの男性患者は退院していないために標本に含まれていない可能性がある。

この推測は実証的証拠によって支持されている。繰り返し犯罪を行う能力が既に示されている女性の連続殺人犯のVRAGの得点は低いのである。

これらは深刻な問題である。事実，VRAGを臨床目的のために使うべきではないと真剣に提案してもよいかもしれない。臨床家は，裁判所や審査会に，なぜあなたは，将来のリスクをアセスメントするのに，女性を殺害するリスクをあまり重視しないツールを用いたのかなどと説明を求められても困ってしまうであろう。同じような心配は，一般人口での研究論文が精神病を有する精神疾患がリスクを高めるということを示しているにもかかわらず，統合失調症が暴力のリスクを減らすというアセスメントを説明する場合にも生じる。

VRAGを擁護する人は，それが暴力の再犯とかなり相関があることが示され，多くの母集団でも妥当性があったと主張している。しかしながら，サイコパシーや他の関連した項目が含まれていることを考えれば，もしそのような関連が全くみられないとすれば，それはむしろ驚くべき

ことであろう。問題は，上記で論じたような項目が含まれているにもかかわらず，これらが再犯と正の相関を示したことである。VRAGの支持者はこれらの異常性を小さな出来事，年老いてはいるが愛嬌のある認知症の叔母の奇癖くらいに考えていることである。

　感傷的に愛着を持つことは確かに誤りである。VRAGは保険数理的リスク・アセスメントの般化を助けることでその目的を果たしてきたが，個別的な臨床アセスメントに関して言えば，それは恩給をもらって退職する時期に来ている。もし高度保安病院から退院するのに適していると既に判断された患者の集団を扱うのであれば，VRAGは彼らの暴力の再犯のリスクを推定するのに良い仕事をするであろう。しかし，ある患者が退院するのにふさわしいかどうかを決定することには適していない。

　限られた役割の中で用いられる場合においてさえ，さらに1つの必要条件が加えられなければならない。保険数理的ツールは，世界がそのツールが開発されてからその時点において実質的に変わらないままである場合においてのみ，合理的な結論が得られることが期待されている。エイズの到来で生命保険産業に引き起こされた問題や歴史は必ずしも反復しないという上記の議論を思い起こしてほしい。VRAGは特定の時期の患者集団を描写しているにすぎず，もし，臨床実務によって変化が生じ，その結果，その母集団の性質が変化したとしても，依然として良好な結果を生むと仮定するような根拠は何もない。

まとめ：VRAGの限界

　VRAGには不幸にして表面的妥当性を欠く項目をいくつか含んでいる。VRAGは外見が悪いために，一例として取り上げられることが多いが，その根本的な問題は全ての保険数理的ツールに当てはまることである。これらのツールはある時点における特定の母集団の特性に依拠し

ているが，同じ特性が他の時点の他の母集団にも適用できると仮定している。

　VRAGは特殊な選ばれた患者集団をもとに考案されたという事実に欠点がある。元の当時の母集団が同じように振る舞うという仮説は，元の母集団が大きく，かつ，現在そのテストを実施している母集団とおおよそ同質のものであれば，おそらく妥当であろう。この問題を別の表現を用いて説明するならば，保険数理的なテストは，リスクに対し大雑把なアプローチをとり，十分に確立された一般的なリスク・ファクターを用いれば，確固たるものである。ここで，また我々は過去の犯罪やサイコパシーや子ども時代の精神病理に立ち返る。これらの要因は一般的に再犯のリスクを増大させることが示されているが，特定の予測を誤らせてしまう可能性がある。

　このことが原理上での問題であり，技術的なものではないことに注意することが重要である。その限界は，それをどんなにうまく適用したとしても，保険数理的手法に本来備わっているものである。もし，さらに洗練された統計を用い，多くの情報を収集することで，ある母集団の姿をより正確に詳細に描写したとしても，その姿が新しい母集団と合致するとは限らない。

　その良い例としては，しばしば暴力と関係することが知られている病的嫉妬が挙げられる。ほとんどの精神障害犯罪者の母集団は男性で，その場合，暴力に病的嫉妬が役割を演じており，犯罪のリスク・ファクターであると考えられている。もし，我々が追跡調査の後に精神障害犯罪者の一群を詳細に洗練された手法でその姿を構成することができたとすれば，我々は男性の集団における暴力を予測する際に病的嫉妬がどの程度重要であるかを推定することはできるが，その推定が他の集団に対しても同じように正確であるとは限らない。一般的に病的嫉妬が暴力と関係する傾向があるのは間違いないが，我々はその相関の強さを予測する

表5.2 保険数理的リスク・アセスメントの逆説

1．保険数理的ツールは特定の母集団における暴力の歴史的描写や相互関係に依拠している。
2．描写が詳細で正確であればあるほど，暴力との相関が高まる。
3．歴史は繰り返さない。
4．描写が詳細で正確であればあるほど，その事実が新しい母集団や別の時期に般化される可能性は低くなる。

ことはできない。

他の保険数理的手法と標準化されたアセスメント

　全ての保険数理的ツールに共通した限界の一例として取り上げていると何度か伝えたにしても，この項でVRAGだけ論じるのは公平でないように思われる。そのため，私は他の保険数理的ツールについてもいくつか簡潔に言及したい。

反復分類木（Iterative Classification Tree：ICT）（Monahan et al., 2001）

　最も洗練された形で精神保健の母集団を描写したのは，おそらくMonahanら（2001）が精神障害と暴力に関するマッカーサー・スタディで開発したICTである。それが秀でているのは，暴力に関係する単純な変数のリストではなく決定木を用いた点である。著者らはこの逐次的な手法が，彼らの研究母集団における暴力のリスク・ファクターを単純に合算するだけではなく，リスクを十分記述するのに成功したことを示す統計値を提示している。
　その統計値はおそらく説得力のあるものであるが，その木をもってし

ても全ての保険数理的研究に共通した逆説から逃れられるものではない。ICT は歴史としては優れたものであるかもしれないが，それは依然として歴史でしかない。元標本の描写の精度を高めることで，そこから得た事実を新しい母集団に適用できるとは思われない。このことは物理学におけるハイゼンベルグの不確定性原理を精神医学に当てはめることと同等で，ある描写のひとつの要素が正確であればあるほど，他の場ではそのことは当てはまらなくなるということである。これまで以上に複雑な統計学的描写を追い求めることで，この必然性に逆らおうとすることは無益なことである。我々は保険数理的な手法の限界を受け入れ，臨床実務においてそれを利用したり補完したりする新しい方法を探す必要がある。

　VRAG に対し公平さを保つために，ICT は開発の初期段階にあることも強調されなければならない。そのようなことから，それがそもそも登場したときには，元のマッカーサー・スタディの母集団に対してのみ試されたにすぎなかったのである。保険数理的なツールを開発していく際には，まず元の母集団を正確に描写するという過程があり，次いで新しい母集団において試験的にそのツールを試してみるという過程がある。VRAG は大規模に試験がなされてきたが，ICT は依然としてごく初期の段階にある。Cooke（2000）も指摘するように，ICT は個人のリスクを高度あるいは低度と分類するにすぎなく，何かしら不確実な余地を残しており，この方法で分類できない場合もあるが，臨床家が最も助けを必要としているのはまさしくその中間に属する集団についてなのである。

犯罪者集団再犯スケール（Offender Group Reconviction Scale：OGRS）（Copas J and Marshall P, 1998）

　OGRS はそれが集団に対するツールであると公言し，あらかじめ誠

実である点において大きな長所がある。これはイングランドとウェールズにおいて地域内刑罰（community sentences）を受けた犯罪者に対して用いるために内務省によって開発されたものである（Taylor, 1999）。その目的は単に暴力ではなくあらゆる再犯のリスクを予測することである。これは，年齢，性，過去の有罪判決数，21歳未満に受けた拘留を伴う刑の数，指標犯罪の深刻さという5つの静的要因のみを用いるという簡潔さの点でも利点がある。

レベル・オブ・サービス・インベントリー改訂版（Level of Service Inventory-Revised：LSI-R）（Andrews and Bonta, 1995）

静的要因（例えば，年齢，過去の有罪判決）と動的要因（例えば，アルコール，住居問題）を用いた保険数理的予測スケールである。これは暴力というよりも再犯のリスクを予測し，保護観察の監督のニーズも同定する。名前が示すように，これは犯罪者に求められる監督レベルを推定するのに役立つ手法として開発された。このスケールは個人の意思を決定する際に，あらゆることを常に保留することを前提としているが，そのサービス・プランニングを行う際の潜在的な価値については，後のセクションで検討する。

性犯罪者のリスク・アセスメント

これらの中には，性犯罪者の再犯に対する迅速リスク・アセスメント（Rapid Risk Assessment for Sex Offender Recidivism：RRASOR）（Hanson, 1997），性犯罪者リスク評価ガイド（Sex Offender Risk Appraisal Guide：SORAG）（Quinsey et al., 1998），Static 99（Hanson and Thornton, 2000）（表5.3参照），Risk Matrix 2000

表5.3 Static 99の保険数理的アセスメントの10項目
(Hanson and Thornton, 2000)

1. 若い
2. 親密なパートナーと一緒に生活したことがある
3. 指標犯罪と同時期の非性的暴力犯罪による有罪判決
4. 非性的暴力犯罪による過去の有罪判決
5. 過去の性犯罪
6. 4回以上刑罰を受ける
7. 非接触型の性犯罪による有罪判決
8. 親族でない被害者
9. 見知らぬ被害者
10. 男性の被害者

がある。他にもいろいろあるが，これだけで十分に言い尽くせると思われるのでやめておくことにする。

　臨床家はどれだけの数の保険数理的ツールを必要とするのであろうか。多くの数が必要であるはずはないし，誰一人としてそれほど多くの時間があるわけではない。リストを並べたてるよりも，このようなスケールが臨床実務においてどの程度有用であるのか，そしてどのようなときに有用であるのかを考える方が重要である。もう少し詳しく知りたい方には，Cooke (2000)，Cookeら (2001)，Kemshall (2002) が関連文献を豊富に紹介している。Static 99の原理やスコアリング手法はHarrisら (2003) が記載している。

　標準化されたアセスメントを臨床的に適用することを考える前に，サイコパシーとその測定手法の話題について最初に触れておく必要がある。その理由は単純である。サイコパシーが多くの標準化されたリスク・アセスメントの基本であり，サイコパシーの理解なくしてこれらの技術的

な問題を理解することは不可能だからである。

サイコパシー

　サイコパシーという用語はDSM-IVの反社会性パーソナリティ障害（ASPD）やICD-10の非社会性パーソナリティ障害というカテゴリーと多少類似している。また，それは社会病質と関連づけられることもある。

　様々な異なった用語が用いられている背景には，この概念がその長い歴史において問題をはらんできたという事実が反映されている。Pinelはこれをmanie sans delire，すなわち，妄想や他の精神疾患の明らかな徴候が認められない狂気の一形態であると述べていた。そのような徴候なしで，どのようにその診断を正確に行うことができるのだろうか。どこからが普通の犯罪で，どこからがサイコパシーによるものなのだろうか。Maudsley（1874, p.170）が言及したように，この診断は多くの人が「根拠のない医学的なでっちあげだと考えてしまうほど悪徳もしくは犯罪の様相が強い」。

　ここ数十年以上にわたってほとんど進展は認められず，精神科医はその診断を放棄しようとしたが，放棄しきれずにいる。長い間の唯一の進歩と言えば，（成功はしなかったが）その言葉が軽蔑的で不名誉なものとならないように名称を変えただけであった[*1]。根本的な概念は変わることはなく，ほとんどの人々はそのことに不快感を示していた。その不快感は，部分的には，診断の不確かさから生じていた。サイコパシーは，犯罪者に対する別の呼称にすぎないのではないのかというのがそれであ

[*1] 訳注：我が国でもこれと同じような現象が起きている。人格障害がスティグマを助長するとしてパーソナリティ障害に名称が変更された。しかし本書では，心理学領域では現在も人格という用語が健在であることに鑑みDSMやICDの引用箇所以外は敢えて全て人格障害のままにしてある。

った。HareがCleckleyのサイコパシーの概念に基づいて操作的な定義を考案するまで、その膠着状態は無期限に続くかに見えた。

サイコパシー・チェックリスト

　後に改訂されて、サイコパシー・チェックリスト改訂版（PCL-R）となったサイコパシー・チェックリストは、診断の上で信頼性が高く、臨床的に有用な実体として、サイコパシーを復活させた。この20項目のスケールを用いることで、サイコパシーを犯罪者と区別することが可能となった。そして、一度その条件が規定されれば、それを検証することが可能となった。Hare教授のウェブサイト（http://www.hare.org）に掲載されているようにPCL-Rを用いた研究は指数関数的に増えている。要約すると、PCL-Rの得点は刑事司法や精神科の一定範囲の母集団の標本における暴力と関連があることが見出されている。

　PCL-Rは20項目からなり、各項目は0（なし）、1（おそらく、あるいは部分的に存在する）、2（確実に存在する）で採点され、0から40の得点が与えられる。スクリーニング・バージョンであるPCL-SVも開発されているが、これは12項目のみを用い、最大の得点は24点である。このスケールのどちらのバージョンも記録と面接を用いて採点するが、PCL-Rは記録のみで採点することができる。この点は他の人格の測定手法に比べるとかなり有利である。どんなに洗練されたものであっても、ほとんどのこの手の測定手法は自己報告に依拠しており、虚偽が特徴であるサイコパシーの場合には深刻な問題となる。仮に虚偽の問題がなかったとしても、自己報告にはある程度の洞察や内省が要求され、これは多くの患者の能力を超えてしまう。PCLは自己や他人を欺く傾向を認識し、測定しようとする点において独自性が高い。

表 5.4 サイコパシー・チェックリスト改訂版の 20 項目
(PCL-R) (Hare, 1991, p.73-77)

対人面／感情面：
1. 口先だけのこと／表面的な魅力
2. 誇大化した自己価値観
3. 病的虚言
4. 詐欺／人を操ること
5. 良心の呵責や罪悪感の欠如
6. 浅薄な感情
7. 冷淡さ／共感性の欠如
8. 自分の行動に責任を取れないこと
社会的逸脱：
9. 刺激を求めること／退屈しやすさ
10. 寄生的生活様式
11. 十分な行動のコントロールができない
12. 早期の行動上の問題
13. 現実的，長期的な目標の欠如
14. 衝動性
15. 無責任さ
16. 少年非行
17. 条件付き釈放の取り消し
その他の項目：
18. 不特定多数との性行為
19. 多数の長続きしない婚姻関係
20. 犯罪の多種方向性

サイコパシー：診断か特質か

　サイコパシーは，北米においては30点以上，欧州においては技術的かつ社会的な理由から25点以上の場合に存在すると定義される。しかし，どのようなスケールにも一定範囲の誤差があることを忘れてはならない。30点を取った者がサイコパスで，28点や29点の者はサイコパスではないとラベリングするのは，心理測定あるいはそれ以外の点においても意味のないことである。研究では，我々がどこかで線を引き，集団同士を比較することを求めるが，これが，現実を反映したものではなく，科学的に考案されたものにすぎないことを忘れてはならない。臨床的な状況では，厳格なカテゴリーというよりも，得点を高度，中等度，低度というように考えることについて根強い論争がある。

　サイコパシーについての論議は今後も続くであろう。それは，多少とも個人が持っている外向的あるいは神経症的性格のような人格特性と考えるべきであろうか。あるいは，統合失調症のように，ある患者にはあるとかないなどという診断実体もしくは診断分類なのであろうか。Hareの見解では，明確に識別できる障害であるというが，この議論にはほとんど臨床的な妥当性はないし，複雑な統計ですぐに身動きが取れなくなってしまうだろう。臨床現場においては，診断は時々点数よりも便利であるが，そこには大きな一定範囲の誤差があり，いかなるカットオフポイントも恣意的なものであることを忘れてはならない。

　このような文脈の中で，米国の一般の精神科患者のマッカーサー・スタディで，PCL-SVの得点が，サイコパシーの診断に必要なカットオフポイント以下の点数で，暴力と相関がみられたことは心強い。PCLの得点は，それが診断基準を満たすかどうかにかかわらず臨床的に価値があるということである。サイコパシーと統合失調症のような診断実体との間には明確な違いがあることに注意する必要がある。患者にサイコ

表 5.5 PCL-SVの12項目（Hare et al., 1995）

1. 表面的
2. 誇大的
3. 詐欺的
4. 良心の呵責を欠く
5. 共感性を欠く
6. 責任を取れない
7. 衝動的
8. 十分な行動のコントロールができない
9. 目標を欠く
10. 無責任さ
11. 思春期の反社会的行動
12. 成人の反社会的行動

パシーの気があるかどうかを知ることは有用であるが，統合失調症の気があるかどうかという考えは無意味である。言い換えれば，サイコパシーは重大犯罪者の集団以外においても有用な概念であり，実際，彼らのほとんどがそのような集団に見出されるのである。PCLの得点は暴力の既往を有する患者のリスクを測定するのに有用な手段ともなるのである。

サイコパシーのマイナス面：ラベリングとスティグマ

我々は，嘘や欺きがありふれた犯罪者の母集団においてさえ，サイコパシーは確実に測定できることを見てきた。PCLの得点は，たとえそれがサイコパシーの診断に必要な点に満たなくとも，犯罪者や患者の母集団における暴力と相関しているのである。それで問題はないだろうか。

問題は主としてその測定手法が静的な性質を持っていることから生じる。PCLのほとんどの因子は歴史的なもので，それらは現在の状態というよりも，生涯を通して採点される。いったん，サイコパスとなれば，常にサイコパスなのである。もし，PCLの点数のみに頼れば，ある犯罪者が35歳の時にサイコパスと診断されれば，彼は90歳になっても危険であるとみなされてしまう。認知行動療法や地域の監督を集中的に行うことで暴力や性犯罪の再犯は50％まで減らすことができるが，PCLの点数は変わらないままである。サイコパシーは人を面倒に巻き込み，そして人から離れない。サイコパシーは変化を測定するものではないので，釈放や退院について考慮する際には使い方は限定的なものとなる。

これらの事実はこれだけでも十分悪いことであるが，サイコパスは治療に抵抗し，従来の介入では状態を悪化させてしまう場合があることも示唆されている（Rice et al., 1992）。しかし，この研究は，用いられた治療が今日では再犯を減らすのに合理的な手法であるとは考えられない点において不備がある。この研究はまさに1970年代当時の状況を反映しているのであって，そのままのエンカウンター・グループに構造化されていない集団療法を実施しただけのものにすぎない。

他のエビデンスについてはD'Silvaら（2004）が総説している。英国の刑務所内で実施されている従来型の犯罪行動プログラムを受けた受刑者は，PCL-Rの得点が高い者ほど出所後の再犯が増加することが示されている。しばしば見落とされることではあるが，これらの事実から言えることは，サイコパシーの程度にかかわらず，地域での監督は再犯を減らすのに有効だということである。我々は従来型の治療モデルを放棄し，犯罪のリスクを減らし，それを維持するために，生涯にわたってリハビリテーションと監督が必要な状態としてサイコパシーを捉える必要があるのかもしれない。

まとめ：サイコパシー

　PCL はサイコパシーの人格を測定するのに信頼性と妥当性のある手法であり，その点数は多くの母集団の暴力のリスクと相関している。
　PCL の点数は時間が経っても一定のままであるため，変化を測る手段としては役に立たない。それは重大な暴力の既往がある患者のベースラインの測定手法としては有用である。
　PCL の得点が高ければ，治療はその分難しく，患者との治療同盟を確立することも簡単ではないことを示唆している。しかし，そうであるとしても，長期にわたる監督で再犯のリスクは減らすことができると思われるし，得点が高いからといってそのような体制をとらないことを正当化できるわけではない。さらに詳細な情報については，Dolan と Doyle（2000）による総説を参照していただきたい。
　この章の最後に，臨床業務における保険数理的アセスメントの位置づけについて述べておきたい。そこで，まず，少し脱線することになるが，リスク・アセスメント産業の成長ぶりについて触れ，臨床家がそれとどのように関わるべきかについて述べることにする。

暴力のリスク・アセスメント産業

　生命保険に内在する単純な概念によって，実に多様なツールがもたらされ，暴力のリスク・アセスメント産業の成長がもたらされることとなった。このことは，それらを発案した人にとっては，つかの間の名声も享受でき，まことに歓迎されることではあるが，臨床家にとっては混乱することである。使うとしたら，いつ標準化されたアセスメントを使う必要があるのか。どれを使うべきなのか。その結果が悪かった場合，どうすればよいのか。

これらのたぐいの質問に対する答えはそのアセスメントの文脈や目的によって異なる。どの程度の切迫性があるのか。釈放や退院の決定に関しての情報を提供するための1回限りのアセスメントなのか。治療を導こうとするものなのか。変化を測定するためのものか。このような様々な状況に合わせて選択する場合には，次に掲げたツールの3つの差異に着目するのがよい。

1．標準化の質
2．静的変数か動的変数か
3．専門的な特徴

標準化の質

再犯に関係する要因についての文献は豊富にあり，リスク・アセスメント・ツールにどのような項目を選択するかは難しいことではない。このプロセスで難しい部分は標準化である。このためには大きな標本数が必要であり，その標本は年齢，性，人種的な差異から生じるバイアスの可能性を配慮して選択されなければならない。標準化はほとんどカナダや米国で行われてきたが，我々は同じ基準が他の国でも適用できると仮定することはできない。しかし，英国の刑務所を母集団として初めて実施したPCL-Rの結果を見ればその可能性は高いと言える。

標準化のプロセスを比較すると，リスク・アセスメント・ツールの内容はあまり重要ではない。実際，一定範囲の保険数理的手法を詳細に観察すると，同系交配（近親相姦）でない場合にはかなりの他家受精が存在する。Static 99はRRASORとSACJ（Hanson and Thornton, 2000）の非嫡出子であることが分かる。同じ著者が何度も登場し，ツールをデザインし，それを評価し，デザインし直す。したがって，それら

のツールの中にも，同じ項目が何度も出てくることになる。

　これは典型的な学究的世界とは言わないが，現実の近親相姦とは異なり，全て合法的である。しかし，臨床家は疎外感を抱く可能性がある。文献上の論争のほとんどは（例えば，Kemshall, 2002, chapter 4）臨床的に関係のないわずかな統計的な差異をめぐって繰り広げられているのである。現実の世界に戻れば，保険数理的ツールは過去の犯罪や行為障害やサイコパシーに強く依拠しており，必要に応じて性的逸脱や精神疾患の事実などを混ぜ合わせ，様々な方法で使い回され，詰め直しされているのが現状である。

　ツールの間の差異が用語や強調点の違いでしかないこともある。情報が異なった方法でコーディングされ，特定の項目に与えられる重み付けが異なり，スケールの中には，犯罪，サイコパシー，子ども時代の問題などのような一般的な項目に加えて，性犯罪や精神疾患に関係するような特化した項目が含まれる。

　他のスケールからあるスケールを露骨に拝借することも少なくない。VRAG（Harris et al., 1993）やヒストリカル／クリニカル／リスク・マネージメント-20（HCR-20）（Webster et al., 1997）にはともにサイコパシー（PCL-Rや簡潔なPCL-SV）が含まれている。Violence Risk Scale（VRS）（Wong and Gordon, 2000）にもサイコパシーが含まれている。

　VRSの性犯罪者版はStatic 99を保険数理的手法として用いており，このように他のスケールを借りたり，含めたりしても何も悪いことはない。これといった理由もなく，新しいスケールを作り出すことは好ましいことであり，米国では性犯罪のリスクを測定するのに35以上の標準化ツールが使われており，世界のマーケティング市場においてでさえ，これが隙間産業であるとの主張を正当化できるとは思われない。

　リスク・スケールは，犯罪の中心的な特性であるサイコパシーと子ど

も時代の問題にいくつかの項目を加えることによって新しいものが簡単に生み出されることもあって，ここ数年増えてきた。この進展を促している力は，米国のスーパーマーケットを生み出したものと同じである。売り場の棚には50種類もの異なるシリアルがストックされており，パッケージを見ただけではどれがどれなのか文字通り区別することはできない。少数の人々がリスク・ビジネスでたくさんのお金を稼ぎ出す一方で，新しいスケールを開発する動機づけが学術的な虚栄心や製品を維持するためであるなど，それはまさにシリアルの生産者と同じくらいの熱意である。しかし，新しいスケールが増えることで本当に困ったことが生じている。その第一は標準化がされていないことである。新しいスケールは，一から全てをやり直さなければならない。なかには少ない標本に頼っていたり，妥当性も確かめられていなかったりするものもある。スケールが既存のもので目立った問題も抱えていない場合，全てを一からやり直す必要はないが，それを維持するためには強力なケースがなければならないし，大規模な準拠集団を用いて標準化の質を改善しなければならない。保険数理的手法の核心部分は良質な標準化であり，それをいい加減な調査で放棄してしまえばそれがいくら完璧な測定手法であり，たとえ聖杯であったとしても意味をなさないのである。生命保険産業の態度としては，新しい病気が現れた時にだけ大きな変更が必要なのであり，暴力のリスク・アセスメントを変更する場合にも同じような基準を採用すべきである。

　第二の大きな問題は，ツールが増えることで臨床家が混乱することである。米国のスーパーマーケットを訪れたことのある人ならば誰もが選択肢が多すぎると感じるであろうし，49の不良品をわざわざかき分けて選ばずに，最初からまともな商品がひとつだけあればいいと思う。全ての可能性のある選択肢を吟味しているうちに一生を終えてしまうのであれば，全ての計画を投げ出して臨床的アセスメントを続けてしまおう

表5.6 保険数理的もしくは標準化されたリスク・アセスメントを選択する際の臨床家の指針

原則	論理的根拠
1．考慮中の集団に関係していること	極めて明白である。受刑者をもとに作成されたスケールは患者に適用できないし，逆も同じである。静的手法は変化を説明できない。
2．関心のあるリスクに関係していること	スケールは，一般犯罪，暴力，性的暴行や配偶者暴行などのリスクを測定するようデザインされている。適切な答えは，適切な質問を尋ねることから得られる。
3．十分に確立していること	標準化されたものは良いものである場合が多い。また，目的のひとつはコミュニケーションを改善することなので，もし，そのスケールがよく知られたものであれば，他の臨床家たちもそこから得られたことを理解しやすい。このことは複雑な統計学の違いの精度を主張し合うことよりももっと重要である。
4．簡潔さ	保険数理的アセスメントは少ない数の変数に依拠しているが，人生は複雑である。どのスケールも多様な個人には対処できないので，臨床的アセスメントでは，その複雑な部分と，固有の要因については別途考慮すべきである。
5．最小限のトレーニング	4も参照。複雑な保険数理的手法が有利であることが明確に示されるには，人生はあまりにも短すぎる。付加的な利益もないのに，スケールの中にはその版権のために高くつくものがある。
6．表面的妥当性の良さ	標準化により透明性が高まり，患者の点数の意味を関係者，裁判所，審査会に説明することが容易になる。常識や科学的知見の点から逸脱したことを避けることが賢明である。

という誘惑に駆られてもおかしくはない。山のように増えた省略語はもはや臨床家には何の役にも立たないし，凝り固まった専門家たちが様々なツールの長所と短所を論じ，このツールが作られた目的が個々の患者の臨床的マネージメントを改善するためであったことなどとうの昔に忘れ去っている世界を作り出すおそれもある。このようなことからも単一

化することには緊急の要請がある。

　標準化には臨床家にとって別の意味もある。リスク・マネージメントのひとつの目的が良好なコミュニケーションを取ることであるとすれば，スケールが組織内あるいは異なった組織間で一貫して用いられるのであれば非常に有用なものとなる。完璧な保険数理的ツールは存在せず，これからも登場しないということに納得できるならば，共通の基準で合意を得ることの方が，どのツールを選ぶかよりももっと重要である。

　臨床家が性犯罪者をアセスメントする際にどのツールを用いるか尋ねた際，正しい答えは，最終的にどれも大差ないということになるであろう。最良のアドバイスは，実施が簡単で，最小のトレーニングで済み，十分に確立されたツールを選ぶということである。

静的変数と動的変数

　様々なスケールに用いられている何百もの項目は，静的ないし動的という2つのタイプに分けられる。それが変化するのか，同じままなのかである。静的要因の例としては，子ども時代の行為障害があげられる。これは成人の犯罪の可能性を高めることが知られている。この歴史的要因は予測可能であると同時に，決して変化することはない。それは治療のターゲットにはなり得ないし，犯罪者のリスクが減少したかどうかを判断するための指針としては有用ではない。

　動的要因の例としては，物質乱用，中毒，怒り，精神病症状などがあげられ，これらは全て時間とともに変化する。静的要因とは異なり，それらは治療の有用なターゲットである。我々はリスクが減少したかどうかを判断する指針として動的リスク・ファクターの変化を測定することができる。それらは正確な指針であるかどうかは分からないが，そのことは別問題であり，少なくともそのような測定手法が進展をモニターす

るために使用できる理論的可能性はある。

　原理上，我々は動的変数が犯罪を決定するうえで重要であることは知っている。結局，最も危険性の高い犯罪者であってもほとんどの間，犯罪はしない。何らかの変化が犯罪を促すと考えるのは合理的であり，それが中毒によるものなのか，被害者の存在であるのか，精神状態の悪化によるものなのかどうかである。臨床家の役割は暴力の可能性を減らすことなので，ほとんどの関心が動的変数にあることは避けられないことである。一般精神科医と司法精神科医との間に生じる緊張感も，厄介なリスク・アセスメントを行うのであれば静的要因を利用する方が簡単ではないかというジレンマから生じている。しかし，本当に必要なことは動的要因を同定し修正することでリスクを減らすような援助をすることである。

　問題は，ほとんどの保険数理的リスク・アセスメントが動的要因よりも静的要因に依拠しているということにある。例としては，VRAGやSex Offender Risk Appraisal Guide（SORAG）やStatic 99が挙げられる。PCL-Rもリスクよりも人格を測定しているため，静的な測定手法である。

　臨床家がこれらのツールを利用することに躊躇するのは当然である。もし，臨床業務がリスクを減らし，患者を社会復帰させることにあるならば，ある患者のリスクが高いと言ったところで何の役にも立たない。その患者のリスクを高めている特性はそのケースでは永続的な特徴だからである。ここで興味の対象についての葛藤があるのだが，それは一般精神科医と司法精神科医の間のものというよりも研究者と臨床家の間のものである。研究者は大きな母集団で測定し研究するのに簡単な変数を好み，静的要因はその要望に合致する。精神状態や治療について見るよりも，過去の犯罪と再犯との間のつながりを研究する方がずっと簡単である。他方，臨床家は患者を良くしたいのであり，関心の中心は変化で

ある。

　事実，関心をめぐる葛藤は実際問題として明白である。臨床家は静的変数を無視することはできないし，それは彼らが働く環境をも規定している。最良の比喩は，またもや，ギャンブルである。静的な歴史的要因は，特定のケースの賭け金の額を判定するのに良い指針となる。賭けが失敗すれば，我々は死や脅しや叫び声を処理することになる。歴史を無視してリスクをマネージメントしようとする臨床家は，賭け金を知る前にサイコロを振るようなものである。つまり，これが無一文になってしまう理由である。

　彼らの立場にすれば，研究者は臨床家に役立つデータを出す必要がある。研究が難しいということは，それが研究できないということと同じではない。ほとんどの研究は臨床現場ではないところで行われているが，犯罪の動的リスク・ファクターに関しては膨大な論文がある。これらの事実からは，動的変数を臨床リスクの標準化された測定手法の中で結びつけることが支持されており，それはVRS (Wong and Gordon, 2000) とHCR-20 (Webster et al., 1995) で最も顕著である。両者には，PCL-Rによるサイコパシーのような伝統的な静的変数に加え，動的変数も含まれている。VRSには6つの静的要因だけでなく20の動的要因も含まれている。

リスク・アセスメント・ツールの専門的な特徴

　ツール間での大きな違いは，それが暴力犯罪のリスクを測定するのか，性犯罪のリスクを評価するのかである。性犯罪者の多くは高いサイコパシーの点数を示すが，なかにはサイコパシーの点数が低く，性的病理を除いて犯罪傾向がほとんど無い者もいる。

　性犯罪者の再犯を評価するようにデザインされたスケールは多く存在

するが，共通の特徴は小児性愛者のような性倒錯の傾向を測定するものである。性犯罪の再犯リスクは，見知らぬ者に対する犯行の既往，親密な関係を持続させる能力がないこと，サイコパシーであること，一般的な犯罪性によって高まる。自らの保護下にある子どもたちに対して年余にわたって性犯罪を繰り返す典型的な近親相姦の犯罪者は，もしその人物にサイコパシーの傾向がなければ，このような環境以外で，性犯罪を行うリスクは低い可能性がある。

リスクは犯罪の重大性や被害者に及ぼされる被害の程度，刑罰の適合性とは一致しないことに注意することが重要である。家庭内での性的虐待は，性的暴行に伴うトラウマに加えて，それが長い年月にわたって反復されること，信頼が大きく損なわれること，正常な情緒的発達が阻害されることのために際だった害を及ぼす。このために，裁判所は報復と抑止の名目で長い刑罰を科す傾向にある。精神保健の専門家がこのようなやり方に疑問を投げかけるのは原則として誤りであり，彼らにとってはいらぬ干渉である。性犯罪のリスクは，他の環境においては低く，児童保護法を用いればうまくマネージメントできるという事実に変わりはない。この場合の目標は，犯罪者を子どもたちに影響が及ばないような状況に置くことである。これとは対照的に，仮に保険数理的アセスメントが見知らぬ者に対する別の犯罪の存在を示唆したり，他の環境で倒錯的な性の関心を示唆したりすれば，そのリスクはかなり増大することになる。

ツールの中には家庭内犯罪という別の形態を扱っているのもある。それは，主に配偶者への暴行に関するものである。それらは，そのリスク要因が，家庭外の暴力に適用されるものとはかなり異なっているという事実に基づいている。

関心が高まっている領域としては，青少年の犯罪者における再犯のリスク・アセスメントがあげられる。Moffit（1993）の業績以降，子ども

時代の限定的な非行と生涯にわたって永続する犯罪を区別することが可能となった。また，我々は子ども時代の性格がしばしば成人になってからも変わらないことも知っている。Lee Robbins は行為障害を有する約 50％の子どもたちは成人になって人格障害となることを示した。もちろん，同じように，この研究ではこの子どもたちの 50％が人格障害とならないことも示している。他の研究では 3 歳における気質と成人における犯罪には相関があることを示している（Stevenson and Goodman, 2001）。

　青少年と成人との間にこのような持続性があるという事実から，予測価値のある標準化された手法を開発する可能性が示唆され，サイコパシー・チェックリスト・ユース・バージョンが開発されたのである[*2]。

　実務的な問題としては，青少年は犯罪行為のパターンを身につけるほどには時間的にリスクにさらされてはおらず，安定した傾向を検出することが難しいことである。倫理的な問題としては，我々が，ラベリング自体が害をもたらすことを懸念して，若年者にラベリングするのを好まないということもある。しかしながら，発達の上で明らかに強い持続性がみられるというエビデンスが増え続けていることから，このような議論をするよりも，将来，ハイリスクの問題を抱える可能性のあるケースを早期に同定し，介入する方が望ましいのではないかという考えもある。

臨床実務における標準化されたリスク・アセスメント

　保険数理的な手法はリスクに対する臨床的な評価に取って代わるべきであると熱烈に論じる者もいるが（Quinsey et al., 1998, p.171），もう少し公平な見解（Monahan et al., 2001, pp.129-136）では，このようなツールの適切な位置づけとしては良好な臨床業務の補助であると結

[*2] 訳注：p.185 参照。

論されている。保険数理的アセスメントは，背景やキャンバスとして機能し，そのうえで現実の臨床的なリスク・マネージメントの仕事が始められるのである。標準化されたアセスメントは臨床活動の進展には何の影響も及ぼさないが，問題点を浮き彫りにし，それによって臨床的意思決定がなされるのである。PCL-Rの得点が低い場合には，仮に精神病を治療することができれば，残された暴力のリスクは低いということになろう。他方，PCL-Rの得点が高い場合，精神病症状の治療が終了した後でさえ，引き続きかなりの暴力のリスクがあることを示すこととなり，リハビリテーションや治療がさらに引き続き必要となることを意味する。ここに提示した事例では，高度保安か中等度保安*[3]のいずれの施設が適切であるかの判断が，その精神病が保安レベルの低い施設で安全に治療できるかどうかにかかっていた。標準化されたアセスメントはその答えを出してくれないが，正しい質問が提起されたかどうかについて保証は与えてくれる。

▶**事例**

　25歳の学生でおよそ1年の間に徐々に統合失調症を発症させた。精神保健サービスに初めてかかった時，結論は出ず，その後，症状は激しくなり，幻覚妄想状態下で家族の一人を殺害したときには，治療を受けていなかった。その犯行については，精神病症状以外には何ら動機がないと考えられた。裁判所は病院命令を科すことを希望したが，彼が中等度保安か高度保安のいずれの病院がふさわしいのかについては意見が分かれた。

　彼には過去に犯罪歴がなく，昔気質の家庭環境で生育し，子ども時代には何ら行動上の問題がみられなかった。彼のPCL-RとVRAGの得点は低く（ゼロに近い），その結果から，彼はロー・リスク・グループに含まれると判断した。

*[3] 訳注：p.84の訳注＊6参照。

精神病か人格障害か

　一般的に，保険数理的スケールによる予測は精神病よりも人格障害のケースの方が簡単である。1000名の一般精神科患者によるマッカーサー・スタディにおいて，サイコパシーは暴力の唯一最大の予測因子であった（Monahan et al., 2001, pp.65-72）。これは，おそらく反社会性人格障害やサイコパシーを形成する特性の安定性によるところが多い。

　標準化されたアセスメントは人格障害のアセスメントに有用である。それは，臨床的アセスメントが，幻覚・妄想のような明確な症状がない場合に不確かになるからである。保険数理的手法は，どの患者を選択し，治療すべきなのかを明確にする際に役に立ち，方向性や治療の目標を見失う危険性がある場合に，治療を軌道に乗せ続けることができる。PCL-Rは自己報告を避け，記録に頼ることで，反社会性人格障害の臨床的アセスメントに劇的な変化をもたらしたのである。

　いったん，精神病が併発すると，全てとは言わないが，賭け金のほとんどは失われてしまう。標準化されたアセスメントは，併存する人格障害や物質乱用に関連した高度なリスクは同定するが，あまり複雑でない精神病の暴力を予測する際には期待はずれなものとなる。

　サイコパシーがなければ，精神病を有する者が精神病の直接の結果として犯罪を行うことはないとは保証できない。ケーススタディでは，併存疾患のない精神病による暴力の予測に関しては特有の難しさがあることが示されている。我々は発病したての統合失調症のかなりの者が暴力を示すことは知っている（Humphreys et al., 1992）。しかし，診断が明らかになる前に，対象となる行為がいつ起こるかを予測するのは困難なことである。

　このことは精神病のケースに保険数理的手法を用いることに議論があることを意味しているわけではないが，これらの手法は包括的な臨床的

アセスメントの一部としてのみ用いられるべきだということであろう。リスク・アセスメント産業は成長しつつあるが，保険数理的手法の点数が低いという理由でリスクを深刻に考えず，ある人物に対する妄想や怨恨のために殺人に至ったという事例報告は多数ある。

低いベースレートによる問題

　ある事象のベースレートが低い場合には，予測は誤りやすいという一般原則がある（Szmukler, 2003）。どのような手法を用いようとも，もし，その手法が不正確であれば，関心のある事象が稀にしか発生しない母集団では，偽陽性が多くなってしまうということである。このため，保険数理的ツールは，暴力が頻繁に発生する母集団においては偽陽性が少ないのである。

　実際，この説明は単純なことをぼかしてしまう統計学的議論の典型であると言える。もし，盲人が樽の中の魚を銃で撃つ場合，樽の中の魚が多ければ多いほど弾が当たる確率は増えるであろうか。魚が何匹いようと，彼の銃撃の腕前が不正確であることには変わりないはずである。

　低いベースレートに関する議論は，標準化された暴力のリスク・アセスメントが，一般の精神科医よりも司法精神科医に有用かどうか，さらに，司法精神科患者の集団においてですら，それらは受け入れ難い高いエラー率を示しているのではないかという議論に援用されることがある。

　しかし，どのようなリスク・アセスメントの手法であっても，ベースラインとなる暴力の比率が低い場合には偽陽性は多くなるものであり，このような母集団に構造化されていない臨床的アセスメントを行った場合でも同じことが言えるのである。逆の議論としては，暴力の発生が相対的に稀な環境で仕事をしている臨床家にとって最も重要なことは，リスクの高い患者を同定することである。司法精神科医は，自分の患者は

全員リスクがあると支障なく仮定できるが，一般の精神科医はそれとは反対の仮定をしており，厄介な患者を同定する単純なスクリーニング・テストから多くの恩恵を得ることになる。

ベースレートについての統計学的な議論は気晴らしにすぎない。本当の問題は費用便益に関することである。このようなツールを用いれば，人員，トレーニング，時間，費用がかかるうえ，暴力が稀な母集団においては十分な利益が得られない可能性がある。

計画立案者，管理者，監査役

私はこれらの集団における人々に当てはまる様々な道徳的要請や義務について，臨床家のそれと比較しながら述べてきた。保険業者と同じように，彼らは集団の人々に関心があり，保険数理的リスク・アセスメントの登場は，まさに誕生日とクリスマスがいっぺんにやってきたことを意味している。司法精神科医療従事者が危険な患者を扱っているという理由だけで，特別な財源をあてているこのサービスにどれだけの需要があるかについて疑問も抱かずに従う義務などはない。厳しい質問を尋ねるのはもう慣れてしまった。皆さんの患者が他のサービスや他の地域の患者と比べてどれほど危険であると言えるのか。

もちろん，それは簡単なことではないが，単純なことではある。少しばかりばらつきがあるのはやむを得ないが，もし保安レベルや集中度の高いサービスの患者の暴力のリスクが標準化された手法で高い点数になっていないのであれば，難しい質問をあれこれ尋ねるのも無理からぬことである。それに対する答えは色々あるだろうが，その問答の方が重要であり患者にとっても大切である。

いつものことだが，注意が必要なのは個人についてである。管理者は，臨床家のように，標準化された手法から，個人について良い結果が出て

表5.7 臨床業務におけるリスクの標準化された手法の位置づけ

臨床状況	標準化されたアセスメントの役割
一般の精神保健の現場で，暴力のリスクに対する臨床的指針がない	具体的な適応がなければ利点はない。どのような現場でも監査やサービス・プランニングには有益な場合がある。
一般の精神保健の現場で，患者に暴力の既往があるか，暴力のリスクに対し他の臨床的指針がある	PCL-SV？ HCR-20？（次章参照） 精神病の患者の場合，最初に優先するのは精神状態を確実にアセスメントすることと精神疾患を積極的に治療することである。
一般の精神保健の現場で，患者に重大な暴力の既往がある	PCL-SVと何らかの暴力のリスクに対する標準的手法（あるいはHCR-20）を用いることで臨床的手法のみの場合よりも利点がある。 司法精神科医の意見を考慮する。
司法精神科医療サービス	PCL-SVやPCL-Rと何らかの暴力のリスクに対する標準的手法（あるいはHCR-20）を用いることで臨床的手法のみの場合よりも大きな利点がある。
民事や刑事法廷での性犯罪者のアセスメント	Static 99や類似のものが有益／不可欠。
人格障害者へのサービス	PCL-SVやPCL-Rは事実上犯罪者には不可欠である。暴力のリスクに対する標準的手法もまた暴力の既往を有する者においては不可欠である。 標準化された動的な手法は，治療を改善させる可能性がある。

いるとは解釈しない。しかし，集団が大きければ大きいほど，これらのツールはますます有用になると思われる。私は英国の司法精神科施設と欧米の他の国々の施設を比較したいと考えている。手始めに，スタッフの配置レベルおよび投入した費用とリスクの保険数理的手法がどのような関係にあるのかをグラフに表してみたいと思う。

まとめ：臨床家にとっての標準化されたアセスメント

　標準化された手法は計画立案者や管理者にとって理想的であるが，臨床家にとっての利点は限られている。軽率に臨床的アセスメントの代用とすれば，深刻な誤りに至ることになり，それに対する弁解の余地はなくなる。しかし，注意深く用いれば臨床的アセスメントを強化することができる。臨床場面において，保険数理的手法を用いることで，それらが事実上義務となる大きな利点をもたらすこともある。表5.7にこのような場面のいくつかをまとめた。

　本章で最も重要な結論のひとつに，標準化された手法は臨床業務の代理とはならないがそれを強化することができるということがあげられる。次章では標準化された手法と臨床的手法を体系的なやり方で組み合わせようとした試みについて考えていく。

第6章

暴力のリスクに対する構造化された臨床的アセスメント:考える人のアプローチ

はじめに

　これまでの章で標準化されたリスク・アセスメントは臨床的アセスメントの代わりにはならないことを示した。いくら良いスケールを探しても,保険数理的アプローチに内在する問題があるため,その全てを解決することはできない。保険産業やサービスの計画立案者にとっては,巨大でかつ匿名の集団を扱えばそれで十分であるが,個人に働きかける臨床家にとっては十分ではない。

　標準化された手法は,臨床スキルに取って代わることはできないが,それを高めることができる。理想的な世界では,臨床家は,個々の患者やその患者の環境に合わせた臨床的なアセスメントを行うために,保険数理的なデータを用いることになる。静的で背景的なリスク・ファクターは,患者の現在の状態と関係している動的リスク・ファクターと組み合わせることができるし,臨床的なアセスメントで,暴力のリスクに影響を与える特異な行動や性癖を説明することができる。そこから出てくるのは,測定された不正確なリスクのパーセンテージではなく,リス

ク・マネージメント計画である。包括的なリスク・マネージメント計画を用いることでリスクを詳細に描写することができ，その大きさや切迫性を推定し，そのリスクを増やしたり減らしたりする要因を同定し，それらのリスクをマネージメントするための行動を計画することができる。全てのリスクが同じように重要なわけではないので，最終段階では，その行動計画の中の一部を優先することになる。

標準化された手法と臨床的手法を組み合わせることは，暴力のリスクに対する構造化された臨床的アセスメント（structured clinical assessment of violence risk：SCAVR）と呼ばれている[*1]。本章ではこれについて詳細に述べ，これまでの章と同じように，その一般原則を描写するのに具体的なツールを用いたい。また，SCAVRを説明するために欧米諸国で広く用いられているHCR-20（Historical Clinical Risk-20）（Webster et al., 1997）を選ぶことにする。

HCR-20は私の知る暴力のリスク・アセスメントの中でもベストの方法でもあると思っているし，私の好みの方法でもあることをまず初めに告白しておかなければならない。しかし，それは私だけが好んでいるということでもない。HCR-20はカナダでは広く使用されているし，英国のいくつもの司法精神科医療サービスでは所定の手法として採用されている。私のえこひいきにも限界があるので，私は次の意見のほとんどが暴力のリスクに対する構造化された臨床的アセスメントに当てはまることを強調しておかねばならない。

私は，HCR-20もSCAVRの他の手法も，臨床家に何をすべきか助言を与えているから人気があると思っている。臨床チームは計画を作成する前に特定の情報を収集し，それを考慮しなければならないので構造

[*1]訳注：HCR-20開発者の一人Kevin Douglasは，構造化された専門家判断（Structured Professional Judgment：SPJ）と呼んでおり，こちらの方が一般的であるが，SCAVRもSPJも同じ内容を指している。

表6.1 暴力のリスクに対する構造化された臨床的アセスメント（SCAVR）

ステップ1：記録，患者との面接，情報提供者からデータを収集。
ステップ2：静的および動的リスク・ファクターを標準化してアセスメント。
ステップ3：特異的なリスク・ファクターを考慮。
ステップ4：性質，想定される被害者，リスクを増減させる要因を含め，暴力のリスクを描く。
ステップ5：リスクに対処する計画を描く，危機管理計画を含める。
ステップ6：優先順位を決める。

が存在するが，チームが最終判断を行う。選択肢はあらかじめ知らされてはいるが，体系的に収集された情報に縛られることはない。

　HCR-20のこの長所を短所とみなす者もいる。臨床家の中には，決定や判断が依然として自らの手の中にあることを知ってがっかりする者もいる。また，特殊な項目をかなり埋めなければならないにもかかわらず，最終段階では，やはり厳しい選択を迫られることになる。もしこの仕事が見返りのない余計なことのように感じるならば，その責任は保険数理的手法への過剰な期待にある。これらは，我々がチェックボックスにチェックを入れさえすれば，絶対に間違いのないコンピューターが正しい答えを教えてくれるような錯覚を抱かせる。しかし，人生はそのようなものではないし，臨床業務では正しい答えのない複雑な状況の選択を迫られる。不確実性こそが，臨床活動を興味深く，かつ，やりがいのあるものとしているのであり，これが慰めでもある。保険数理的手法で全てが解決するならば，我々は今すぐロボットに置き換えられてしまう。その時が来るまで，我々は構造化された臨床的アプローチを用いて仕事をより良いものにするのである。

　批判的な視点を持つ者は，SCAVRがアセスメントを超えて，リスク・マネージメントに入っていくことに異議を唱えている。しかし，こ

のことは短所というよりは長所である。暴力は中立ではない。それは常に悪い結果を伴う。それゆえ，良いアセスメントでは，その結果を改善することを目指したマネージメントが必要である。

HCR-20：リスク・アセスメントがリスク・マネージメントになる

　HCR-20では，まず情報を明確にすることから始め，それらは，ヒストリカル（10項目），クリニカル（5項目），リスク・マネージメント（5項目）という3つの領域で収集されなければならない。その項目を表6.2に示した。

　20項目のそれぞれは，確実に存在する（2点），おそらく，あるいは部分的に存在する（1点），存在しない（0点）と採点される。各項目の定義はマニュアル（Webster et al., 1997．吉川和男監訳，HCR-20《ヒストリカル／クリニカル／リスク・マネージメント-20》第2版―暴力のリスク・アセスメント．星和書店，2007）の中に書かれており，それらを理解することがHCR-20を使用する際のトレーニングの中心部分となっている。項目はもともと操作的なものではなく，評定者による判断と裁量が求められる。この点を説明するために，ある項目の定義を表6.3に例として紹介する。

　表6.3の定義の例はいくつかの重要な点を示している。これは操作的な手法ではないということである。また，これは特定の評定を行う方法についても厳密に規定していない。その代わり，洞察の欠如がどのように現れるかについて例を挙げている。ある患者の行動がその例とどの程度一致しているかについての判断は臨床家の手に委ねられているので，経験が豊かな臨床家だけがこの手法を使うことができるのであり，HCR-20のようなツールが適切な臨床トレーニングの代用となるもので

表6.2 HCR-20の20項目（Webster et al., 1997）

ヒストリカル項目
H1：過去の暴力
H2：最初に暴力を行った時の年齢が低い
H3：関係の不安定性
H4：雇用問題
H5：物質使用の問題
H6：主要精神疾患
H7：サイコパシー
H8：早期の不適応
H9：人格障害
H10：過去の監督の失敗
クリニカル項目
C1：洞察の欠如
C2：否定的態度
C3：主要精神疾患の活発な症状
C4：衝動性
C5：治療に反応しない
リスク・マネージメント項目
R1：計画が実行可能性を欠く
R2：不安定化要因への暴露
R3：個人的支援の欠如
R4：治療的試みに対する遵守性の欠如
R5：ストレス

はない。

　臨床家がHCR-20を用いるには特別なトレーニングが必要だが，通常業務との関連が強いことは項目の定義からも明白である。洞察の欠如

表 6.3 HCR-20 における C 1 項目「洞察の欠如」の定義
(Webster et al., 吉川和男監訳, HCR-20《ヒストリカル／クリニカル／リスク・マネージメント-20》第2版—暴力のリスク・アセスメント. 星和書店, 2007, p.48-49)

0	洞察の欠如はない
1	おそらく／あまり深刻ではない, 洞察の欠如
2	明らかな／深刻な, 洞察の欠如

この項目は, 被験者が自らの精神障害とそれが他人に与える影響について, どの程度, 認識せず, 理解できていないかに注目する。そのような洞察の欠如は様々な形で表出される。明らかな主要精神疾患を持ちながら, 処方薬を定期的に服用しなければ, 暴力的に行動する可能性があることを理解していなかったり, 理解しようとしない人がいる。別の場合では, 構造のはっきりしたサポート・グループが暴力の回避に重要であることをなかなか理解できない者もいる。さらに, 自身の怒りや危険性の水準が全般的に高いことをほとんど理解できていない者もいる。

というものは, あるスケールを完成させるためだけに測定されるような患者のぼんやりとした特徴ではない。それは重要な臨床的構成要素である。もし, 患者の洞察のレベルが分からなければ, その患者の暴力のリスクをマネージメントすることはできない。同じことは遵守性や他の多くの項目についても当てはまる。その使い方について基本的なトレーニングさえ積めば, 患者についての知識を持っている臨床家ならば, HCR-20 を完成させることは難しいことではない。なぜならば, 評定で注目すべき項目のほとんどは臨床家が既に知っていることだからである。唯一の例外は項目 H 7 のサイコパシーであり, これは PCL-SV (第 5 章参照) を用いて評定される[*2]。PCL-SV は独自の特別なトレーニングが必要であるが, 患者のことを熟知している臨床家であれば実施は困難ではない。

　HCR-20 の項目は操作的な定義よりは例や臨床的判断に頼っているので, ウェクスラー成人知能検査 (WAIS) (第 5 章参照) のような心理測定検査で出される点数の正確さの水準に到達することは意図していな

[*2]訳注：PCL-R でもよい。

い。これら2つのスケールの性質と目的は全く異なっており，HCR-20は臨床業務に統合されたときにのみ意味を持つのである。HCR-20もWAISも臨床家にとって有用なものであるが，WAISと違ってHCR-20は臨床家側からの入力が必要であり，それがなければ意味をなさない。HCR-20の重要な点は，正確な採点をするというよりも，良質なリスク・マネージメント計画を作成するために用いるということである。実際，私は，その点数にほとんど価値がないことと，その項目が存在するか，しないかを単純に考える方がよいことを後に論じる。

　HCR-20では，暴力のリスクに関係していることがよく知られている項目が選ばれていることから，臨床家はHCR-20を好む傾向がある。その項目は科学的な論文に基づいて選ばれており，VRAGでみられるような直感に反するような項目はない（VRAGでは，例えば，統合失調症が暴力のリスクを減少させるなど。第5章参照）。HCR-20は臨床的感覚をもたらし，表面的妥当性も高い。

HCR-20と予測

　大まかに見ると，ヒストリカル，クリニカル，リスク・マネージメントのそれぞれのグループは過去，現在，未来に関係している。ヒストリカル項目は過去の行為，人格，精神疾患と関係している。クリニカル項目は現在の精神状態，行動に関係しており，リスク・マネージメント項目は将来の予測された機能に関係している。リスク・マネージメント項目には，将来の計画はどれくらい実行可能性があるのか，患者の環境におけるストレス要因や不安定化要因がどれくらい存在しているのか，個人的支援の有無，治療の遵守性がどれくらいあるのかなどが含まれる。これらの項目は未来に関係していることから，本当の意味で予測因子であるわけだが，それらは水晶玉を必要とするような予測因子ではない。

関係機関が熟知している患者について，このような評定を行うことはきわめて簡単なことであり，これらの項目の評定者間信頼性の程度も高い。
　予測に関係する問題は，これまでの章で論じてきた。我々は未来を予言することはできないということを前提とすれば，リスク・マネージメントにおいてどのような試みがなされようとも，それは将来がどのような姿をしているかについてのこれまでの経験から推測しなければならないことを意味している。例えば，R1項目の「計画が実行可能性を欠く」は，合意した現実的なケア計画の必要性に関するものである。リスクを検討する場合，この領域における問題を考慮することは合理的であると思われるし，これがたとえ未来に関係していることであったとしても，この項目を確実に評定することは可能である。
　これらを実行することに価値があることを示す例として，クラニス事件におけるリッチー報告書で指摘された3つの問題点について考えてみる（Ritchie et al., 1994）。その第一は，この報告書を読んだほとんどの臨床家が，この退院計画は成功しないとの結論を出したことである。退院の時点では安定していたが，患者は支援がないままにすぐにホームレスとなり，治療の遵守もなく精神病状態になることは予測できることであった。言い換えれば，将来の行動のような漠然としたことを考える場合でも，高いレベルの評定者間信頼性を得ることは可能なのである。
　第二に，クラニス事件は，将来のことを考慮することがいかに重要で，臨床家がそれを無視しようとすると，臨床実務がいかに悪いものとなるかを示していることである。もし，関与する専門家が誠実に行動していたとすれば，彼らは，その後，クラニスの精神状態が，短期間のうちにどれだけ悪くなるかなど考えずにその時の彼の精神状態のみに集中して退院させることができたはずである。暴力のリスクの構造化された臨床的アセスメントは万能薬ではないが，このケースでは当時よりも優れた対応が取れるのではないかと思われる。

第6章 暴力のリスクに対する構造化された臨床的アセスメント 171

　第三は，リッチー報告書によって，英国政府はケア・プログラム・アプローチ（Care Programme Approach：CPA）[*3]を導入し，将来について計画し，定期的な見直しを図ろうとしたことである。HCR-20に未来を重視する項目が含まれていることで，他の暴力のリスクの構造化された臨床的アセスメントよりも，CPAの構造にうまく収まったのである。

暴力のリスクの構造化された臨床的アセスメントにおける採点あるいは評定

　これまで述べてきたように，HCR-20の標準的な項目は，それぞれ，存在しない（0点），おそらく，あるいは部分的に存在する（1点），確実に存在する（2点）と評定される。当然次に取りたくなる行動はそれらを合計することであり，その幅は0〜40点となる。しかし，この行動は取らない方がよい。SCAVRの醍醐味はリスクを保険数理的に測定することではないからである。一旦，リスク・アセスメントの数値がある値まで減った場合，保険数理的な用語でその意味を考えることは難しいのである。事実，私はこれがHCR-20の最も誤った使い方のひとつであると考えている。
　一旦，ある患者の数値が減ると，15点は10点よりも，25点は20点よりも高いリスクであると思いがちである。それはそうである場合もあ

[*3]訳注：ソーシャル・ワーカーを殺害したシャロン・キャンベル事件（1988年）を受けて1991年に導入された制度。精神科病院から退院する患者はもちろん，地域で治療を受ける全ての精神科患者について1）医療と社会的支援の必要性を体系的に評価すること，2）ケアをコーディネートするキーワーカーを設定すること，3）ケアプランを書面で作成すること，4）定期的な見直しを行うこと，5）患者と保護者とも話し合いをもつことなどが規定された。

るかもしれないし，そうでない場合もある。HCR-20の得点に従ってケースがランク付けできるという誤解を招くことにもなる。時折，わずか2，3項目が得点されているだけでも，単一症候的な妄想のように1つの特性のみで重大な暴力のリスクが高くなる場合がある。このことから臨床的な判断力を行使することが義務であり，臨床的アセスメントを無視するような得点や数値には囚われるべきではない。

　これらのことを踏まえたとしても，数値を完全に無視することはできない。数値をうまく利用する方法としては，1点あるいは2点，すなわち，おそらく，あるいは，確実に存在すると評定された項目を一緒にして数えてしまうことである。このスケールを用いる臨床家はサービスの中でありきたりなものは感覚的にすぐ理解できるため，アセスメントではありきたりでないケースに注意が向く。例えば，急性期の集中治療病棟ではクリニカル項目の4つないし5つの項目を満たしてしまう患者がいる。これらの患者の多くは，リスク・マネージメント項目でもやはり4つから5つの項目を満たしてしまう。結果として，CとR項目は，個々の患者を区別するのにさほど有益でないこととなり，ヒストリカル項目の数の違いが個々の患者を識別するのに有益な指標となる。

　私はこのやり方でHCR-20を，殺人を行った患者に後方視的に用いた場合にどのようになるかを，次の章で明らかにしたいと思う。この研究では，治療チームは，3つのカテゴリーのリスク・ファクターのほとんどか，全てを満たす患者に特に気をつけなければならないと考えており，おそらくこれは合理的な仮定だと思われる。極端なケースの場合でも，リスク・ファクターが存在するからといって，何か特別な行動を起こさなければならないということにはならないが，おそらく，なんらかのリスク・マネージメント計画を作成すべきであると認識しておく必要がある。

暴力のリスクの記述

　リスク・ファクターを数え上げることがリスク・アセスメントではない。それは，包括的なリスク・マネージメント計画の土台となる準備段階の作業である。このようなリスク・マネージメント計画には表6.4に示したように3つのステップがある。読者は，これらの質問に答える前に，リスク・ファクターを知っておくべきであるが，リスク・ファクターが分かっても答えが得られるわけではない。また，これらの質問には，リスク・ファクターのいくつかが不明であっても，答えられなくてはならない。この段階で，臨床的判断が入り，その後の過程を引き継ぐことになる。

　3つのステップとは，

　ⅰ．懸念される暴力のシナリオを記述する
　ⅱ．リスク・マネージメントの戦略を立てる
　ⅲ．ケースの優先事項を決定し，検討会を調整する

　表6.4には理想的で包括的なリスク・アセスメントの枠組みが示されている。ここに示しているのは，リスクが高いとか低いとか，あるいは，リスクを数値や得点で描写しようとするような過度に単純化した発想からは離れたものである。これは絶対的なものというよりも相対的で質的なものである。これはリスクの正確なレベルを特定しようとするものではないが，どのようなものがリスクを増減させるかについて教えてくれる。これはまたリスク・アセスメントがリスク・マネージメントなくしては意味がないことを前提としている。

　表6.4には膨大な情報が含まれるが，ここでは，ステップ毎に作業を

表 6.4 暴力のリスクの詳細な記述とマネージメント
（Webster et al., 1997 にならって）

ステップ1：生じうるシナリオを記述する	ステップ2：マネージメント戦略を立てる	ステップ3：優先事項を決定する
性質 ・この人はどのような種類の暴力を行うのか。 ・誰が被害者となるのか。 ・動機は何か。	**リスク・ファクター** ・その患者の暴力のリスクを増減させる出来事や環境は何か。	**優先事項** ・この患者が暴力を起こさないようにするためにどの程度の介入を行うべきか。
深刻さ ・被害者にとっての害（身体的あるいは心理的）は何か。 ・暴力は生命を脅かす程度にまでエスカレートする可能性はあるか。	**必要とされるモニター** ・どのようにして警告サインをモニターできるか。 ・どのような出来事あるいは状況で再評価を行わなければならないか。	**早急な行動** ・暴力を防ぐためにどのような措置を早急に取らなければならないか。
切迫さ ・暴力がどのくらいすぐに起こるのか。 ・暴力のリスクが高まっているあるいは切迫していることを示唆する警告サインはあるか。	**治療** ・どのような治療（生物学的，社会的，心理学的）が暴力のリスクを減らすのに役に立つのか。	**ケース検討会** ・定期的なケース検討会がいつ予定されているか。 ・緊急の検討会はどのようなときに行うか。
頻度／期間 ・暴力がどのくらいの頻度で起こるか――1度か，少数回か，頻繁か。 ・暴力のリスクは恒常的か，一過性（すなわち，限定的）か。	**監督** ・この患者の暴力のリスクをマネージメントするためにどのような監督や監視が必要か。	
可能性 ・一般的に，この種の暴力はどのくらい頻繁に発生するのか。 ・この患者は，この種の暴力をどのくらい頻繁に行うのか。 ・この患者が，この種の暴力を行う可能性はどれくらいあるのか。	**被害者のセーフティ・プラン** ・今後，被害者を守るためにどのような措置が取れるか。	

進めて徐々に広げていこうと思う。

ステップ i ：懸念される暴力のシナリオを記述する

　懸念されるシナリオではチームが最悪の事態を想定し，それを紙の上に記すことになる。どのように悪化していくのか。患者によっては懸念されるシナリオが複数見出されることもあろう。たとえば，地域社会の中で薬物療法を受けず，違法薬物の影響下で深刻な暴力のリスクを示す患者というのはかなり典型的である。その同じ患者が，薬物療法を受けているか，薬物の中毒状態にあるかにかかわりなく，病院内でスタッフや他の患者に対して軽微な暴行を加えるリスクを示すこともある。暴力のタイプが異なれば，そのリスクの要因は同一でない可能性があり，そのため，それらのマネージメント戦略も異なると思われる。これを単純化した例としては，病院へ収容することによって地域社会における深刻な暴力のリスクをコントロールすることが可能となるかもしれないが，病院における軽微な暴行のリスクは高まることになるかもしれず，これを防止するためには別のマネージメント戦略が必要になる。

　それぞれのシナリオには異なったリスク・ファクターが関与し，それに見合ったリスク・マネージメント戦略が必要になるが，そのプロセスが永遠に続くわけではない。ほとんどの患者で懸念される暴力のシナリオを二，三あげることができるが，実際のところ，多くの患者のシナリオはひとつで十分である。また，同じシナリオが臨床業務の中で何度も何度も繰り返されることもある。

　シナリオを支持するような事実を探すことは必要であるが，シナリオをどのように作るかの規則はない。通常，シナリオは患者が過去に行った事実に基づいている。過去に示された暴力ならばどのようなことでもおそらく反復されると考えることはおそらく理にかなっている。これまで脅迫の事実があったならば，その患者のシナリオには脅迫が実行され

る場面が加わる。このようなことを行う目的は最悪の事態を想定し，あらゆる事態を押さえておくためである。あるリスクを全く考慮しないよりは，それを考慮しておいて，それには特別な行動は必要ないと判断しておく方がずっとよい。

　ここに，回答不能と思われるような質問を提起したい。どのようにしたら我々は将来の暴力に対する動機づけを知ることができるだろうか。どのようにして我々は被害者を想定し同定することができるだろうか。このような質問に答えるのは不可能なこともあるが，ケースによっては難しくはなく，回答の糸口が過去の出来事から見出されることもある。もし，患者が過去に暴力的となった過程や理由を知ることができれば，我々は同様のシナリオが将来においても再現される可能性があると考えることから始めることができる。この手法を採用すると，表6.4はごく常識的なものに見えてくる。もしチームが現在の暴力のリスクをマネージメントしているのであれば，彼らは過去に何が起こったのかを調べて，それが再び起こる可能性について計画を立てればよいのである。

　もちろん，過去の出来事が必ずしも将来を正確に映し出すものではないし，人生は予期しない驚きに満ちており，それらの全てが心地の良いものであるとも限らない。我々は全ての緊急事態に対して備えることはできないが，ここに示した手法によって疑う余地のないものについては確実に対処し，さらに，本書のテーマのひとつでもあるが，暴力が全て一様ではないことを忘れないようにしておくのである。

　患者はしばしば唐突に，なんの警告もなく，これまでの性格からは考えられない暴力行為を行うことがある。事態が思いがけず悪化していくと，フランスの精神科医ならば，おそらく，「それが戦争だ（C'est la guerre)」と言うであろう。さらに，その後の調査でも同じことが言われる。つまり，多くのお金をかけて詳細な報告書が作成され，治療が合理的で暴力が予見できない場合には，医療機関を批判するのは合理的で

ないということである。シナリオを作成してみて，警告サインがいっさい認められなかったということであれば，それはあまり有用ではなかったということになる。しかし，ほぼ同じような暴力行為が続いた後に最悪の事態が生じたとなれば，事情は全く異なってくる。この場合，臨床家は明白なリスクを考慮していなかったとか，シナリオさえ作成していれば，このようなリスクは予見できたはずであると厳しく批判されてしまうであろう。言い換えれば，シナリオを作成しておけば，我々がほとんど見過ごしてしまいがちなこの種の暴力を強調することになり，そのことは決して悪いことではない。

ステップ ii：リスク・マネージメントの戦略を立てる

　理論上，暴力のシナリオの数は無限大であるが，実際には同じ少数の状況が単調で重苦しく変わりばえのない形で繰り返されているものである。治療を遵守しない患者が病気を再発させ，薬物に手を出し，家族や友人やホステルの同居人に暴行するのである。男性患者は，具合の悪いときに配偶者に対する嫉妬心や不貞を疑って暴力を振るう。多少の違いはあるかもしれないが，治療に対する遵守性の欠如，再発，中毒といった状況が何度も何度も繰り返される。

　精神疾患における警告サインとしては病気の再発と治療に対する遵守性の欠如が多いが，そこからケース・マネージメント戦略が自然に発生する。我々は親族や保護者が精神疾患による暴力の被害者であることが多いことを知りながら，被害者に対するセーフティ・プランをしばしば忘れてしまうことがある。保護的要因もまた無視されがちであるが，これらはどのようなリスク・マネージメント計画においても重視されなければならない。

ステップⅲ：ケースの優先事項を決定し，検討会を調整する

　最後のステップは，我々が，時間をやりくりしてどうにか注意を払える現実世界で生きているのを認識することである。完璧などという余裕はほとんどない。唯一課せられた要請と言えば，起こりうる結果に対して目を見開いて判断を行うことと，行動は一般的な専門家の水準からみれば弁護可能であることと，それらを書面に残しておくことである。防衛可能な実務をするうえで最も重要なことは，実務が弁護されうることと，リスク・マネージメントの本質としてあらかじめ医療従事者の弁護も想定しておくことである。

　その原則の第一は，報復としての風刺に対して隠し立てをしないことである。もし我々がこの原則を極端なかたちでとってしまうと，我々の実務は防衛的になる傾向があるが，そこに至るまでには，賢明な安全手段を講ずるなどの余地は十分あるはずである。精神疾患の治療では，予測不能なことに対して多大な手段が求められる。すなわち，ケースのどこを優先したのかについて，透明性を担保し，判断したことを書面に残すことで，事態が極度に悪化した場合に，スタッフは自分の身を守ることができるのである。

　暴力のリスクに対する構造化された臨床的アセスメントには予測的な要素があるが，それは，患者が過去に暴力や威嚇をしたという知識から導かれている。この場合，ケース特有のいくつかの特徴を総合する能力が重要であり，この点を忘れると間違いを起こしやすくなる。良いチームは患者のことをよく知っているので，その分だけリスク・アセスメントも容易になる。HCR-20は保険数理的なツールではなく，臨床的判断を支援し，必要な情報を与えることを意図しているのであり，それに成り代わるものでもない。リスクの数値を減らすという単純で誤解されやすい試みとは正反対のものである。

SCAVRに対する批判

　SCAVRに対する3つの主な批判に対して議論をしておきたい。その第一は，その手法が特に真新しいものではなく，チームが依然として難しい判断を下さなければならないというものである。最良の批判の全てがそうであるように，これには，真実の核心をつく要素がある。SCAVRは臨床での最善のリスク・アセスメントとほとんど変わることはない。なぜならば，良い臨床家は独自の構造を自らに課しているからである。残念ながら，ほとんどの臨床的アセスメントはその最善の域に達しているとは言えない。事実が見過ごされ，想定しうるシナリオも考慮されていない。構造化された臨床的アプローチの価値は，全てのアセスメントを，我々が最善を尽くして仕事をしているときに達成する水準まで引き上げてくれることにある。

　SCAVRでは，臨床家が依然として難しい判断を下さなければならないというのは真実であるが，それは短所というよりもむしろ長所である。暴力のリスク・マネージメントは，ほとんど確実なことがなく，絶対的に正しい答えもないため，困難である。そこでは，絶えず，個々の患者の権利と他者の権利とのバランスを対比させる必要がある。我々は決して未来のことは分からないので，それが手遅れになるまで，判断が正しいのか，間違っているのか知ることはできない。このような不確かな状況を考えると，臨床家が厳しい判断に役に立つテストやスケールや数値を知りたいと思ったとしても驚くには値しない。しかし，彼らは幻想をつかもうとしているにすぎない。標準化されたアセスメントがどんなに精巧であろうとも，最終的には臨床家が難しい決断を下すのである。このことに対し臨床家はどれだけの代価が支払われているだろうか。多くの人は十分に支払われていないと答えるだろうが，少なくとも当分の間，機械が我々の代わりをすることはないだろうと思って自身を慰めるしか

ない。

　第二の批判は，構造化された臨床的アセスメントが問題だらけで時間と労力を費やす価値がないというものである。私は後の章で資源の問題について詳しく述べる。費用と利益のバランスをどうするかについては常に衝突する問題がある。暴力の既往やその明らかな徴候のない患者に，そのプロセスを実施する価値はないと思われる（そのような患者に実施する場合，該当する項目がほとんどないので，通常は，早く終わるが）。重大な暴力の既往のある患者の場合（これには，暴力で刑事罰を受けた者，武器を使用した既往のある者，挑発を受けていない暴行，見知らぬ人への暴行，性的暴行を含める），リスクのバランスから暴力のリスク・アセスメントを完全に実施するかどうかを決定する。そして，暴力のリスク・アセスメントを完全に行うのであれば，表6.4の質問を用いるべきである。そこに近道はない。もし，これらの質問に答えなかったとしたら，包括的なリスク・アセスメントをしたことにはならない。

　ここで，再び，臨床的判断に戻ろう。臨床家はリスクとして何が分かっているかを勘案し，アセスメントをいつ完全にすべきかを決定しなければならない。アセスメントをしなくともリスクが分かると考えることは誤りである。

　第三の批判には，SCAVRはリスクを同定するのには良いかもしれないが，資源を欠いていたり，法の制約があったり，患者がアドバイスに従う気がなかったりするため，チームがこれらを変えるのにやれることは何もなく結局は無駄だというものがある。このような考え方は現実逃避的であり，現実から目をそらし，運を天に任せてもいい人には好まれるかもしれない。精神疾患における暴力のリスクはそれほど大きくはないため，臨床家にすれば生涯のキャリアを通してもそれで十分合理的かもしれない。惨事が起こる前に，定年を迎えることは難しくはないだろう。しかし，それはギャンブルのようなものであり，ほとんどの臨床家

はその賭け金が高いとなれば，不必要なリスクを負いたいとは思わないであろう。

　さらに悪いことに，現実逃避的な考え方はサービスの発展にとって悲惨である。もし，我々が問題をあからさまにすることを恐れてアセスメントを放棄してしまえば，サービスの欠陥を明らかにすることはできないし，それに対処することもできない。患者は将来決して良くならないサービスを受け続けることになり，我々もその欠陥を後世に伝えることになる。このようなやり方が人生にとって悲しく無益なものであることは自明のことである。

特別な集団における暴力のリスク・アセスメント

　ここで取り上げる人たちの多くについてはあまりにも簡潔にすませてしまうので読者にはがっかりされてしまうかもしれない。暴力のリスク・アセスメントは実際以上に複雑に考えられてしまうことが多く，異なった患者集団では暴力のリスク・ファクターが異なっているのではないかと考えられたり，もし正確に行うのであれば，別の規則を学ばなければならないと思われたりする。実際には，暴力のリスク・マネージメントでは，どのような患者集団であっても，高い水準の臨床的ケアが想定され，適切な知識やスキルが求められるが，リスク・マネージメントの原則はどの患者集団であってもほぼ同じである。例えば，暴力のリスクについて構造化された臨床的アセスメントに対する一般的な考え方は身につけたとして，知的障害の患者をどのようにケアするかを知りたい場合，次のステップは，とにかくやってみることである。特定の集団におけるリスク・マネージメントについて特別な教育を受けるのを待っていてもほとんど得られるものはない。例外としては，思春期くらいであろうか。

暴力のリスクの原因として内在する要因については，これまでの章で十分に詳しく述べてきたが，それには，過去の暴力，精神障害，サイコパシー，子ども時代の崩壊家庭や非行，問題が早期に発生すること，治療に対する遵守性が欠如していること，治療に対する反応性が乏しいこと，物質乱用，非現実的な計画，支援の欠如，衝動性，被刺激性，ストレスなどがある。一般的には，診断や人口統計学的特性がどのようなものであれ，これらの個々の特性は，暴力のリスクと関連していると思われる。もし，トランシルバニアで雌雄同体の特徴を備えるものとして唯一知られているフルトベングラー症候群の暴力のリスク・マネージメントを頼まれたとしても，特異的な性質を考慮する前に，やはり，過去の暴力がどの程度のものであったかとか，子ども時代にどのようなひどい目に遭ってきたかなど，上記したような他の要因についても知りたいと思うはずである。

　専門家としてのスキルや経験に価値があるとすれば，彼らが暴力のリスク・ファクターに対し良質の測定手法を用い，同定されたニーズに対し良質なマネージメントを提供することであるが，本質的な要因は一般的には変わらないはずである。

一般精神科医療

　確かに，専門外の領域でもあり，リスク・アセスメントを取り入れるのは司法精神科医療よりも遅かったので，ここで説明しておく価値はある。それについては明確な理由があり，一部には，その原則に未だに抵抗していることが理由でもある。患者のほとんどは一般精神科医療の中で治療されているわけであるから，精神疾患に基づく殺人のほとんどはそこで起きている。一般精神科医療には暴力に対する良質なリスク・マネージメントが明らかに必要とされているのだが，その資源は厳しい状

況にある。

　全ての患者に完全な暴力のリスク・アセスメントが必要なわけではないが，重い精神疾患や暴力の既往のある患者には十分なアセスメントを施すべきであると考えるのはおそらく理にかなっている。このような点で最先端のものは，暴力のリスクに対する構造化された臨床的アセスメントで，それこそが推奨されるべきものである。それが難しい場合には，そうすることのできない理由を述べておく必要がある。全ての関係機関はHCR-20かそれに類似したものを用いるべきであり，いったん用いた場合には，ケースの何を優先すべきなのかについて順位表や手順を設けるべきである。

　もしこのような提案に対して異議を唱えたい人がいたとしても，その議論は私とすべきではない。保護者やそれを委託された人たちは暴力の既往のある精神病患者が適切な暴力のリスク・アセスメントを受けることを期待しており，どのような議論であっても，それは彼らとすべきであると思う。

　司法領域のサービスとの関係は時折難しいものとなるかもしれないが，一般の医療サービスは，セカンド・オピニオンとしてでもよいから，それをもっと活用すべきであると思う。もし，SCAVRで悩ましい結果が得られたとしたら，次にとるべきステップは，司法領域のサービスに照会して助言を得ることである。構造化されたリスク・アセスメント・ツールを用いることで，司法と一般のサービスとの関係が改善し，基本的な合意が得られやすくなり，この患者はどちらの患者なのかなどといったばかげた論争を避けられるようになる可能性がある。

　一般精神科医の多くは，司法精神科医が，実務上達成できない非現実的な治療や監督を推奨しているとみなしている。私はその不満を理解しているが，原則として，まず，その患者が何を必要としているのかについて意見を述べ，その後，第二の問題として，現実の世界で何を提供で

きるかを考えるのが正しいのではないかと述べたい。たとえそれが提供できない場合でも，それを推奨することは何も悪くはないし，理由が確かで，しっかりと書面に残している場合に限り，それを提供しないことが悪いということになるわけではない。

　最後に，あまり複雑になりすぎないように言っておくと，ほとんどの一般精神科医療サービスでのリスク・マネージメントで優先すべきことは，積極的に地域で効果的な治療を行う方針をとり，薬物療法に対する遵守性を欠いていないかを発見し，素早く対処することである。重度の精神疾患と暴力の既往のある全ての患者が処方薬をきちんと服用しているならば，医療者は，暴力のリスク・マネージメントをさらに洗練された形で提供するにはどうすればよいのか十分に考えられる時間的かつ物理的な余裕も生まれる。

青少年

　青少年の場合には，家族がかなり重要な役割を演じることから，幅広いアセスメントが必要となることは言うまでもない。これは青少年に対する精神保健全般に言えることであるから，ここでは詳しく述べない。リスク・アセスメントのことに限って考えると，青少年におけるプロセスを複雑にしている問題が主に2つある。第一は，非行のピークとなる年齢が15歳から17歳までだということである。信号検出理論の観点では，このシステムにはかなりのノイズがあることになる。普通の非行ともっと邪悪な非行とを，若者に不要なスティグマを与えずに，どのように区別することができるだろうか。我々は診断ラベルを用いる場合には，それが有害無益とならぬよう慎重になる必要があるので，暴力のリスクが高いというラベルを付与する際には強力な証拠が必要である。

　第二の問題は，若者の場合，履歴情報が乏しいことである。30代の

患者は年齢を重ねているぶん，アセスメントの基礎となる履歴が蓄積されているが，多くの15歳の子どもにはそれがない。不確実性が大きくなることは避けられないのである。

これらの問題を完全に解決する方法はないが，ここ数年でかなりの進展がみられてきた。Moffitt（1993）は思春期に限定的な非行と生涯にわたって持続する非行とを区別し，後者がその後の人格障害や成人になってからの犯罪を予測するとした。生涯にわたって永続する非行は対人関係に根深い問題をもたらす傾向があるが，思春期に限定的な非行では仲間（同じような非行仲間であることが多い）との関係性は良好である。成人のサイコパシーに関しては一定の持続性があるというのは確かであると思われるし，非行を行う青少年をアセスメントする際には，その人がこの帯域に当てはまっているかどうかを吟味すべきである。

Forthら（2003）は，HareのサイコパシーチェックリストユースバージョンをChecklist発表し，12歳から18歳までの男女の犯罪者に使用できるようにした。PCL-Rと同様，20項目から構成されるが，その項目は，印象の管理，誇大化した自己価値観，刺激を求めること，病的な嘘，個人的利得のために人を操ること，良心の呵責の欠如，浅薄な感情，冷淡さ／共感性の欠如，寄生的傾向，乏しい怒りのコントロール，不特定多数との性行為，早期の行動上の問題，目標の欠如，衝動性，無責任なこと，責任を取れないこと，不安定な対人関係，重大な犯罪行為，条件付き釈放の深刻な失敗，犯罪の多種方向性から構成される。

そのスケールがアセスメントにおいて発生する実務上の問題をどのくらいうまく克服しているのかを述べるには時期尚早である。また，そのスケールがどのように利用されるか，あるいは，誤用されるかについても多くの難しい問題があるし，完全な臨床的アセスメント以外の目的で，なんらかの意思決定を行うために使用されることについても大きな不安がある。アセスメント技術がどんなに優れていても，30歳の大人より

も13歳の子どもには潜在的に大きな変化が生じる可能性があるはずで，予測を行う場合には，通常より手加減して行うべきである。その後の進展について知りたい人はRobert Hare氏のウェブサイトhttp://www.hare.org/を見れば，最新の参考文献リストを見ることができる。

近年，HCR-20の手法をかなり参考にして，構造化された青少年の暴力のリスク・アセスメント（Structured Assessment of Violence Risk in Youth：SAVRY）（Borum et al., 2002）と呼ばれるツールが開発された。SAVRYは英国の青少年の司法精神科医療サービスでは広く採用されている。

女　性

男性と女性の犯罪者では多くの統計学的な差異があるが，生物学的な制約の中では，女性は男性が行う犯罪のほとんどを行えるが，女性はそれをあまり頻繁に選択しないということを覚えておく必要がある。言い換えれば，女性では捕食的な犯罪者の数は男性よりも少ないが，そのような犯罪者は存在し，個別の犯罪者に限れば，男性のそれと同じような犯罪者と同程度のリスクを示すということである。

SCAVRの原則は男性の場合と同様であり，男性でリスクが増大することが示された要因は，女性においても同じことが確認できる。潜在的な問題としては，どの程度，性差が特性の測定に影響を及ぼすかということである。例えば，衝動性は，男性よりも女性の方で異なった形で現れ，それは，サイコパシーのような人格特性の測定に影響を及ぼしている。Hareのサイコパシー・チェックリストは，それが，PCL-Rであろうが，PCL-SVであろうが，女性同士の比較では妥当性が高いと思われるが，男性と女性の比較では妥当性は高くないと思われる。PCL-Rで25点の女性が20点の女性よりサイコパシーのレベルが高いことに

はかなり確信を持てるが，25点の男性が20点の女性よりもサイコパシーの相対的レベルが高いと結論することは適切でないだろう。

　この時点で，人を1つの数字に置き換えるという行為には，落とし穴があることに注意する必要がある。PCL-Rで同じ得点を有する2人の人物は，男性，女性を問わず，得点だけでなく他のどのような点においても同じであると仮定するのは誤りである。同じ数の得点を得るには複数の道のりがあり，この種の評定で完全なアセスメントの代用とすることはできない。同じような制約は，標準的な知能テストのような他の心理テストについても当てはまり，2人の人物が同じIQであるからといって，彼らが他の点においても同じようであるということはない。

　男性と女性のリスク・アセスメントの原則には，ほとんど差はないが，リスク・マネージメントは別の問題である。女性に対する司法精神医学サービスの特徴については膨大な論文があるが，それは本書の範疇を超えるのでここでは差し控えたい。

知的障害

　ここでも，リスク・アセスメントの原則は同じである。もし，コミュニケーションの問題から情報を収集するのが難しい場合には，専門家としてのスキルは有用である。また，知的障害の存在が他の精神障害の症状を変えたり，隠したりすることもある。

　知的障害があるために専門的な治療を複雑にすることがある。なぜなら，暴力を除去するための認知行動プログラムは，通常，正常の知能の人たちに対してデザインされているからである。ここで述べた意見はこのような専門的サービスについてのみ当てはまり，一般の精神科医療施設での暴力のリスクのほとんどは，直接精神障害をマネージメントすることで効果的に除去されることを忘れないことが重要である。

人格障害

　人格障害は，アセスメントと治療に関しては，少なくとも，一定程度の構造から利益を得るものである。構造がなければ，その性質から，問題を特定することは難しくなってしまうし，治療の標的も，通常，精神病症状を有するケースと比べると不明瞭になってしまう。使われる状況にもよるが，どのような形態であれサイコパシー・チェックリストはほとんど必須であり，このツールの類を使わずに人格障害にサービスを提供することは無謀と言わざるを得ない。

　人格障害者のサービスでは漂流（drift）が主な問題となっている。つまり，スタッフが治療の主要な目標を見失い，自らが他の問題や危機で道をはずしてしまうということである。そのため，暴力のリスク・スケール（Violence Risk Scale）（Wong and Gordon, 2000）のような標準化された動的な測定手法は，治療を方向づけたり監視したりするのに有益である。トレーニングに時間を要するため，このツールは専門サービスでしか使われない傾向がある。治療の開始時点で明確な目標を設定し，それを継続的に注視していくという原則は全てのサービスにとって良いことである。

　精神保健の従事者が，しばしば人格障害の患者をアセスメントし，マネージメントすることが難しいと感じるのは当然のことだと思われるが，人格障害の方が精神病よりも予測しやすいとの見方もある。衝動性があるとされる場合，患者はまさに衝動的かつ気まぐれに振る舞うために，その予測は信頼できるというのである。ある程度の普遍性があるといっても，重度の精神病の患者ではそれが失われることがあり，精神病に基づいた行動にはかなり無作為な要素が多い。

　人格障害の行動の普遍性はリスク・マネージメントにおいては重要である。なぜなら，危機的な状況での動揺は別として，そのリスクは概し

て長期にわたり不変である。このため，純粋な人格障害（すなわち，精神病を併発しない人格障害）の患者の強制入院を勧告する前に，かなり注意深く考えることが必要である。さらに，彼らがどうしたら退院できるのか具体的に考えることも重要である。もし，そのリスクがまさに今入院させるのに十分なほどであるとすれば，それが，いつ，どのようにすれば変化するだろうか。入院は危機的状況でリスク・マネージメントするための短期的な介入にすぎないと考えるべきである。私は，人格障害のみの精神障害犯罪者に対して無期限の病院命令を勧告したことは一度もない。

　人格障害，とりわけサイコパシーは，動機づけと目標の点でも問題が持ち上がる。ほとんどの医学的治療では，重度の精神病の一過性の症状の場合であっても，患者と医師によって目標を共有することが前提となっている。サイコパシーの場合，患者は根深い反社会的態度を持っている。彼らは暴力のリスクを減らす治療戦略の必要性も，望ましさも認識してはいない。それどころか，彼らは暴力を行う能力に誇りを感じていることさえある。リスクを減らす仕事をすると同時に，ユーザーの権利と視点を尊重しようとするサービスにとって，これは明らかにジレンマである。解決策を見出すことは難しい。動機づけ面接法（Miller and Rollnick, 1992（松島訳，星和書店刊））が妥協点を見出すのに役に立つこともあるが，奇跡を起こすことはできない。強制治療は大きな手段となりうるが，サービスを提供する専門家によって十分に熟考されなければならない。

まとめ：構造化された臨床的リスク・アセスメントの適用

　暴力のリスクに対する構造化された臨床的アセスメントで，臨床家が意思決定をする際には，特定の基礎的情報を知ることになるが，それに

制約されるわけではない。これは最終的に臨床的手法のひとつである。長所もあれば短所もあり，臨床家に何をすべきかを教えてくれるわけではないが，臨床家が自身で判断する際に有用であり，共通言語として用いることを勧奨すればリスクについてのコミュニケーションを促すことができる。

　それは臨床的な手法であるため，経験豊かなチームに用いられた場合に最良のものとなる。境界が不明瞭なことに関して不明瞭な判断をしなければならない状況に直面したとき，解決策はセカンド・オピニオンとして信頼できる臨床家に相談することである。セカンド・オピニオンは暴力のリスク・マネージメントにおいてはあまり資源としては用いられていない。それを利用すれば，新鮮な洞察が得られることがあるし，新たな事実が得られず，判断も変わらなかったとしてもそのリスクを共有することになる。

第7章

精神障害による殺人に対する新しい視点：構造化されたリスク・アセスメントの適用

　第3章では英国の殺人調査の由来や展開について述べた。当初から，これらは様々な反応を喚起したが，数多くの報告書が増えるにつれ，政治家たちは皆，報告書は反復的なものになっており，そこから得られるものは少ないと合意するようになった。我々は，何度「より良いコミュニケーションを」という呼びかけを繰り返せばよいのか。我々は，後になって，その皮肉的な意味を認識し，そのメッセージをなんとか普及させるような方法がないかと模索している。この章では，精神疾患を有する人々による自殺と殺人に関する全国機密調査（NCISH）でとられた新しい手法を要約し，将来，個別的な報告書はあまり重要でないことを指摘したい。

　殺人に関する第三者による調査の重要性は乏しくなり，頻度も少なくなったが，現存するデータから学ぶべきことは多い。唯一の問題は，第三者による調査報告書には詳細な臨床情報が含まれているのに対し，NCISHにはむしろ素っ気ない統計情報しか含まれていないというギャップである。私は，統合失調症が一般人口では1％見出される（Shaw et al., 2006）のに対して，殺人犯では5％見出されるというNCISHによって判明した驚くべき事実を強調したが，この関係の解釈については

未だ不明瞭である。精神疾患の存在は偶然だったのだろうか。殺人は不意にやってきたのだろうか，あるいはそのリスクは事件よりも前に長い間明らかだったのだろうか。治療上の問題がその結果に影響を及ぼしたのだろうか。物質乱用の問題の方が精神病そのものより大きく関連していたのだろうか。殺人は精神病症状によって動機づけられていたのだろうか。

これらの疑問に対する答えは様々であろう。おそらく犯行の中には治療の失敗に関係しているものもあれば，関係していないものもあり，そのような意味で，統計学的分析は有用ではないかもしれない。個々のケースについての第三者による調査報告書は疑問の多くに答えるかもしれないが，それらは理想的な解決策ではない。NCISHと第三者による調査はそのスペクトルの対極に位置していると言える。NCISHは体系的で事例を包括的に捉えているのに対し，第三者調査は詳細であるが特異的であるために，一般的な教訓を導くことが難しい。NCISHのデータは簡単に入手でき，解釈も容易であるが，第三者調査の報告書は長文であり，読むのに時間を要し，解釈はいかようにもできる。例えば，第三者調査の委員長によって導かれた教訓は，臨床家によって導かれた教訓とは異なるかもしれないし，それらは臨床的には有用ではないかもしれない。表7.1にこの2つのアプローチの長所と短所をまとめた。

科学用語で表現すれば，表7.1は単一事例研究と疫学研究の違いを要約したものに相当する。2つの手法の間の競合が一定でないため，科学的見地からすれば，単一事例の方法論を完全に棄却したくなる誘惑にかられる。しかし，そこには科学以外のものが関与している。これらのことにも何らかの価値があると考えるならば，単一事例も重要である。サービスの過ちはほとんどの殺人において特徴的にみられるわけではないので，疫学研究においては目立たないが，サービスを提供する側として，我々はそのことについて知っておく必要がある。難しいのは，一連の長

表 7.1 第三者調査報告書と自殺と殺人に関する全国機密調査（NCISH）の長所と短所

第三者調査	機密調査
個別的，ケース・バイ・ケースの手法	全事例に対して統一された手法を用いる
特異的	体系的
臨床的細部が豊富	臨床的情報は短く要約
個々のケースについて詳細な点が良い	単純化した説明のために詳細さを欠く
個別の動機づけや行動を強調	動機づけや行動の細部が失われる可能性がある
1事例を詳細に	何百もの事例からのデータが得られる
読むのに時間がかかる	早く読める
広い関係性が失われる	特殊な問題が失われる
発見された事実は般化されない	般化可能な事実

文の個別の報告書を読んで解釈せずに，データを体系的に分析し，かつ，個々の事例を詳細に精査できる方法を見出すことである。

　NCISH によって提唱されたひとつの解決策は心理学的剖検の技術を採用することであった。これは自殺の心理社会的側面を調査するために研究者が用いた手法である。Barraclough ら（1974）は 100 の自殺例から臨床的教訓を導き出すためにこの手法を用いた初期の研究者のひとりである。Hawton ら（1998）は，方法論的問題について総説を記している。この手法は，事故後，関係者に半構造化面接を施すことを基礎としている。同じ手法が殺人に対して適用できるのかどうかは今後の課題であり，現在の研究を取り巻く風潮ではかなり厄介な障害がある。例えば，殺人を行った者にまず手紙を書くことさえ研究者にとって許されることなのかどうか倫理的な疑問が生じる。

　NCISH によって収集されたデータや第三者調査の報告書からあらゆる教訓を導き出そうとする努力がなされる一方で，保健省のリスク・マネージメント・プログラム委員会は 2006 年の初頭に精神保健領域の殺

人と調査報告書の再調査を委嘱した。その再調査では後方視的に構造化されたリスク・アセスメントの技術を適用しようとした。私はここに標本と手法と結論を描写し，特異な点を示す事例を要約して締めくくることにする。

重度の精神疾患を有する暴力的な患者によって行われた殺人に対する再調査

目的は，精神疾患の診断を有し，暴力の既往がある事例を優先的に再調査することである。再調査では，存在するあらゆる情報源からのデータを考慮し，2つの指針を設定した。その第一は，関心は主として個人の行動よりもむしろシステムあるいは一般的な要因に向けられるべきであるという観点から原因分析を必ず行うことである。第二の原則は，殺人を行った時点で臨床チームが把握している情報を用い，暴力のリスクに対する構造化された臨床的アセスメント（SCAVR）を行うことである。

標　本

以下の基準は，NCISH（詳細は第3章を参照）のデータベースから事例の一部を抽出するために用いられた。

1．最近10年間でイングランド・ウェールズのNHS（国民保健サービス）による精神保健サービスを受けながら殺人を行った患者
2．NCISHの殺人調査書式に「統合失調症あるいは他の妄想性障害」もしくは「双極性感情障害」の診断が記録された者
3．殺人が発生する前に精神保健チームに過去の暴力の既往が知られて

いた者

4．NCISH の調査書式がある者。少なくとも１つの精神鑑定書，可能であれば，殺人に関する第三者調査報告書があること。

事例の選択基準の論理的根拠

目的はサービスにとって優先順位が高いと考えられる事例に焦点を当てることであったため，主要精神疾患（ほとんどは統合失調症）に罹患し，暴力の既往が知られている患者が選ばれた。この調査では新しい事例だけを用いることにした。というのも，この領域の政策や実務は急速に変化しており，古い事例は役に立たないからである。他方，事例が新しすぎると，刑事システムに入って，刑事裁判を受け，そして第三者調査が行われるまでに時間がかかるのでそれらも除外した。

記述と分析

データは NCISH の記録，裁判のために準備された精神鑑定書，もしあれば第三者殺人調査の報告書，臨床記録など利用可能な情報源は全て収集された。

これらのデータは個々の事例に HCR-20（ヒストリカル／クリニカル／リスク・マネージメント-20）（Webster et al., 1997）を実施するために用いられた。この暴力に対する構造化された臨床的アセスメントについては第６章で詳しく述べた。

HCR-20

HCR-20 は臨床的な母集団で幅広く用いられており，カナダのみなら

ず英国の多くの司法精神科医療サービスにおいてますます標準的なアセスメント・ツールとなっている。

　これは，患者に関する10のヒストリカル項目，5つのクリニカル項目，5つのリスク・マネージメント項目から構成されている。それぞれの項目は，確実に存在する，おそらくもしくは部分的に存在する，存在しないのような形で採点される。各項目のリストは第6章で示した。

　大まかに言えば，ヒストリカル，クリニカル，リスク・マネージメントの各グループは過去，現在，未来に関係している。ヒストリカル項目は過去の行動，人格，精神疾患に関係している。クリニカル項目は現在の精神状態と行動，リスク・マネージメント項目は将来の予測された機能に関係している。

標本の人口統計学的情報

　NCISHは1995年から2002年までに基準を満たす全ての事例に関するデータを提供してくれた。マニュアルを綿密に調べ，複数の報告書を検討した結果，数例の事例は基準を満たさず，破棄された。事例を除外した理由としては，暴力の既往が知られているかどうか疑わしいこと，正確な診断カテゴリーについて絶えず疑いがもたれた場合である。そのような事例を除外して残ったのは25例で，犯行日は1995年10月から2002年12月までとなった。

人　種

　これについては事例を詳細に再調査したことから判明しているが，少なくとも2例は診断あるいは暴力の既往が，当時，サービスに把握されていたかどうか疑わしいため，標本として含めるかどうか微妙であった。

表7.2 全標本中の人種（n＝25）

人種	数	％
白人	16	68
カリブ系黒人	4	16
アフリカ系黒人	2	8
インド／パキスタン／バングラデッシュ	1	4
その他	2	8
合計	25	100

この2例は白人であり，もし，選択基準を厳格に適用して除外してしまうと，人種の分布がさらに歪められて少数人種ばかりが目立つことになる。

HCR-20のデータ：ヒストリカル項目

HCR-20のこの項目は暴力のリスクを高めると考えられる歴史に関する10項目からなる。

標本の選択基準から全例でH1（過去の暴力）とH6（主要精神疾患）が満たされていることに注意する必要がある。基準を先ほど記しておいたのは，特に暴力の既往が分かっている場合，臨床チームが，これに類した情報を入手できるようにしておくべきであると考えるのが理不尽でないことを示すためである。

HCR-20のデータ：クリニカル項目

5つのクリニカル項目は第6章に示されている。ヒストリカル項目と同様，これに類した情報をチームが把握しているべきであると考えるの

表 7.3 　全標本中の HCR-20 のヒストリカル項目の度数分布（n＝25）

存在する項目数*	人数	%
10	10	40
9	4	16
8	1	4
7	6	24
6	2	8
5	2	8
＜ 5	0	―
合計	25	100

＊訳注：存在する項目数とは，HCR-20 の 1 点か 2 点のいずれかを満たす項目の数。著者は HCR-20 の各項目を「存在しない」（0 点）と「存在する」（1 点もしくは 2 点）の 2 件法に置き換えて処理している（第 6 章 p.171〜172 の記述による）。

表 7.4 　全標本中の HCR-20 のクリニカル項目の度数分布（n＝25）

存在する項目数	人数	%
5	15	60
4	5	20
3	2	8
2	2	8
1	1	4
0	0	―
合計	25	100

は合理的であろう。クリニカル項目の度数分布を表 7.4 に示した。

HCR-20 のデータ：リスク・マネージメント項目

　5 つのリスク・マネージメント項目は第 6 章に示されている。これら

表7.5 全標本中のHCR-20のリスク・マネージメント項目の度数分布（n＝25）

存在する項目数	人数	%
5	11	44
4	6	24
3	3	12
2	1	4
1	4	16
0	0	—
合計	25	100

は将来の計画に関係しているため，後になってから振り返ってこれらの項目を完成させることは，ヒストリカル項目やクリニカル項目をつけるよりもずっと難しい。私が評定したのは，患者が臨床チームと最後に接触した時点である。実現可能な計画があったのか，不安定化要因やストレスにさらされそうになっていたのか，個人的支援があったのか，患者は提供されていた治療を遵守していたのか。これらは，望むべくは，暴力の既往のある患者を扱う場合にケア計画のミーティングで考慮されるべき質問である。評定はほとんどの事例で可能であった。

予備的な議論

全体の数

　最初に指摘したい点は，調査期間が7年にも及ぶにもかかわらず，事例数が少ないことである。平均すると年間で4事例にも満たないことになる。もちろん，この問題には標本数以外のこともあるが，この数字については，他の殺人との文脈の中で理解される必要がある。イングラン

ドとウェールズの殺人件数は 1995 年から 1997 年までの間に年間 584 件から 650 件認められ，2001 年から 2002 年の 1 年間では年間 800 件に迫った。言い換えれば，我々がこの調査で関心のある事例は，イングランドとウェールズにおける全殺人事件の 0.5％ にも満たない計算になる。対象となる実際の事例数が，NCISH が捉えた数の 2，3 倍であったとしても，それは全殺人の中のごくわずかな比率を占めるにすぎない。頻度が少ないからといって重要でないとは言えない。本書のテーマのひとつは，価値が異なれば結果も異なるということであり，稀な事象であっても非常に重要な場合がある。それでも，比率の問題を念頭に置くことは重要である。

人　種

　一般人口と比べて少数人種がかなり多くを占めている。上述したように，疑わしい事例は 2 人とも白人の英国人だったので，もし，彼らが除外されると，標本はさらに歪められてしまう。
　結論を導くには数があまりにも小さすぎるが，データでは拘留された患者の中には少数人種が多く占めている可能性があることに引き続き注意する必要があることを明白に示している。控えめに見ても，この数字はこの問題の複雑さを思い起こさせてくれる（Singh and Burns, 2006）。

HCR-20 のデータ

　ヒストリカル項目は，後方視的にかなり正確に評価できるので，この調査では重要である。これは，記録から判断することができる歴史（履歴）の面に注意を向けている。もし，その情報を，今，得ることができ

るのであれば，それはおそらく当時も得られていたはずであろう。この項目を全て完成させるのに必要な情報はおそらく殺人の前の記録の中に認められる。

　25人の患者のうち10人がH（ヒストリカル）スケールの全ての項目で得点し，20人の患者（標本の80％）が7項目以上で得点した（表7.3）。HCR-20は保険数理的スケールではないので，点数を合計して全体の暴力のリスクを計測するわけではない。そうであるとしても，1人の患者が暴力のリスクの増加と関係するヒストリカル・ファクターの全てもしくはほとんどを持っているとなれば，軽々しく見過ごすべきではない。

　このような事例で重要なことは，彼らの暴力のリスクが高く，差し迫っているのは避けがたいことなのだということではなく，彼らは潜在的にリスクが高いということである。ギャンブルでたとえるならば，賭け金が高いということになる。もしチームが安全な行動を取っているのであれば，このことは問題となることもないが，クリニカル項目もリスク・マネージメント項目も高い点数であるということになれば，その状況は深刻であり，優先すべき問題となる。たとえ，暴力のリスク・アセスメントの有用性について否定的であったとしても，事件が起きた後に実施される調査では，暴力のリスクに関するこれらの歴史的指標については説明を求められることになる。チームとしては目を見開いてリスクの高い状況に踏み込むことになるわけであるから，事件が起きた後にリスクについて学ぶよりは，今のうちにこのことを意識しておくべきであろう。

　クリニカルとリスク・マネージメントのスケールについては，多くの患者について高い結果が得られている。これらの数字は，後方視的に記録から導き出される場合にはあまり信頼性がないかもしれないが，遠慮しすぎて述べるのも良くないであろう。治療的試みに対する遵守性の欠

如，治療に反応しない、あるいは、否定的な態度のような項目は、通常、記録から判断するのは難しくはない。多くの事例で、これらの問題に関する不満はかなり頻繁に訴えられていたのである。

また、後方視的な採点から生じる誤りとしては、コーディングが記録に基づいているために、問題を軽視してしまう傾向があげられる。例えば、洞察の欠如や症状の有無のようなものは、臨床的に見落とされてしまうこともあるが、体系的なアセスメントを用いると、それらを見落とさずにすむ。言い換えれば、もし体系的なアセスメントをその当時に用いていたならば、見落としは最小限に抑えられ、これらの点数はもっと高いものとなっていた可能性がある。

ヒストリカル項目の評定と同じように、クリニカルとリスク・マネージメントの項目では、そのスケールの項目数が多いところに分布する傾向がみられた。項目数が多ければ多いほどリスクが高いことにはならないが、これらの事例の多くで、暴力のリスクを予測する傾向のある要因の全て、もしくは、ほとんどを有していたことは印象的である。このようなことを踏まえると、重度の精神疾患による殺人というものが、どのような患者にでも起こる無作為の出来事ではないことが分かる。暴力のリスクの指標という観点でみれば、これらの事例の多くが殺人の前には並外れた患者であったということである。

この推論の欠点としては、このような点数は地域社会でケアを受けている患者では、ありふれているということである。HCR-20の使用は英国ではまだ限られているが、精神医学研究所（Institute of Psychiatry）が実施した南ロンドンの患者に対する初期の研究結果からは、司法精神科医療を地域で受けている患者は、一般的にHCR-20のH項目の得点が高い。また、一般の精神科医療を受けている患者の多くはCとR項目の得点が高かったが、3つの領域全てで高い得点を示すことは稀であったという（Fahyとの個人的な意見交換）。今回の標本のほとんどの

患者は，HCR-20 の評定の点では司法精神科患者と類似しているが，司法精神科サービスのケアを受けていた者はほとんどいなかった。

構造化された臨床的リスク・アセスメントでアウトカムに違いが生じるか

この重要な質問に対する最も確実な答えは，この種の研究からは結論できないということである。それでも，合理的な推測が，次のような仮説に基づいてなされることがある。

最初の仮説は，臨床チームが，当該の事例に優先すべき見合った介入をしなかったというものである。チームは関わっている事例のリスクが高いことに気づいている場合もあったが，現在の法律の下では手の施しようがないと感じている場合もあった。リスクについての情報が多くても，それはチームが既に知っていることを再び述べたにすぎないので，この場合，違いは生じなかったはずである。他方，チームがリスクの高いことを認識していないような事例も多数みられた。

第二の仮説は，その事例のリスクを認識していなかったということである。もし，チームが実施した暴力のリスク・アセスメントの結果が厳しいことを認識していたならば，チームはその事例のマネージメントにはより注意深くなっていたはずである。1994 年以来，高まったリスクの重要性の議論を考慮すると，リスク・アセスメントとリスク・マネージメントの試みとの間に自動的につながりが見出されるようになったのは好ましいことである。しかし，以下に示すいくつかの事例が物語っているように，現実はもっと厄介である。

殺人の再調査からのケース・サマリー

ケース・サマリーについての注意

　かなり考えた末，私は氏名と地域を省くことにした。この情報の全ては社会の共有財産ではあるが，繰り返し氏名が出てくることで当該の患者にスティグマを与え，社会復帰を阻害するばかりか，関係者や関わっている専門家をも悩ませてしまう可能性がある。特殊な点を描くため，詳細な状況は残しておく必要があり，事例によっては，個人的な関わり，あるいは，新聞報道や調査報告書などから，その状況をよく知る者に同定されてしまう可能性があるのは避けられない。

　事例の番号は恣意的なものであり，年齢は特に断りのない限り犯行当時のものである。それぞれの事例の初めに，中心的な問題をまとめておいたが，これは事例から導かれる全ての教訓を網羅的に説明したものではない。

▶ **事例 2**

　　HCR-20 の項目数[*1]：H=10，C=5，R=5

　主な問題：精神病に基づいた動機で見知らぬ人を殺害。家族に暴力的かつ反社会的な行動をする者がいる。発病前に暴力と人格障害がみられた。病気とは無関係な多方面かつ深刻な犯罪性がある。治療に対する遵守性は欠如している。薬物とアルコールの乱用歴がある。チームはある程度暴力のリスクを認識し，持っている力でそれをコントロールしようと努力していた。司法精神科サービスが関与していたが，ほとんどなすすべはなかった。地域治療命令[*2]から利益を得る可能性がある。

　この29歳の男性は長期にわたり多方面の暴力と反社会的行動の既往を有する家族のもとに生まれた。彼は数年間，医療機関と接触を持ち，

この間,統合失調症,人格障害,薬物・アルコール乱用の診断を受けた。重大な暴力(刃物で刺す)をはじめとする長い犯罪歴があり,それは精神病の状態の場合もあれば,正常な状態の場合もあった。複数の入院歴があるが,精神病症状は薬物療法で急速に寛解した。退院後はデポ剤による薬物療法を拒否し,地域に戻ると病気を再発させた。この事例には監督登録(supervision register)[*3]を用いるなど密接なモニタリングが行われ,犯行のほんの数日前に,彼の精神状態に関して詳細なアセスメントが行われていた。一般精神科のチームが治療にあたっていたが,彼らは司法精神科チームに助言を求め,それに従っていた。

犯行は,見知らぬ者に対する明らかに動機のない殺人であった。関わっていた臨床家,さらに調査報告も,患者が地域社会にいる間の薬物療法を強制的に行う以外,ほとんどなすすべはなかったであろうと結論した。

[*1]訳注:著者はHCR-20の各項目を「存在しない」(0点)と「存在する」(1点もしくは2点)の2件法に置き換えて処理している。したがって,H=10はHの10項目全てが1点もしくは2点のいずれかで存在するという意味であり,HCRのH項目の得点が20点中の10点という意味ではない。例えば,事例2(H=10,C=5,R=5)では,HCR-20の全項目が1点もしくは2点で満たされていたということを意味する。

[*2]訳注:原著書の刊行後の2008年10月に2007年精神保健法(Mental Health Act 2007)が制定され地域治療命令が誕生した。地域治療命令(Community Treatment Order)は,あくまで強制入院を受けた患者が退院する際に命令される。これは,強制入院治療よりも地域において治療を監督される方がより人道的であるという考え方から来ている。実際,この命令を受けた患者は,地域精神科保健チーム(Community Mental Health Team:CMHT)から訪問治療を受ける。この命令では,病状悪化時に患者を再入院させて強制治療を施すことはできるが,地域の中で直接薬物療法を強制することはできない。しかし再入院をほのめかすことで実質的に薬物療法を強制させる効果はあろう。

[*3]訳注:1995年精神保健法(Mental Health Act 1995)で誕生した。現在の地域治療命令とほぼ同じ効果をもつが強制力が弱く,ほとんど用いられることがなかった。

コメント：構造化された臨床的アセスメントを用いても違いはなかったであろう。そのリスクは認識されており，現存する法律の下では可能な限り十分に管理されていた。これは，リスク・マネージメントにおいて可能であるとされることの限界に挑んでいる臨床家たちを間近で見ているかのような事例である。しかしながら，臨床家たちが苦労している問題は，全ての人たちが同意しているように，暴力のリスク・アセスメントそのものではなく，リスク・マネージメントをするための権限が限られていることである。結果は否定的なものであったが，調査報告書では臨床家チームに対する批判はみられなかった。

▶ **事例 27**

HCR-20 の項目数：H＝10，C＝5，R＝5

主な問題：完全な精神病状態で母親を殺害。発病前に暴力と人格障害がみられた。病気とは無関係な多方面かつ深刻な犯罪歴がある。刑務所で精神病に対する治療を最初に受けた後は治療を十分に続けなかった。治療に対する遵守性は欠如している。薬物の乱用歴がある。過去の暴力犯罪の後，制限命令を勧告する機会を失した。暴力のリスクの程度を把握できていなかった。過去に司法精神科医療が関与したにもかかわらず地域では一般精神科医療で管理された。地域治療命令から利益を得る可能性がある。

この患者の個人史は不確かであるが，彼は英国とナイジェリアの両方で生育した。12歳から彼は英国に住んでいた。彼は不登校となり，学校ではしょっちゅう喧嘩をし，退学させられた。15歳の時からマリファナを吸い，両親がなんとかコントロールしようとしたにもかかわらず，自分のやりたいように振る舞っていた。

彼には何も資格が無く，まもなく犯罪活動に関わるようになった。単科大学に通っていたとき，おそらく，薬物の売買をめぐって喧嘩となり，

同僚の学生をナイフで刺し，講座を開始してから2カ月で大学を去った。その後傷害罪で4年の刑が言い渡された。

彼は数年間失業しており，その間は，一度も職に就いたことがなかった。彼は見境なく性的な関係を持ち，子どもも何人かいたが，会うこともなく，支援もしなかった。彼は安定した関係を築いたことはなかった。

1996年2月，強盗罪で4年6カ月の刑を言い渡された。彼はある車に近づき，運転手を無理矢理外に出して殴り，鍵を盗んだ。この時，彼には精神障害はなかった。動機はコカインを買うためのお金が欲しかったからである。彼は，受刑中に精神病を発症し，1997年1月に中等度保安司法精神科ユニットに移送された。彼は薬物療法に反応を示し，1997年8月に刑務所に戻った。しかし，1999年4月に再発したため，もう一度中等度保安ユニットに移送されなければならなかった。この時は，前に入院した地元のユニットが満床だったため，民間セクターの司法精神科ユニットに入院した。彼は刑期が満了するわずか4日前に移送されたため，入院時には通常の患者と同じ法的立場で入院した。すなわち，彼には制限命令[*4]が科せられず，時折地域に外出するのを制限する条件を付せなかった。

1999年9月，司法精神科ユニット内で重大な暴行事件を起こした。彼はマリファナの使用をスタッフに告げ口した他患者の顔に熱湯をかけたのである。9月下旬に地元の一般精神科病院の閉鎖病棟に移送されたが，病状は改善しなかった。入院直後に女性看護師の体を触り，マリファナを使い続けた。

1999年11月，司法精神科ユニット内で起こした事件に関して傷害罪で有罪判決を受け，病院命令[*5]の下での入院処遇を宣告された。しかし，彼は既に病院命令と同じ立場で入院していたので，その宣告はまったく

[*4]訳注：p.84の訳注*5参照。
[*5]訳注：p.74の訳注*2参照。

無意味だった。2000年1月，開放病棟に移されたが，すぐに他の患者と一緒に無断離院した。

2000年6月に母親の自宅に退院となり，監督登録を受けた。彼の精神状態はデポ剤により改善されていたが，2000年8月に経口のオランザピンを希望し，デポ剤の投与は中断した。

彼が最後にサービスと接触したのは2001年3月14日であり，その時，彼は病院の外来部門に姿を見せた。彼はリラックスして友好的だったが，経口薬は全く遵守していなかった。彼は母親と頻繁に口論になると訴えていた。その後2001年5月に母親を殺害するまで病院に姿を見せることはなかった。

殺害した当日，彼の兄が警察を呼んだ。患者は母親を刃物で刺し，一見して精神病状態であった。彼は供述調書で「俺は世界の王になる……あいつは悪だ……」と述べていた。彼は事件前に母親と兄を威嚇していた。

コメント： この男性は精神疾患の発症前に，明白な暴力犯罪の既往が確認できる。また，精神病になる前に，重度の人格障害を有していた。精神病の発症後，決して地域で薬物療法を遵守しようとはしなかった。司法精神科サービスが関与したことはあったが，長期間責任を持って関わることはなく，患者は一般精神科サービスを通して地域に戻った。

治療は司法精神科サービスが管理するのが望ましかったと強く感じる事例である。というのも，彼の精神病は暴力による長期の受刑期間中に初めて明らかとなっており，そのリスクは明白だったからである。構造化されたアセスメントでも，そのリスクは明らかであろう。地域治療命令が有用であったとも思われるが，中等度保安ユニットでの暴行後に制限命令を勧告する機会を失したのも問題であった。この事例は多くの問題を示しているが，なかでも，中等度保安ユニットでの治療後に，刑務

所に戻った患者のフォローアップであり，実際，治療は継続されなかったのである。

> ### ▶事例 19
> HCR-20 の項目数：H＝10，C＝5，R＝5
> **主な問題**：明らかな動機なしに同じ病棟の患者を殺害。発病前に暴力と人格障害がみられた。後知恵にすぎないが，暴力のリスクの程度を理解していなかった。病棟ポリシーを強化すべきであった。病棟でのアルコール使用の問題。暴力のリスクに対する構造化された臨床的アセスメントの必要性。

　この 26 歳の男性は養育環境が悪く，悲惨な幼少時代を送っていた。身体および情緒面での虐待があった。そのほとんどは父親のアルコール中毒に関係していたが，母親もまた暴力的であった。彼が最初に有罪判決を受けたのは暴行であり，その後，13 歳の時にエアライフルで他人を撃ち，傷害事件を引き起こした。学校を何度も転校し，決して落ち着くことはなく，何度も不登校となっていた。15 歳の時には強盗を行って退学となり，まもなく，覚醒剤とマリファナの常習者となった。
　彼は準軍事的なことに興味を持ち，しばしばナチスの軍服を着たり，それに関係したものを身につけたりした。彼は刃物を収集し，入院の際にスタッフが知らないうちに料理人用のひとそろいの刃物を院内に持ち込み，入院中に他患者を殺害した。もちろん，彼が料理人として働いたことは一度もなかった。
　彼は 20 歳の時に妄想型統合失調症に罹患していると診断された。精神保健サービスが 5 年以上関わっている間，彼は覚醒剤の乱用が原因で何度も入退院を繰り返した。彼は幾度となく母親を脅かし，母親の身の安全が懸念されたために，監督登録に付された。彼は孤立していたが，

スタッフや他の患者には常に丁寧で，脅かすような素振りはみられなかった。

1998年12月，その月の初めに入院した病院で，上述したように他患者を攻撃し殺害した。彼は自室のベッドで寝ており，被害者は同室の隣の患者で，ちょうど部屋に入ってきたところであった。ふたりの間には敵意や葛藤といった状況は何もなかった。加害者はその日の早朝に別の患者と口論しており，そのことが2人の男性を混乱させたと思われ，それには精神病的な思考も反映されていたように思われた。患者は動機について満足のゆく説明をすることができなかった。彼はその日の早朝から飲酒していた。また，彼が病棟でドイツ軍の軍服を着ていたことから，患者の中にはいらいらする者も何人かおり，そのため彼は被害念慮を抱きやすい状態にあった。実際，彼に対して怒りや敵意の感情を抱いている患者もいた。

彼の担当の専門医は，入院は「社会的入院」であり，当時，彼は強盗を行った後，ホステルから出され，ホームレスになっていたと述べた。彼は「数カ月ぶりの」入院の間，薬物療法を遵守していた。専門医は，「彼が暴力を行った記録はなかった」と述べており，犯行後でさえも，調査に対して患者の暴力のリスクは低かったと証言した。

患者は，犯行の1週間前は（別の時には，犯行の1カ月前とも述べている），違法薬物を摂取していなかったと述べた。彼は，犯行後，再拘留となって高度保安病院[*6]に移送されたが，精神状態は安定しており，後に，処方薬を抜いても，精神病症状を示すことはなかった。報告書では，彼は重度の人格障害に罹患しているが，精神病の問題と犯行時のその障害の役割についてははっきりしないとの一致した見解が示された。

コメント：予防に関しては2つの重要な問題がある。2つとも調査報告

[*6]訳注：p.84の訳注*6参照。

書で強調された問題である。第一に，看護業務と病棟環境の安全維持に関して問題がある。患者は時折ナチスドイツの軍服を身にまとっているが，彼が全般的に礼儀正しいからといって，病棟でそのような行為は容認されない。また，そのことが犯罪の要因となった可能性がある。彼は何度か病棟で深酒をし，料理人用のひとそろいの刃物も持ち込んでいる。病棟の基本的な手続きを破ると深刻な暴力事件が発生する場合があることは予測できないにしても，この病棟手続きが機能しているとは言えず，環境が安全であるかどうかも確認していなかったことになる。

　第二に重要な点は，診断と暴力のリスク・マネージメントに関することである。この患者は統合失調症と長年診断されてきており，犯行後に再度診断を行うことはほとんど無意味である。この事例の暴力に対するリスク・アセスメントについては，彼がこれまでこのような行為をしたことがなく，彼の精神状態も通常の時と全く変わらなかったという事実から，これ以上のことはできないと思われるかもしれない。このような見方は妥当かもしれないが，適切なリスク・アセスメントとしては十分ではない。構造化された臨床的リスク・アセスメントを用いると，この患者は暴力のリスクに関する全てのボックスにチェックが入ることが示される。この犯行自体は予測することはできなかったかもしれないが，この患者が潜在的に持っている暴力の可能性はもっと理解されるべきであった。暴力のリスク・アセスメントをもう少し十分にすべきだったことを示唆する事実は豊富にあり，実際，彼は母親に対する暴力のリスクのために監督登録も受けていたのである。

　この事例で最も議論になる点は，専門医が，殺人事件の後でさえ，暴力のリスクの兆候はないと主張していたことである。端的に言って，HCR-20の評定や過去に暴力の脅しや実際の暴力があったことから示されるように，この見解は正しくない。患者は強盗を行い，住居の立ち退きを言い渡されたことから，入院に至ったのだが，この場合に，入院が

「社会的な理由である」と論じている点も奇妙である。この事件は2つの問題を提起する。1つ目は，この犯行が精神状態の悪化を示す証拠であること。2つ目は，住居を失うことで，不安定で不確実な状態となり，社会的支援を失ったことである。このことをもって，彼がただちに誰かを殺すということにはならないが，それらは全て暴力のリスクという点においては悪い状況である。

このサービスで働いていた専門家たちは，暴力のリスクについて論じる際に，文字通り「何について話し合えば良いのか理解していなかった」と結論せざるを得ない。彼らは暴力のリスクを適切に描写するのに必要な概念や言語を持ち合わせていなかったのである。このような結論を述べることで，関わった個人たちを批判するわけではないが，暴力のリスクを指し示す指標がたくさんあったにもかかわらず，彼らは患者をマネージメントする力がなかったのである。このようなことは，全ての関係者，特に，これまで犯罪を予測できたためしがないとの批判にさらされてきた地域の精神保健チームにとって受容できるものではない。

▶ **事例 17**

HCR-20 の項目数：H＝7，C＝5，R＝5

主な問題：精神病の症状から直接見知らぬ人を殺害。発病前は正常の人格。発病後に暴力と薬物乱用が頻回となった。ホームレスである。治療に対する遵守性は欠如。明白な悪化がみられたにもかかわらず介入が遅れた。地域治療命令から利益を得る可能性がある。

患者はジャマイカ人の両親の下，英国で出生した。彼の子ども時代に特筆すべきものはなく，中等教育も修了したが，高校入学後の2年間，不登校であったことが唯一の問題である。彼は CSE 試験のいくつかに

合格したが，16歳の時に退学し，19歳で精神障害を患うまでは，熟練肉体労働者として申し分なく働いていた。

10代後半に二，三の軽微な犯罪を行ったが，彼の犯罪は精神障害の発症後にエスカレートした。26歳時，彼は女性の知人を刃物で刺して逮捕されたが，拘留中，独房に火をつけたため，中等度保安司法精神科ユニットに移送された。彼は2,3週間後の1995年1月にホステルに退院したが，その際，精神科治療を条件とする保護観察[*7]が申し渡されていた。後の調査では，このような重大犯罪に対しては制限付き病院命令が適切であったとして，この処分が批判された。

保護観察中，彼はデポ剤による薬物療法に不満を訴えたが，ほとんど無口であった。1995年8月に保護観察命令が終了したとき，彼は母親と同居していた。1997年9月に，彼は全ての薬物療法を中止したが，その時点までは，しぶしぶ薬物療法を遵守していた。彼はほとんど自閉的で，社会的に孤立し，感情は鈍麻していた。地域精神科看護師は，彼が薬物療法を中断した後も訪問を続けていた。

1997年12月の初旬までに，再発の兆候である軽躁状態を示し，自発入院をしたものの衝動的に退院する決断をしたため，12月15日に精神保健法第3条の下での強制入院[*8]に変更された。彼の母親はこの強制入院には同意しなかったため，同意者としての親族を他に立てなければならなかった。

この入院の後半，彼が自宅に外出している間，彼は保険会社から保険金を騙し取ろうとして自分の車に火をつけ，やけどを負った。この事件

[*7]訳注：英国では保護観察に精神科治療を条件にすることができ，しかも地域精神保健チームからの訪問サービスも受けられる。

[*8]訳注：精神保健法（Mental Health Act 1983），民事規定による「治療のための入院」と呼ばれる強制入院形態。入院には最近親者の同意が必要であるが，一旦入院が確定すれば入院継続の権限は医師に委ねられる。しかし精神保健審査会に退院請求を行うことは可能。

は彼の判断能力が欠如していることから生じたと考えられた。1998年4月，彼はデポ剤による薬物療法を受けなければならないと言われたとき，暴力的になり，ねじ回しを取り出し，スタッフを脅した。その際，彼を拘束するために警察の援助を求めなければならないほどであった。彼は中等度保安ユニットに移送されたが，彼は自分の病気や事件の重大さに対する洞察が全くなかった。

　彼は1998年12月に双極性感情障害と妄想性人格障害の診断で中等度保安ユニットを退院した。処方薬は，カルバマゼピン（気分安定薬）とリスペリドン（抗精神病薬）で，両者とも経口投与された。デポ剤による薬物療法については実際問題があった。最初に拒否したのは体重が増加したからであったが，その後，副作用のために女性化乳房を来し，外科的手術も考慮されたほどであった。

　退院後すぐに外来通院に問題が生じ，1999年2月までに彼は精神保健サービスとのつながりを一切断ちたいと言っていた。スタッフは彼に接触を保つように説得したが，1999年1月には，彼は約6カ月間経口薬を服用していないと報告した。彼は再びサービスとの接触を断ちたいと訴えた。彼を監督する司法精神科専門医は，再発のはっきりとした兆候を見出すことができなかった。チーム内で議論した末，近い将来に再発することが懸念され，患者のかかりつけの一般開業医に連絡した。深刻な事態となっていることは精神科医も認識し，医師の個人的な立場については，医学弁護協会に相談していた。

　1999年8月6日，患者はその専門医に電話をかけ，自分の診療録を見せてくれと頼んだ。その電話の間，明らかな再発の兆候は何も示されなかったが，このような要求はこの患者の場合，再発の初期症状である可能性が疑われた。この出来事の後，一般開業医と奇妙なやりとりがあった。例えば，患者は一般開業医に彼の診療録から精神障害に関する記録は全て抹消するように頼んだ。また，患者は警察署に出向いて，病院

のスタッフが自分をつけ回していると不平を述べたが，この情報はチームには伝えられなかった。調査では，コミュニケーションとケア・プログラム・アプローチ*9に関する手続きにいくつか失敗があったと詳しく述べられている。

　1999年8月11日，殺人事件が起きた。前の晩，患者の姉は彼の態度が粗野であることに気づいた。彼は早朝に一般病院を訪れ，不眠と過活動を訴えたが，医師の診察を待てずに病院を出た。その日，彼は見ず知らずの12歳の少年とその父親を刃物で刺し，その後すぐに，1人の老人を襲って殺害した。前2者の被害者は一命をとりとめ，この犯罪は殺人未遂とされた。殺人の前に，加害者と被害者との間にやり取りは全くなかった。彼はアパートにガスを充満させ，火をつけようとしていたところを，警察官に拘束され，逮捕されたが，その警察官にも攻撃を加えた。患者は後にその犯行を，差し迫っていた日食と関連づけていた。彼は，世界が終わりに近づいており，他人が自分を襲おうとしていたので，自分から先に彼らを攻撃しなければならないと信じていた。

コメント：これは「見知らぬ者に対する殺人」の典型的な例である（以下の議論を参照）。大まかに言えば，暴力のリスクが知られていながら，効果的に管理されていなかった例でもある。早期に介入するのに十分な機会があったはずであり，この事例の教訓としては，単純に言えば，完全な再発を待つ必要などないということである。患者には暴力の既往があり，治療に対する遵守性はなく，彼の精神状態をうかがい知る方法は限られていた。過去に刃物で起こした傷害事件は，ここでは，潜在的に危機的な指標なのだが，介入に対してあまりにも消極的に過ぎた。もし，この事例に悩んだ際，専門医が所属する弁護組合にすぐさま電話をしていたならば，少なくとも精神保健法による診察は担保されていたはずで

---

*9訳注：p.171参照。

ある。

　リスクが高いことが認識されていても，構造化された臨床的アセスメントは有用であったであろう。重大な暴力の既往を有する患者で，クリニカルとリスク・マネージメントの全ての項目に点数がついているという事実（上記したように，C＝5，R＝5という数値で示される）が明らかにされていたはずである。サービスは，入院の根拠がないという判断に基づいて手続きを進めていたわけであるが，リスク・ファクターが明らかにあることを述べ，「リスクのチェック・ボックス全てに印が入っている患者の強制入院が正当化できないというのなら，強制入院はどのようなときに正当化されるというのか」と詰め寄ることもできたはずである。

　調査ではコミュニケーションや手続きの誤りが多く指摘されたが，この事例の暴力のリスクをマネージメントするための全体的な戦略を考慮するような，操作的あるいは戦術的な問題を振り返る方が有益である。戦略としては精神状態を密接にモニターし，明らかに再発した際，早期に介入することである。しかし，患者にも考えがあって，治療の遵守を強要されたときでさえ，決して病院に来ようとはしなかった。彼は薬物療法を拒み，明らかに遵守しなかったことが最近あり，精神保健サービスが彼に接触してくるのを望んでいなかった。彼は一般開業医に会おうとしていたが，それは自分に身体的な問題はあっても，精神面は良好であると考えていたからであり，まさにそのために，彼は診療録から過去の問題に関する記録を診療録から抹消すべきだと主張したのである。言い換えれば，彼の考えを十分理解していなかったことで，事実上，彼の考えはないも同然であった。そのため，彼の精神状態を探る手がかりは行動だけであったが，それもほとんど観察されなかった。

　このような状況で，操作的かつ手続き的なことばかりに注意を向けると，重要な点を見落とす。彼の精神状態を理解することには限界がある

ことから,監督は戦略としては十分ではなかったし,また,その監督には暴力のリスクという要素も含まれていなかった。精神状態は急速に変化するので,面接の際に症状を隠している可能性があり,その日のうちに症状の有無をあらためて確認しても,翌日,あるいは数時間後には,重大な暴力の可能性がないとは言いきれない。密接に監督をしても,地域ではこのようなリスクがあるために適切な戦略とは言えず,皆がそれに頼るとなると精神保健のスタッフは苦しい立場に立たされてしまう(そうなると,専門医は殺人の前に弁護組合に電話することになる)。

この事例で正しく暴力のリスクをマネージメントする不可避的な戦略は,薬物療法の遵守を強制することである。しかし,どうすればそれが可能になるだろうか。

調査は最初の刺傷事件の後に,制限付き病院命令を科さなかったことを批判した。この意見はいくつかの殺人調査でも以前出されたことがあり,議論は尽くされた感がある。しかし,ここでの問題は,もっとありふれたものであった。検察庁(Crown Prosecution Service:CPS)は,患者の精神障害が明らかであったため,元々の告訴を撤回していた(彼は2度,訴訟能力がないとされた)。患者の精神状態は治療で改善され,患者が出廷した時点では,入院治療の必要性を示唆するような症状はなく,地域での強制治療を法律で科すこともなかったのである。

機関同士の連携を持つことは有益であるが,入院中に行った犯罪で患者を訴追することについては,依然として議論がある。多機関による公的保護委員会(Multi‐Agency Public Protection Panels:MAPPPs)[*10]が登場したことによって,より良い連携は期待できる。しかしながら,このような連携が発展したところで基本的な問題は解決しない。この患者は精神障害に対する治療は必要だったが,服薬さえすれば強制的な入院は必要なかった。犯罪が明らかに精神病症状と関連し,

---

[*10]訳注:p.264 参照。

了解可能な動機が見出せない場合，精神障害者を犯罪者として扱うことには議論がある。刑事司法システムは自由意思や道徳基準の選択という概念に基づいており，暴力が脳の機能障害によって生じる者を犯罪者と呼ぶことには常に抵抗がある。

精神障害者を犯罪者とすることにこのような抵抗があるのは，米国とは違った，英国の医療および法システムの長所のひとつであり，我々はそれを完全に放棄すべきではない。再犯のリスクの問題の解決策は，地域治療命令にあることは間違いない。もし，それが存在していれば，それに関わるチームはほぼ確実にそれを行使して薬物療法の遵守を強制し，これらの暴力は生じなかったであろう[*11]。

▶ **事例8**

HCR-20 の項目数：H＝7，C＝5，R＝5

主な問題：精神病の症状から直接見知らぬ人を殺害。発病前は正常の人格。発病後に暴力と薬物乱用が頻回となった。ホームレスである。暴力のリスクを管理しようと過去に何度も努力したが，暴力のリスクの程度を把握するのに失敗した可能性がある。治療に対する遵守性はない。明白な悪化がみられたが介入が遅れた。地域治療命令から利益を得る可能性がある。

この30歳の男性は，20歳で統合失調症を発症するまでは，基本的に普通の学生で，問題のない家族の下でごく普通の子ども時代を過ごした。精神障害は気づかないうちに発症し，深刻なものとなった。彼の場合，最初のエピソード以後は二度と改善することはなかった。彼は一度も就労したことがなく，洞察は限られ，薬物療法もほとんど遵守しなかった。

[*11]訳注：2008年10月，地域治療命令が誕生したが，地域で患者に服薬を強要することはできない。薬物療法の遵守を強制させるには，服薬を中断した場合に再入院の手続きをとるなど間接的に行うしかない。

統合失調症を発症する前は暴力的ではなかったが，その後は具合が悪くなるとしばしば暴力的になった。彼の場合，同僚の患者や見知らぬ人を攻撃したことを示す記録が残っていた。彼は，地域での治療をコントロールするために後見人命令（guardianship order）[*12]が付されていた。彼はマリファナや他のハーブ類の薬物を常習的に使用していた。

犯行は1997年3月に性機能に障害を及ぼすことから，デポ剤の薬物療法を中止した後の同年10月に発生した。彼には経口の薬物療法が処方されていたが，服用しなかった。精神状態は殺人事件の前の数カ月間悪化しており，奇異で，威嚇的で，攻撃的な行動がみられていることが多数報告された。彼は奇異な行動のために，何度も住居を失い，一度は，ホテルの部屋で放火もした。犯行に至るまでの数カ月はホームレスであった。ソーシャル・ワーカーは住居を見つけようとしたが，彼の行動のために決まって住居を失った。

犯行は，精神状態が悪化し，威嚇的な行動を取っていたことに対し，警察があらかじめ計画してアパートで保護しようとしたときに起きた。警察官がアパートに入っていったとき，彼は警察官たちが計画的に自分を強姦するとの妄想的信念を抱き，警察官のひとりに刃物で切りつけ殺害した。

調査ではより強固な監督と治療に対する遵守性を高める努力が必要であると勧告された。マスコミは，一般開業医が一度彼に処方薬を郵送した点を調査が指摘したことに注目していた。

コメント：調査では地域での強制治療を推奨するまでには至っていないが，その理由を理解するのは難しい。この患者の過去の暴力の既往や，

[*12]訳注：精神保健法によって規定。通常，後見人には地方自治体が認定される。後見人は患者に治療を促したり居住地を設定することはできるが，治療を強制する力はない。

見知らぬ人や患者などの弱者に不意に攻撃する犯行は，おそらく制限付き病院命令となっていてもおかしくはなかった。

　HCR-20によるアセスメントは，彼が早期に精神病を発症しているために複雑である。彼は子ども時代の問題や早期の暴力，人格障害／サイコパシーに関するヒストリカル項目に得点は入らなかった。もし，彼が成人以降ずっと人格障害を有する者として過ごすのであれば，人格障害／サイコパシーも満たしうる。しかし，人格変化が明らかに重度の精神病に関係している場合には人格障害の診断ラベルを用いないのが慣例となっている。

　この事例からHCR-20では数値を足し合わせることだけが重要ではないことの理由が分かる。彼はクリニカルとリスク・マネージメントの全ての項目で得点を得ており，彼に重大な暴力の既往があることと合わせて考えると，彼が精神病状態にあるときには，重大な暴力のリスクが高いことが分かる。この種のアセスメントを用いていれば，リスクを明示することができ，調査が勧告しているような強固な監督を促していたはずである。

　さらに，この事例を安全にマネージメントする鍵は地域における強制治療であるとの結論は避けられない。彼に暴力の既往があること，薬物乱用をしていること，洞察が欠如していることを考慮に入れれば，治療に対する遵守性を促すという調査の勧告は非現実的であり，楽観的であると言わざるを得ない。

　この事例では相反している原則について考える必要がある。この少数人種の患者は薬物療法を拒否しているが，その理由は自分の性的能力を阻害するからであると明確に述べており，ある程度正当な理由でもある。殺人を行うことを事前に知っていれば，精神保健サービスの勧告が，彼の希望よりも優先されるべきであると説明できるが，後知恵がなければ，そのような決断はかなり難しい。我々は，精神保健サービスに患者の自

主性を尊重してもらうのか，あるいは，そうではないのか。もし，前者であるならば，彼らは軽率に患者の希望に背くべきではないし，服用を望まない患者に薬物療法を強要する場合，審査会に問題を委ねるのが正しいように思われる。

　このことは少数派の意見かもしれないし，調査を繰り返すのは私の役割ではない。また，私ならもっと良い仕事ができるとも確かに断言できない。おそらく，前向きな見方としては，患者の過去の暴力が治療に対する遵守性と関連しているのであれば，それは単純に患者や医師側の問題というわけにもいかず，国民の関心ともなることを考えれば，多様な議論があるはずだということであろうか。

　多機関による公的保護委員会（MAPPPs）が，関わる必要があるのかもしれない。この種の患者が，今日，地方のMAPPPに紹介されるというのはありそうなことである。仮に，MAPPPが関わったとしても，薬物療法の遵守を強制する権限をなくして，どのようにこの患者を適切にマネージメントできるのかは理解しがたい。サービスがいつコントロールすべきかという議論は，もし彼らにこのような権限がないのであれば，机上の空論である。

　事例8は見知らぬ者を殺害した別の例である。事例17と同様に，精神病の発症前に人格障害や暴力の既往は全く認められなかった。これらの事例は，関連する病前の既往がない統合失調症単独のケースでも重大な暴力に対してハイリスクとなり得ることを思い起こさせてくれる。このことについては，統合失調症における暴力に2つの種類があるとする証拠，あるいはそれに反論する証拠を考慮して，後に，詳細に議論する。

▶ **事例25**
　　HCR-20の項目数：H＝7，C＝4，R＝4
　　主な問題：制限命令の下で治療を受けていた患者による殺人。殺人は精神

病症状から直接生じている。発病前に少し反社会的な行動があった。発病後に暴力犯罪と薬物乱用が頻回になった。マリファナ乱用の併存が精神状態の悪化に関連している。サービスが暴力のリスクの程度を把握するのに失敗した。陽性症状が気づかれ，長期にわたってマリファナの乱用が持続していたにもかかわらず介入に失敗した。

　40歳の男性で，子ども時代は平穏に過ごし，1982年，21歳の時に精神障害を発症した。1986年，精神状態が悪化したときに女性の警察官を攻撃し，殺すと脅した。

　1993年，放火と，違法薬物の所持とそれを供給しようとした犯罪で，制限付き病院命令に付された。彼は3年の間に7回放火し，そのうちのいくつかはマリファナの喫煙後に生じた精神状態の悪化に関連していた。彼は数年間，中等度保安ユニットに入院し，1997年7月に条件付き退院となった。彼は入院中にしばしば暴力的であった。

　事件は2002年に5年間住んでいたホステルで起こった。彼は明らかな理由もなくホステルの年長の住人を襲い，背後から不意に彼をつかみ，喉を切り裂いたのである。ふたりの間にはこれまで何ら悪い感情が生じたことはなかった。

　患者はスタッフによく知られており，地域で監督を受けていた。彼は時折不機嫌になりしばしば独語をしたり空笑をしたりするのがホステルで目撃されていた。彼の監督上の大きな問題は，彼がマリファナを持続的に使用していることであった。チームはそのことを気にかけており，「ベースライン」を計るために尿検査を施していたが，それらはいつも陽性であった。1997年にマリファナを使用したために短期間再入院し，1998年にはマリファナの使用を続けていたためにホステルを出るように言われた。

2000年7月，彼は相変わらずマリファナを使用していたが，チームはアパートでの単身生活を勧めた。スタッフは彼に単身生活をさせようとしたが，犯行の約1年前におそらく大量のマリファナを使用したため精神状態が悪化し，失敗に終わった。単身生活の試みが失敗に終わったため，彼は自発的に病院に短期間，再度入院し，それから元のホステルに戻った。

彼は処方薬を遵守していたが，上述したように，彼の精神状態には絶えず異常性が認められた。ホステルの管理者の説明によれば，彼は一晩中起きていることがあり，その際には，椅子に座って独語し，空を見つめ，集中力が乏しい状態であったとされる。別の住人は犯行前に彼が夜中にドアを叩いていると不平を述べた。

患者は，2週間の間に誰かを殺すことを考えていて，そのため，店に入ってナイフを買ったと後日報告した。動機や被害者をどのように選んだかについては説明することができなかった。

コメント：特に彼が制限命令の患者であることを考えると，これはとんでもない事例である。ここ数年地域で懸念されていたことはマリファナを継続的に使用していることであった。これによって，彼は初めて制限命令が科せられる犯罪を行い，単身生活の試みも失敗に終わった。彼の精神状態がこれまで一度も正常ではなく，尿検査にマリファナが出ないことがなかったということを考えると，どうして，チーム，あるいは内務省の精神保健課がこの状況を容認してきたのかが理解しがたい。もっともありそうな説明としては，関わってきた人たちが長い時間を経てこの奇妙なシナリオに慣れてしまったということであろうか。

同じホステルの住人への攻撃が予測不能だったとしても，精神状態の悪化とマリファナの使用がともに持続していたことは，歴史的な視点からみて，そのリスクが許容可能なものであるとは言いがたい。チームが

患者自身と彼の薬物使用に慣れてしまったことが問題の一部として挙げられるであろう。

構造化された暴力のリスク・アセスメントを用いていれば，この事例のリスク・ファクターが何であるかを明白に述べることができたはずである。これらのリスク・ファクターは，はっきりしており，必要な情報は全て事前に行き渡っていたはずである。公式の，構造化された暴力のリスク・アセスメントの長所のひとつとしては，チームにとって長期間慣れてしまった患者たちの棚卸しの作業になることであり，再び見直したとき，状況が問題であるように見えてくる可能性がある。

そうであるとしても，この事例の主な問題は倫理と監督と介入である。彼の精神状態が異常で，マリファナが精神状態をさらに悪化させることが知られている際に，条件付きで退院した制限命令の患者がマリファナを乱用し続けるというのは容認できることだろうか。私の答えはノーであるが，この問題については様々な倫理的議論があるはずである。

後知恵で得られたのは，この事例における監督は良かったが，介入がなかったためにとんでもないことになったということである。チームはその状況をコントロールすべき立場にいたのに，悪化を傍観していたのである。

▶ **事例6**

HCR-20の項目数：H＝10，C＝5，R＝5

主な問題：発病前に犯罪があった。薬物使用と人格障害が併存。診断に没頭し，サービスが暴力のリスクのレベルを把握するのに失敗した。治療に対する遵守性を欠き，サービスとの接触もなかった。地域治療命令から利益を得る可能性がある。

この31歳の男性は子どもの時から行動上の問題を示し，両親の間に不和があり，身体的虐待に至ることもある過度の身体的罰を受ける環境で生育した。13歳までに気分の変動と重大な暴力行為を示し，学校で他の少年のあごを骨折させて逮捕された。その後すぐに，学校で少女の頭皮に外傷を負わせ監護命令（care order）を受けた。さらに暴力がみられたため全寮制の学校に移され，そこでは幾分改善がみられた。
　学校を卒業すると，生活は不安定になり，居住場所も，両親の家，少年鑑別所，病院，簡易宿泊所，ホステル，野宿と頻繁に変わった。彼は異性と短期間に数多く関係を持ち，その関係では葛藤が多く，暴力もしばしばみられた。
　彼は長年にわたり常習的にマリファナを使い，断続的に飲酒した。マリファナによって精神状態は何度も悪化した。1984年からは精神病の症状がしばしば現れるようになった。1987年までに，少なくとも1人の精神科医は統合失調症と診断し，症状は「マリファナによって悪化し，抗精神病薬の治療によって改善する」ことを指摘した。別の精神科医は，彼は人格障害であるから治療に適さないと結論した。
　1993年に，一般開業医は，患者のガールフレンドが，彼が次第に暴力的になっており誰かを殺すかもしれないと訴えたとき，精神科医に緊急の診察を要請した。自宅で彼を診察した臨時の専門医は「薬物誘発性の軽度の精神病」である可能性が高いと診断した。彼はすぐに精神保健法第2条による強制入院を受けた。その後4年間はサービスと断続的な関わりを持ち，その間，彼は威嚇的な行動，軽微な暴行，強制わいせつなどの犯罪で逮捕された。彼の症状が消失することはほとんどなく，経口薬に対しては通常非協力的で遵守していなかった。彼はマリファナを常習的に喫煙していた。彼は，精神病状態がひどい場合であっても，理由は特定されていないが，強制入院は不可能と考えられることがあった。
　1996年12月に，かかりつけの一般開業医は彼を患者登録リストから

除名した。1997年1月初旬，ソーシャル・サービスは1996年8月以来援助を拒否しているということから彼を登録からはずした。殺人は1997年1月末に起こった。被害者は彼が関係を持っていた妊娠中の女性であった。彼女は頭部外傷で死亡し，数多くの証拠があったにもかかわらず，彼は関与を否定したので，状況と動機は不明のままであった。

拘留中，彼は精神病を悪化させ，高度保安病院に移送された。

コメント：暴力のリスクに対する構造化された臨床的アセスメントが有用であった可能性があり，この男性に提供されていた治療は多くの点で満足のいくものではなかった。誰もこのケースを積極的にマネージメントしようとせず，存在するリスクを扱おうともしなかった。

大きな問題は薬物誘発性精神病という診断であり，このことを理由に，精神保健サービスは何も行動を起こさなかったのである。この問題については後のセクションでより詳細に論じたい。人格障害の診断も治療を提供しない理由として用いられた。しかし，殺人を行う10年前に統合失調症の診断がなされ，患者は介入を受けたほとんどの時期は精神病状態にあり，このことは彼を診察したほとんどの精神科医が認識していたのである。

リスクに対し構造化された臨床的アセスメントを用いていれば，この男性は暴力のリスクに対する全てのチェックボックスにチェックが入ることに気づいたはずである。このことは，おそらく確実に特定の診断ラベルよりもずっと意義があり有用な情報である。

彼は自発的治療には向いていなかったので，地域における強制治療の問題を考える必要があったかもしれない。しかし，この事例の場合，治療については放任主義的な手法がとられていたため，限界まで説得が尽くされていたとは言えなかった。

> **事例3**
>
> HCR-20の項目数：H＝10，C＝3，R＝2
> **主な問題**：酩酊中に知人を殺害。発病前に暴力と人格障害があった。アルコールの乱用歴がある。妥当な治療を受け，犯行当時，精神状態は安定していた。病気と犯行との間に直接的なつながりはない。暴力の原因はアルコールである。

　この30歳の男性はサービスに10年以上も関わっており，統合失調感情障害，重度の人格障害，薬物およびアルコール乱用の3つの診断が確定していた。彼は犯罪を頻繁に起こし，不安定な生活を送っていたが，犯行当時，彼の精神疾患はコントロールされていた。彼は犯行の数日前に2日間入院したが，精神疾患の症状はないと判断されていた。
　犯行は深夜に知人と飲酒中に喧嘩したことから生じた。患者はその晩5リットル以上のビールを飲んでいたが，記憶はよく保たれていた。目撃者と彼の説明によると，当時，精神疾患の症状は明らかではなかった。彼は逮捕されたとき，状態は悪くは見えず，拘留中に診察を受けたときも症状はみられなかった。裁判所に提出された2つの鑑定書でも彼の精神疾患と犯行に直接的なつながりはないとの一致した見解が示された。鑑定人らは彼の反社会性人格障害と過度の飲酒が犯行と関連があるという点で意見が一致していた。

コメント：構造化された臨床的リスク・アセスメントを用いていても違いはなかったであろう。彼は，当時の精神状態に見合った適切なレベルの治療を受けていたし，殺人は彼の精神疾患が直接関係して生じたのではなかった。これはマッカーサー・スタディで重視されていた別のタイプの暴力の例である。患者は酩酊して喧嘩をするなど，彼が属する社会的集団の他の人たちと同じように振る舞っていたのである。

▶ **事例 24**

HCR-20 の項目数：H＝9，C＝2，R＝1

主な問題：発病前に犯罪歴がある。薬物依存が併存。治療を遵守し，安定した精神状態であったにもかかわらず殺人を行った。殺人に社会的影響が関与していた。暴力の要因としてアルコールが関与していた。

この 29 歳の男性は子ども時代に喧嘩などの行動上の問題があり退学した。彼は精神疾患を発症する前に，犯罪で有罪判決を何度も受けていた。犯罪は主として薬物に関連するものであった。1993 年にマリファナを喫煙して軍を除隊になり，その後，マリファナとコカインを輸入したことで収監された。彼はヘロインに依存するようになりメタドンで治療を受けたが，治療計画を遵守するのが難しく，他の薬物も使用した。彼は肝炎を発症し，そのことで，大きな不安を感じるようになった。

1997 年 4 月，彼は精神病の症状を呈し，「デーモンを追い出すために」という理由で腕を切った。最初の入院中，彼は他の患者やスタッフに暴行し，その後，警察に連行され，精神病の徴候が認められなかったために退院した。1997 年 11 月，彼は外来患者として治療を受け，2 年間，幻聴を指摘され，経口の抗精神病薬が処方された。1998 年 7 月，別の専門医は彼の症状は人格障害とマリファナの使用によるものであると解釈を改めたが，経口の抗精神病薬と気分安定薬の処方は続けていた。診断をし直すのは良いが，この専門医は新しい診断をしながら，万が一の場合に備えて，以前と同じ治療を続けたのである。

専門外来クリニックへの通院は終了したが，地域精神科看護師（CPN）は彼に断続的に会っていた。1999 年 11 月に CPN が会ったとき，依然として 2 種類の薬物療法を続けていたが，彼が住所を変えてから接

触が絶たれた。2000年3月，彼は抗精神病薬の服用を止め，症状が再燃した。薬物療法が再開され，続く2年以上の間，彼はもっぱらヘロインに依存し，メタドンによる治療をなんとか続け，2001年3月にはB型肝炎と診断された。彼はしばしば不安を訴えたが，精神病症状が活発になることはなかった。彼の経口の薬物療法に対する遵守性は良好で，彼も精神病状態になるのを怖れていたので，遵守性に対する動機づけはみられた。

犯行はクリスマス直後の12月27日に起きた。彼は友人とパブで大量に飲酒した際，小児性愛者の男をやっつけないかと誰かにもちかけられ，それに加わったのである。彼は一緒にその男の家に行くと，彼を殴ったうえ，刃物で刺した。家族によると彼の精神状態は殺人の前の数週間は安定していたと述べた。殺害の時に妄想や幻覚があったという証拠はなかった。彼は犯行の2週間前にサービスに関わってもらっていたが，特に問題となることはなかった。しかし，刑務所で拘留されている間，精神病症状が活発になった。

コメント：この事例の場合，精神疾患は殺人に関係していないようにみえる。また，殺人の前の数年間の問題は統合失調症というよりは主にヘロイン依存にあった。彼の精神疾患は経口の抗精神病薬で十分にコントロールされ，彼もそれを遵守していた。暴力のリスクについて構造化されたアセスメントを用いた場合，このケースのマネージメントに違いがあったかどうかは不明である。精神科治療は適切な水準にあり，事件に対して直接的な影響があったとは思われなかった。

犯行は本研究の中のどれよりも重大なものであったが，この事例はマッカーサー・スタディで採用された事件とほとんど同じタイプの暴力であることを示す好例である。精神病症状は直接関与せず，この暴力は社会的影響とアルコール摂取の双方が関与していたのである。

おそらく，最も重要なことは，治療によってこの事件を防止することができたとは思えないことである。このテーマは，別のタイプの暴力についても考慮しながら，後に詳細に検討する。

殺人事件のレビューから得られる議論と勧告

暴力のリスクに対する構造化された臨床的アセスメントは，精神科患者による殺人事件を観察する際の枠組みとして有用である。この研究におけるHCR-20の価値としては，そのプロセスに客観性を付与することによって，後知恵にまつわる問題のいくつかを回避できることである。ヒストリカル項目は，この点において最も価値があると言える。「過去の暴力」（H1），「最初に暴力を行った時の年齢が低い」（H2），「関係の不安定性」（H3），「雇用問題」（H4），「物質使用の問題」（H5）は，後知恵で変えることはできない。

後知恵で評定を上げられる可能性があるのは，殺人が起きたことで，以前にはなかったデータを収集した場合である。1人の患者につき詳細な情報を収集するために数十万ポンド（数千万円）が費やされる殺人調査にとって，厳しい皮肉のひとつは，患者を治療していたサービスは，このような多くの情報源からデータを集められるほどの資源を持ち合わせていなかったことである。これとは対照的に，HCR-20では，ある一定限度の変数にしか頼っておらず，必要なデータは暴力の既往のある患者を治療しているチームなら当然持っているはずのものである。例えば，クリニカル項目は，「洞察の欠如」，「否定的態度」，「主要精神疾患の活発な症状」，「衝動性」，「治療に反応しない」である。もし，チームがケースのこれらの特徴を評価できないということになれば，彼らはリスクを扱える立場にないということになる。

次のセクションから，本研究の事例から生じたテーマをタイトルに反

映させて述べていきたい。

暴力の原因としての統合失調症

　ここからの議論では暴力のリスクに及ぼす影響の広さを強調することになるが，我々は明白なことを見落としてはならない。25例のうち少なくとも15例において，殺人の動機は妄想や幻覚といった精神病症状に見出されていた。私はこの数の中に，精神病から生じる脱抑制，衝動性，あるいは情動不安定が重要であった患者は含めなかった。
　この事実はサービス側にとって心地よく読めるものではないであろう。一見すると，既知の暴力の既往にかかわらず，病気の陽性症状を十分にコントロールしていれば，殺人は予防できたはずだということになる。次のセクションの大半で，このような十分なコントロールがどのようにして達成されうるのかについて述べる。
　学術的な議論をすることは，生と死の問題に関しては取るに足らぬものではあるが，この事実は，妄想は精神疾患の暴力において重要ではないとする指摘（Appelbaum et al., 2000 および第2章の議論を参照）をも否定することになる。

暴力のリスクに対する構造化された臨床的アセスメント（SCAVR）の価値

　NCISHの調査の多く，そして，それ以前の他の調査から，より良質なリスク・アセスメント手続きを導入する必要性が求められてきた。ほとんどの英国の病院では何らかの形態の臨床的リスク・アセスメントが導入されているが，大半は，HCR-20のような本当の意味で構造化された臨床的アセスメントではない。大半の基本的な手法は，患者の既往に

関するチェックボックスを使うもので，それは見せかけの安心感を与えている可能性がある。効果的なシステムでは，過去の既往，現在の状態，将来の状況やストレスを体系的に考慮することが必要である。

　この事例研究の多くから，良質なリスク・アセスメントとマネージメントが強く求められているのは確かである。事例の一部には，チームがどのレベルのリスクを扱っているのか気づいていない場合もあった。事件後，リスクが高まっていることが調査で明確に示され，構造化されたアセスメントにも反映されているにもかかわらず，臨床家がそのリスクは低かったと述べていることもあった。

　研究の世界では，暴力のリスク・アセスメントについての議論のほとんどが予測精度に集中しているが，これらの事例からはもっと基本的な問題がさらけ出される。いくつかのチームは，暴力のリスク・アセスメントを系統立てて説明したり，記述したり，伝えたりできなかった。このようなアセスメントは多面的でなければならず，暴力の種類がどのようなもので，被害者が誰で，その要因を悪化させたり緩和させたりするものが何で，そのリスクがどのくらいの期間続き，切迫しているのかなどを考慮すべきであったのに，アセスメントをしていないこともあった。アセスメントが試みられても，問題が起こった後であったり，それが「低度」か「高度」の判定に限定されていたり，自分たちの単純な表現を用いても誤ってしまうことがあった。構造化されていない臨床的リスク・アセスメントはかなり高い自由度を持つが，砂の上で誰の目にも低いと思えるところに最初に線を引き，そこからハイリスクと言えるようなものに言及するような，何らかの基準を持つべきである。

　これらの事例のいくつかから得られる不可避的な結論として，暴力のリスクについて議論する際，関与する専門家が，文字通り，何について話し合えばよいのか理解していなかったということがある。適切なトレーニングを受けていなかったことで，暗に個人を批判しているのではな

い。リッチー報告書の後，10年以上が経ち，その後により良質なリスク・アセスメントの必要性が何度も叫ばれてこの有様では，弁解の余地はない。リスク・マネージメントを改善する最初のステップはリスクを描写する統一した手法を開発することである。共通言語がなければ，多くの進展をなすのは不可能である。

勧告
- 精神保健チームは暴力のリスクを系統立てて説明し，記述し，伝えるための共通した手法を採用する必要がある。
- 全ての精神保健チームは暴力のリスクに対する構造化された臨床的アセスメントを導入すべきであり，そこで得られた事実は，暴力の既往のある患者を治療的にマネージメントする際に考慮すべきである。

地域における治療に対する遵守性と強制治療

　リスクに気づいていないことがこれらの事例で最も悩ましい問題であったが，最も共通していたことは，チームが既に分かっていた暴力のリスクをマネージメントする能力がなかったことであった。リスク・アセスメントはそのリスクをマネージメントする手段がなければほとんど価値がない。薬物療法に対する遵守性の欠如は重要な問題であり，それはほとんどの調査報告書で指摘されていた。報告書にはこの問題を処理するためのある程度の示唆も含まれていた。それには，コンプライアンス・セラピー，動機づけ面接法，保護者や親戚を関与させること，過去の暴力犯罪に対して制限命令を行使すること，良質の監督をすることなどが挙げられている。これらは全て示唆としては良いものであり，程度の差はあれほとんどのサービスはこれらの戦略を用いている。

しかし，事例の問題をまとめて考えてみると，これらの示唆があっても不十分なように思われる。標本は重度の精神疾患を有し，過去に暴力を行っていた者であるが，これらの事例の多くは洞察を欠き，一般的にサービスや権威に対して否定的かつ敵意のある態度を示している。患者の中には精神疾患の発症前にかなり固定化した犯罪的ないし反社会的態度を有する者もいる。治療に対する遵守性は25例中23例で問題であり，これらの患者の多くは自発的に薬物療法を遵守しようとしていなかった。このような患者を説得する仕事は，特に，目的が薬物療法の遵守を長年にわたって行うような場合には，時間がかかり，困難で，成功しがたいように思われる。チームが短期間の遵守性を確保するため高いレベルの力を投入するというのは理にかなったことであるが，その努力を無期限に維持することは不可能である。ここでもまた資源が密接に関係している。チームはおそらく解決できない問題に，資源のほとんどを回すべきであろうか。

イングランドとウェールズの精神保健法（Mental Health Act 1983）には，地域治療命令，あるいは，一般の患者に対して強制する地域治療に相当するものがない[13]。地域において治療を強制する唯一の可能性としては，重大犯罪で有罪判決を受けた患者に対して科される制限付き病院命令であり，これは対象者に一定の条件で，延長可能な期間，条件付きの退院をさせるものである。しかし，他の患者の場合，地域で強制的に治療を遵守させる方法はなく，「回転ドア現象」を生じさせている。これは地域で治療を遵守しない慢性の精神疾患患者に対して用いられる表現である。彼らは洞察を欠いており，再発して短期間の入院をし，薬物療法で安定し，退院してまた同じようなサイクルを繰り返す。

このような状況では，状態が悪化した遵守性のない患者にいつ介入し

---

[13]訳注：既に述べたように，新しい精神保健法（Mental Health Act 2007）で地域治療命令が導入された。

て入院させるかに多くの注意が払われている。いくつかの調査でもこの問題が議論され，もっと早期に強制入院をさせるべきであったという議論が共通してみられる。「潜める影（Falling Shadow）」調査では，精神保健法には曖昧さがあることを指摘し，明らかな再発を待たなくとも強制入院させられるような解釈を確立することに多くの労力が注がれている。他の調査でも同じ結論に達しているが，そのような早期の介入は実際には滅多に行われず，臨床家は彼らにある程度そのような権限があることを受け入れようとしないか，もしくは，それを行使することには慎重である。

　もし強制入院が長期的に行う効果的な治療の始まりではなく，別の回転ドア現象の始まりにすぎないとすれば無意味であり，それは，また問題のひとつとなる。これらの患者たちの既往をみると分かるように，常に短期間の入院しか準備されず，答えは次の入院で見つけてもらうことが前提となっているようであれば非現実的である。統合失調症は慢性に経過し再発する病気であるため，効果的な強制治療は長期的に提供されるべきである。そのような権限が欠けているとすれば，彼らを無意味な反復的な活動に巻き込み，サービスに広範な悪影響を与えることになる。殺人の事例の多くで言えることだが，サービスは困難で危険な患者と奮闘しており，地域の中で患者が薬物療法を拒否することには明確で十分理解できる理由がある場合が少なくない。サービスがこのような患者を説得だけで安全にマネージメントすることはできない。彼らには適切な法的権限が必要で，治療を強制的に遵守させるための適切なセーフガードが必要である。

　強制的な権限が欠けていることについては殺人調査でも何度も指摘されてきたことから，この権限を得るために追加的な措置がとられた事例もある。上記の事例2は理想的な例である。調査では患者の治療に関する小さな問題ばかりを徹底的に調べ上げているが，この事例は地域で治

療を強制する権限があれば，安全にマネージメントできたはずだと結論している。いったん注意が向けられると，そのリスクが許容できるものでなくなるのは，リスク・マネージメントでは分かりきったことである。事例2についての調査報告書は1999年に発表されたが，暴力のリスクを減らすことを優先する声明が出されていれば，早急に地域で何らかの形の強制治療を導入することが考慮されていたはずである。

　事例2は法律に何らかの変化が生じることで大きな波及効果が得られることを示唆している。この事例に新しい法律を用いていれば良い効果を得ることができたのではないかと思われるが，他のケースでも大きな影響を及ぼせる可能性がある。事例2は，チームが暴力を測定し，管理するのに，現存する法律内で行えることは全て行った例である[*14]。他の複数の事例では，暴力のリスクがあることが分かっているのにそれに対処することができないでいた。それは，何もできないという感覚から生じていたところもあった。

勧告
- 重度の精神疾患を有し，暴力の既往があり治療に対する遵守性を欠いている患者には，地域での強制治療を認める法的権限が必要である。

薬物とアルコールの乱用：二重診断

　2例を除いた標本に薬物あるいはアルコールの乱用の問題があった。事例の内容から中毒が暴力行為を促進させる要因として重要であることが示唆され，このような観点からは精神疾患を有する者も，地域における他の人々と変わらないようにみえる。

[*14]訳注：当時の地域治療命令に相当する監督登録を実施したということ。

物質乱用が重要であることについて疑いはないものの，それは単純に解決できる問題ではない。アルコール・薬物と暴力に関する犯罪学上の文献は膨大にあり，表面上はその関係が複雑だということしか分からない。中毒による直接的な影響と，お金を人生にとって必要なものではなく物質に使ってしまうという社会的衰退とは別に，社会的な側面もある。暴力が許容されているだけでなく，暴力が葛藤を解決するための好ましい方法となっている社会環境において，過度の飲酒や薬物使用はしばしばみられる。事例24が示すように，精神障害者はその世界から離れているわけではない。妄想的な思考を持ち，衝動的な攻撃性から暴力に至る（治療を受けた）統合失調症に対してどのような影響が生じうるのかという複雑な疑問は脇に置いても，この事例の暴力はパブでのことから始まっており，積極的に加担したことなども関係し，精神障害であるかどうかは問題ではなかった。
　これらの事例は暴力のリスクを扱おうとする精神保健チームが直面する問題が複雑であることを示している。精神保健チームが家族や文化的背景や患者の信条を顧慮することは明らかに正しいが，そのような背景に過度の飲酒や違法薬物の使用が含まれる場合にはジレンマが生じる。というのも，このようなサブカルチャーでは多くの状況で暴力が大目にみられるからである。マリファナも同じような問題を生じさせる。これは精神病症状を直接悪化させる働きがあることが様々な調査で知られているからである。
　物質使用の問題に対して調査で共通してみられる反応は，物質使用に関するサービスを大きく関与させることを推奨するか，二重診断に関する専門チームを発足させるかである。この助言に異議を唱えるのは簡単なことではないが，この問題の頻度を考慮すれば，これは広範な意味を持つ。それゆえ，早急に考えなくてはいけないことは，何を優先すべきか決定することである。

このような点において，HCR-20のようなリスク・アセスメント・ツールで物質使用が関わる状態を観察することは有益である。これはヒストリカル項目の指標のひとつとしてだけではなく，リスク・マネージメント項目の「不安定化要因への暴露」のように，他のリスク・ファクターと一緒に考慮される。もし，物質使用が直接的ないし間接的に地域で患者が直面するストレスに起因しているとすれば，それはリスク・マネージメント項目の「ストレス」を前提に採点される場合もある。あるいは，物質使用が社会的なストレスや経済的なストレスを生じさせることもある。このようにして，物質使用の問題は患者の生活の幅広い文脈の中で評価されるべきであり，そして，全ての暴力のリスクの中で評価されるべきである。

　物質使用は重度の精神疾患の暴力のリスクを著しく高めるが，強制的な権限を用いる指標として考えた場合，ここに紹介した事例の中では，その兆候はほとんど認められなかった。事例25で制限命令を受けた精神状態の悪い患者が長期にわたってマリファナを使用していた事実は驚くべきことである。精神保健法は物質の使用で強制入院させることは許容していないが，薬物の使用は精神疾患の性質や程度に大きな影響を与え，他害のリスクと関係するため，強制入院の可能性も念頭に置きどのようなアセスメントにおいても考慮すべきことである。

勧告
- 重度の精神疾患と暴力のリスクのある患者における物質使用の問題は，構造化された臨床的リスク・マネージメント計画の中でアセスメントされ，マネージメントされるべきである。このような患者に精神保健法を適用する可能性は常に適切な考慮事項として残しておかなければならない。
- 制限命令の対象となる患者においては，薬物やアルコールを使用し

ないための設定条件を常に考慮しなければならず，もしその条件が破られた場合，標準的な手続きとして速やかに再入院させるべきである。

早期の介入と限界設定

この問題は他のこと，特に，治療に対する遵守性の欠如や強制治療の問題とオーバーラップするが，ここで強調しておくことも重要である。少なくとも事例のうち事例8，19，25を含む7例（うち一例は制限命令で条件付き退院となった患者）は，早期介入が強く求められていた。チームは問題があることを認識し，そのことを懸念していたが，行動が悪化し，治療を遵守せず，薬物を乱用した場合に，どこで限界を設定すべきかが分からなかった。これらの限界を適切に考慮できなかったために，問題は法的権限の限界を超えてしまったのである。

ケース・プランニングのミーティングで警告サインや再発の指標をリストアップすることは当たり前になってきたが，そこで欠けているのは介入という要素である。この理由に関してはひとつの仮説がある。事例のいくつかで慣れがあったのかもしれないということである。異常な精神状態にありながらマリファナを吸っていた者は長期にわたってこのような状態のまま放っておかれた。司法サービスは高いレベルのリスクの問題を扱うことに慣れすぎてしまい，地域のハイリスク・ケースに手遅れになる前に早期に介入すべきことを忘れてしまったのではないだろうか。他のケースでは治療からは何も得られるものがないと確信してしまっていた可能性もある。

勧告
- 暴力の既往のある患者に悪化の兆候や危険な行動がみられた場合に

は早期に介入すべきである。この原則は，患者がそのサービスによく知られている場合であっても，決して無視されてはならない。もし迷いが生じたなら，チームは誤るにしても用心する方向に誤るべきである。

- 暴力と重度の精神疾患の既往を有する患者を扱う場合，ケア・プランニング・ミーティングでは，介入について明確で操作的な基準を設定しておくべきである。この基準は，もし同意が得られるのであれば，患者や保護者にも伝え，現実的な期待が得られるようにすべきである。

司法精神科サービスと一般精神科サービス

これらの事例のほとんどで，司法精神科サービスは殺人の時点で直接関与しておらず，逆に彼らが関与していた事例では悩ましい面があった。患者が司法精神科か一般精神科か，いずれのサービスで管理されるのかについて体系的な基準は何もない。リスクが明白な基準であるにもかかわらず，決定がリスクに基づいてなされているとは思われなかった。事例2は例外で，直前に司法精神科医からの意見があったため，調査ではそのチームの立場が大きく擁護されることになった。

勧告

- 一般精神科と司法精神科チームの間でケースを照会する場合，暴力のリスクについては構造化された臨床的アセスメントを基本とすべきである。
- 暴力のリスク・レベルが最も高い患者については，司法精神科からの意見を求めるべきである。
- 司法精神科チームは一般精神科チームよりも高いレベルの監督を提

供し地域で患者をマネージメントすべきである。また，暴力のリスクの背景が高いのであれば，悪化がみられた際は早期に介入すべきである。

診断と医療モデル

　診断は，精神疾患がある場合は，効果的な治療を提供できる可能性があるため，リスク・マネージメントにおいては重要である。しかし，診断は，暴力のリスクのアセスメントにおいてはあまり重要ではなく，正しくは，多くの要因のうちのひとつにすぎない。

　事例の中には，チームがどの診断が正しいのかという問題に多くの時間と労力を費やし，暴力のリスクについては認識できずにいたものもあった。暫定的な診断であっても，適切なリスク・マネージメント・プランがなされていれば，確定診断が後になっても何も問題はない。

　薬物誘発性精神病という診断には特に問題があり，これは自由意思に基づいて中毒になったという側面を強調する意図が感じられ，統合失調症と同程度の問題をはらんだ精神病であるという認識に欠けているように思われる。ほとんどとまではいかなくとも多くの統合失調症が薬物を使用して精神状態を悪化させるのは日常的で，統合失調症と薬物誘発性精神病を区別することは不可能で，臨床的にはほとんど意味はない。

　人格障害の診断もまた難しさを露呈しており，この診断をすることでリスクを十分にアセスメントする必要性が阻害され，時には十分な治療を提供しない理由にもなっていた。後に統合失調症という診断が正しいことが明らかになれば，サービスは攻撃にさらされることになる。

勧告
・　暴力のリスク・アセスメントは，患者がサービスと接触した初期に

実施されるべきである。新しい情報が入った場合には常に更新されるべきではあるが，特定の診断名だけに頼るべきではない。
- 薬物誘発性精神病の診断を使うのは思いとどまるか，廃止すべきである。

保護者の関わり

　保護者が必要な介入に反対したり，暴力をさらに引き起こすような反社会的な行動に加わったりするケースにみられるように，これは複雑な問題である。このような問題にもかかわらず，いくつかの事例では悩ましいことに保護者が関与しておらず，別の事例では，彼らがはっきりと暴力に対する懸念を表明しているのに無視されていた。保護者や親戚が最も暴力のリスクにさらされるということを考慮すれば，このことは特に深刻な落ち度である。

勧告
- 暴力のリスクについての懸念は，どのようなときでも，ケア・プランや他の関連した書類を使って，患者と保護者とでオープンに共有されるべきである。
- 暴力のリスク・アセスメントは，チームよりも保護者が心配し始めた場合にはいつでも確実に再検討されるべきである。

暴力の不可避性

　本章あるいは本書全体で焦点を置いているのは暴力を防止する手段としての治療を改善することであるが，これらの事例の中には重大な暴力を予測したり予防したりすることが不可能であることを示唆する例があ

るのも事実である。このことは，特に暴力が精神疾患の結果として現れているというよりも精神疾患と同時に現れている場合にそのことがあてはまる。調査報告書を再度検討すると，後知恵で述べられた意見の中には公正さを欠くものも少なくない。精神障害による暴力の全てが防止できるわけではなく，そのような不幸な事実を認識した場合には，サービスは支援を提供し，励ます必要がある。

勧告

- 患者による重大な暴力をマネージメントするための効果的な戦略としては，それがしばしば避けられないことを認識することであるが，そのような戦略をとる際にはスタッフに支援を提供し，国民にもそのことをあらためて確認しておくことが必要である。

統合失調症による暴力の種類

　この研究で出会った事例から，精神疾患の発生という点では一元化されるが，他の点ではほとんど共通性がない行為をどのようにして分類すればよいのかという問題が持ち上がる。

　研究者の中には統合失調症の暴力には2つの型があると主張している者もいる（Steinert et al., 1998；Gje et al., 2003）。Mullen（2006, in press）は，1型の患者は行為障害や非行の既往がほとんどなく，最初の暴力が発病後に生じている者であるという。彼らは暴力に直接関係する妄想体系を有していることが多く，「ほとんど常に保護者か知人を攻撃し，患者のように見える」とされる。2型の暴力は発病前に行為障害，物質使用，犯罪（暴力および非暴力的犯罪の両者）の既往を有する患者に生じるという。臨床的な特徴としては，通常，まとまりがなく，混沌としており，衝動的であるという。彼らは家庭内でも家庭外の場所でも

暴力を振るい,「犯罪者のように見える」という。Mullen によると,2 型の患者は統合失調症による暴力の大多数を占めるが,1 型は統合失調症による殺人に占められることが多いとされる。

この手法が優れているのは暴力を異なる型と次元で区別しようとした点である。この次元には,要約すると,既往,発達,社会,疾患の特性が含まれるが,多くの次元がありすぎて,ケースが 2 つのカテゴリーに収まるとは考えにくい。1 型や 2 型のような用語は身体医学から直接取ってきたものであり,糖尿病のような疾患にこれまで用いられてきた。糖尿病においてでさえ,2 つのグループにオーバーラップがあり,暴力と精神病という漠然とした世界ではその問題はさらに大きなものとならざるを得ない。

あまり大きな声では言えないが,精神医学が,なぜ糖尿病の治療から学ぶべき本当のメッセージに耳を傾けずに,怪しげな分類システムに強迫的にこだわるのかに疑問を抱くべきである。生涯にわたる疾患を治療する際,患者の状態を良くしておく薬物療法を中止するのは深刻な過ちである。

暴力の分類に話を戻すと,ケースを本来合ってない箱(チェックボックス)の中に無理やり押し込めてしまうより,多様な次元に関連させて描写する方がずっとよい。これまでの研究の中にもこの見解を支持しているものがある。Laajasalo と Hakkanen(2001)は 1983 年から 2002 年までのフィンランドで起きた 109 の殺人犯全例を調査し,犯罪が精神疾患の発病前に始まった早期グループ,発病後に始まった後期グループに区別して比較した。その結果,グループの間にほとんど差異はみられなかった。後期グループの患者の方が血縁者を被害者に選ぶ傾向がみられたが,これはおそらく早期グループは家族を遠ざけ,彼らと接触を持たないからであるとされた。

本研究では,患者を早期あるいは後期のグループに分類することは誤

解を招くことになると思う。2つの典型的な見知らぬ者に対する殺人（事例8と事例17）は発病前に反社会性のない患者によって行われていた。しかし，いったん発病すると，薬物療法を受けているとき以外は，彼らの行動はほとんど常に支離滅裂で，無責任で，反社会的であった。1型あるいは2型と分類するシステムでは，この種の患者が精神疾患とは無関係に，重大な行為もしくは行動上の問題を有していると一律に見なされてしまう危険性がある。しかし，これらの事例では実際には精神疾患が彼らをそのような行為に至らしめたのである。これは小さな段階にすぎないかもしれないが，患者が犯罪者のように見えると判断することから始まり，その後彼は病院よりも刑務所にいるべきであるとの判断に変わるようになる。

　重要なことは，統合失調症は人格機能のあらゆる側面に影響を及ぼすということである。この疾患の重症例では，共感性の欠如，冷淡な感情，衝動性，無責任さ，罪悪感の欠如などサイコパシーと類似した多くの特徴を示す。現在の状態像のみでは，もともとサイコパシーの特徴を有していた者が後に精神病を発症した者と，精神病の発症後にサイコパシーの特徴を持つようになった者とを区別することはほとんど不可能である。Robert Hareがこの問題に対してとった実際的な解決策は，サイコパシーはとにかく暴力のリスクと相関しているので，その原因が何であろうが，現在有している特徴に従ってサイコパシー・チェックリストを評定するというものである。

　Hareの助言は暴力のリスクのアセスメントに関してはそれで良いが，治療はまた別の問題であり，この場合，それを区別することが重要になってくる。効果的な治療で劇的に暴力のリスクを下げるケースなのか，ほとんど差異をもたらさないケースなのかである。もし疑わしい場合には，積極的な治療に賭けた方が勝算はある。というのは，偽陽性の誤り（主な問題が重度の人格障害の患者に薬物療法を施す）によってもたら

される結果は，偽陰性の誤り（暴力のリスクを大幅に減らす治療を施さない）によってもたらされる結果よりあまり深刻でないからである。どちらにしても，ケースを適切に定式化するためには現在の精神状態のアセスメントに加えて，発達歴が重要となる。

結　論

　本章のポイントは，第3章と同様に，研究者の興味と臨床実務におけるリスク・マネージメントの現実との間の大きなギャップを描写することにある。殺人報告と調査で同定された問題が研究者の興味とどの程度異なっているのかを示すために，これらの報告と調査をかなり詳しく引用した。ごく少数の事例で暴力は突然不意に現れ，精神疾患と明白な関係はないように見えたが，ほとんどの犯罪で精神病症状が中心的もしくは唯一の動機であり，そこで示されたリスクは全ての事例であまりにも明白であった。

　現実の世界では，臨床家はリスク・アセスメントとその技術の理論的限界に苦しむことは通常ない。ほとんどの場合，彼らは知識がないかトレーニングを受けていないという理由でそのような技術を使おうとしない。使われているリスク・アセスメントの多くは単純で，一次元の問題のみを扱い，マネージメントの助けとはならない。リスク・アセスメントが良いときでさえ，それが適切なリスク・マネージメント計画に結びつくことはない。臨床家は地域でリスク・マネージメントを強制的に実施する権限を欠き，また，自分たちが持っている力を使いたがらないように見える。リスク・アセスメントは診断の問題と一緒にされることがあまりにも多く，皮肉なことに，精神状態が悪く，過去に暴力の既往があり，現在薬物を乱用している場合には，それが慢性の統合失調症であっても，その介入に躊躇する傾向がある。

本章全体の仮説は，我々は氷山の一角，正確には複数の氷山の一角を見ているということである。その場合，この意見が公正さを欠いているとまでは言わないが，結果が悪いケースばかり見ているために科学的な誤りを起こしている可能性もある。つまり，これらは異例のことであり，他の精神保健のケアはもっと秩序があり合理的で安全な形で提供されているのである。もしそうであれば，本書は無意味で不必要である。異例なのか氷山なのか。精神保健サービスに熟知している読者は自ら判断することを求められている。

第8章
結論：良い治療と悪い姿勢について

人生の意味について…

　それでは，精神保健のケアと暴力のビジネスには，いったいどのような意味があるというのだろうか。そして我々はそこから何を学んだのだろうか。

　この最後の章では，暴力のリスク・マネージメントの原則を要約することから始めたい。これはほんの要約にすぎず，前の章で背景となる議論については検討してきたので，ここではそれを繰り返さない。その代わり，私は10の原則をリストアップする。私はそれらを戒律と呼ぶこともできるが，我々は科学者であるし，そうありたいと思っているのでそうはしなかった。

　この章の2番目で哲学の問題が登場する。そこでは，リスク・マネージメントの力学を超え，なぜ精神保健サービスが時折間違った思いこみをするのかを考えたい。この問題については技術的な誤り以上の問題，すなわち，意味や姿勢に関する問題がある。

　3番目に，サービスが機能する倫理と法的枠組みについて考え，最後

のところで我々が稼働する組織的かつ管理上の枠組みを扱う。本書のほとんどは臨床家に直接向けられたものなので，臨床的なリスク・マネージメントを大きく改善するには十分な組織的支援が必要であることを喚起して終えるのが適切であろう。

暴力のリスク・マネージメントの原則

1. **暴力はあなたの仕事である**：暴力は統合失調症や他のいくつかの精神障害の重要な合併症であるが，原則は簡潔でなければならない。統合失調症は一般人口の1％に見出され，英国の殺人犯の5％に見出される。もし精神保健の領域で仕事をしたいのであれば，暴力のリスクを無視することはできない。
2. **暴力のリスク・マネージメントに取って代わるものはない**：能力テストが実行可能な代案になるという示唆に誘惑されてはならない。もし他人に対するリスクという理由で患者を拘束するのであれば，既に暴力のリスクをアセスメントしており，それをより良好に行うことに異論のないケースは存在する。
3. **良好な暴力のリスク・マネージメントは患者にとっても良いことである**：リスク・マネージメントは患者を閉じこめておくことと同じではない。目標は最適な治療であり，暴力のリスクを含む，疾患に関係した全てのリスクをマネージメントするための，明白かつ透明性の高い計画によって支えられる。悪い結果が生じる可能性を減らすために，我々は最良のリスク・マネージメント技術を使う義務がある。
4. **最善になるよう祈るが，最悪にならぬよう計画する**：楽観主義にはそれなりの意味があるが，保健サービスは否定的な結果が生じる可能性を考慮し，合理的な危機管理計画を実行しなければならない。

もし，患者がこれまで暴力的で，おそらく再び暴力的になる可能性がある場合，幸運を祈るだけでは対応としては十分ではない。このタイトルの中に，私は，暴力が関与する場合にいつでも楽観主義者が用いる薬物誘発性精神病の診断に対する警告も含めたい。そのレッテルは，将来，患者が薬物を回避することができ，薬物を回避すれば精神病にはならないということを前提としている点で楽観的である。時が経つと，多くの事例で，この2つの前提が誤りであることが証明される。より安全に対処し，統合失調症として治療することが深刻な誤りを少なくする方法である。

5. **予測は不可能であるが予防はたやすい**：予測の問題で過度に強調されることは暴力のリスク・マネージメントの大義を損なうということである。我々は予言者ではないが，他の医学領域でみられるような専門家としてのリスク・マネージャーである。殺人調査では，基本的な方針と手続きを守ることによって重大な暴力が防止できることが示されている。適正な薬物療法を遵守すれば，統合失調症の暴力のリスクは大幅に減少する。

6. **全ての暴力行為が同等であるとは限らない**：精神病的な動機によって他人を殺害するということは重度の精神疾患の治療においては起きうる最悪の結果である。予防が常に可能であるとは限らないが，サービスにとってそれは優先すべきことであり，精神病による暴力の既往がある場合には最も優先すべきことになる。このような状況では，治療とその遵守は，医師-患者関係以外の者にとっても大きな関心事となる。精神疾患に付随して起こる暴力にはリスク・マネージメントを考慮しなければならないが，それはサービスに異なった義務を課すことになる。我々はこのような状況下で現実的な期待を持つ必要があり，政治家を教育する必要がある。もし，精神保健サービスが暴力的な人々を治療するのであれば，彼らの疾患や治療

と関係のないところで暴力的に振る舞い続ける者がいたとしても驚くには値しない。

7. **標準的なアセスメントは臨床家の助けとなるが，代わりになるものではない**：保険数理的な手法は計画立案者や管理者には完璧なものであるが，個別の患者を扱う臨床家にはその価値は限定的である。個別の患者を臨床的にアセスメントするのに保険数理的アセスメントだけを使うことは決して容認できるものではない。他方，保険数理的アセスメントを付加的に用いることは多くの臨床的アセスメントを改善するし，性犯罪者や人格障害を有する者に対しては必須である。構造化された臨床的アセスメントの有効性を示唆するエビデンスは豊富である。このようなアセスメントでは，生じうる否定的な結果やリスク・マネージメント計画を立てるという視点から将来を考慮することが求められる。臨床的な判断の中心的な役割としては，絶対に確実なものは存在しないことを認識することが大切であり，そのためチームで協働するのであり，セカンド・オピニオンを用いることはセーフガードとして重要である。古いことわざにもあるように，リスクが共有されれば，リスクは二分されるのである。

8. **最善を目指し，提供できるものを与える**：ものごとの正しい順序としては，まずケースの安全管理が最善になるように決定することであり，次に，その治療をどのように提供するか，また，そのような治療が提供できるのかどうかを気にかけるべきである。不足しているものは記録する必要があるが，どちらの需要が優先されるべきかを競い合っている世界では，患者は必要なものを何でも手に入れられるとは限らない。深刻な誤りは，現在利用できるものに合わせて意見を修正してしまうことである（「ベッドに空きがないので，その患者に入院は必要ない」）。このやり方は，サービスの供給の欠点を覆い隠してしまうので，非論理的かつ非倫理的かつ非生産的であ

る。
9. 記録する：リスク・アセスメントは記録されるまでは存在しないも同然である。どの程度まで記録する必要があるかはサービスの性質，リスクの程度，暴力の既往次第である。いったんリスクが記録されたならば，そのリスクに対処する行動も同じように記録しなければならない。決定的な解決策がない場合でも，取るべき行動を記録せずにリスクを記録するのは意味をなさない。
10. 疑わしきは，治療せよ：次のセクションでは，治療に躊躇する哲学上の問題をさらに扱っていく。科学は曖昧ではない。統合失調症や他の重度の精神疾患においては，リスクの度合いが治療を決定している。いったん暴力のリスクが方程式に組み込まれると，積極的な治療を支持する事実の重みは圧倒的なものとなる。最終的に，たとえ結果が否定的なものであっても，治療の決定を弁護するのは簡単である。最も危険な決定は治療を拒否し，患者を追い払うことである。

審査会が強制を支持しないという懸念から，治療的試みが妨害されてはならない。もし，暴力の既往のある精神病の患者を治療する際，時折，法律が思いとどまらせなければ，おそらく誰も懸命に治療しようとしないであろう。

姿勢の問題

殺人調査を読んだとき，多くの者が技術的誤りや組織的誤りにではなく，姿勢の問題に巻き込まれていることにすぐ気づいた。精神保健サービスで働いているあまりにも多くの人たちが前向きな姿勢を欠いているか，そのような姿勢を持っていてもしばしば当惑している。リスクは認識されるが，介入は躊躇される。専門家たちは，第三者の安全が守られ

る権利を犠牲にし，暴力的な患者の治療の拒否権を強調する。医師は患者を拘束したり治療したりする自らの法的権限を過小評価している。そして，決まってとられる立場は何もしないことである。

しかし，精神保健サービスの意義は治療を提供することである。なぜ，多くの調査がサービス側の積極性のなさを表に出さないのだろうか。なぜ我々は治療に価値があることに確信を持てないのだろうか。

私はRD Laingを非難する

RD Laingは，1960年代の反精神医学運動の父であり，多くの問題を抱えていた。自己を宣伝する才能を持ったカリスマ性のある男だが，統合失調症の治療に対してはほとんど有益な貢献をしたとは言えない。しかし，彼の本はベストセラーとなり，未だに増刷を続けている。Laing (1970) は，家族と社会が統合失調症や精神科医を生み出した原因であるという概念を普及させ，精神科医を過酷な状況を統制する媒介人であると見なし，彼らは有毒な薬で状態を悪化させていると述べた。すなわち，Foucaultのヒッピー版とも言うべき人物で，信憑性を増やすために精神分析を放り込んだ。

Laingの科学的信憑性は存在せず，彼は，主に，患者や家族が病人であるとの不愉快な非難をしたという他の理由で攻撃された（結局のところ，彼は，医師である）。しかし，彼の科学的影響力は取るに足らないものであっても，彼の文化的影響力は大きく，彼が残した真の遺産は悪臭として精神保健医療に長々とつきまとっている。精神疾患に関係したスティグマにはかなり長い歴史があるが，Laingは治療にスティグマを与えたことで非難されている（もしくは，読者のイデオロギーに頼って功績があると信じられている）。Laingは，精神医学的治療は悪であり，患者をそれから守る必要があり，患者は放っておかれた方がよいのだと

いう信念を普及させようとした。

　このようなことはナンセンスだが，Laing は当時自分の意見を述べるだけの権利が与えられていた。我々は自由な社会に生きている。つまり，我々は敵対する社会の中で生活している。そこでのコンセンサスは，しばしば相容れない価値観がぶつかり合って生まれる。極端な意見から専門家はプレッシャーを受け続けるが，それは我々に力と責任があることを思い出させる。RD Laing は，自分の考えを普及させるのが上手だった。たとえその考えが誤りであったとしても，そのことは非難されるべきではない。

　それよりも，Laing は精神保健の人々に対して過ちを犯し，彼らにそれと釣り合う錘を与えなかった。ほとんどの精神科医を解剖すれば，その心臓に，うさぎの糞くらいのサイズで，「Laing」という文字の描かれた，反精神医学の小さな弾丸を見つけることができる。反精神医学は，専門家に完全に浸透しており，我々は皆，ある程度，反精神科医になっているほどである。

　我々の仕事に対する両価的感情が，他の医学の専門領域と精神医学の違いを特徴づけている。心臓外科医は新しい技術のために闘っている。腎臓内科医はより良い透析装置のために奮闘している。癌の専門医は最新の驚くほど高価な薬を供給するキャンペーンをしている。そして，精神科医は人権のためのキャンペーンをしている。

　人権のためのキャンペーンをすることは悪いことではない。かなり多くの精神科医はうまくやっているが，実際，精神科医はこの領域に何のトレーニングも受けておらず，スキルも持ち合わせていない。逆に，もし医師たちが自分たちの患者の人権を確実に守るためのバリケードを築くのだとすれば，誰が精神保健のケアの質と量を改善するキャンペーンを張るのだろうか。英国では，その仕事はジットー・トラストやセインのような任意団体，そして皮肉なことに政府に任されている。暴力と精

神保健のケアに関する主立ったサービスの改善が専門的職業が誕生した結果として生じたのではなく，専門的職業をよそに生じたとすれば少なくとも議論の余地がある。これは驚くべきことである。

より良いサービスへ

　リスク・マネージメントを改善する最初のステップは，暴力の防止が精神保健サービスの中心的な課題であると認識することである。いったん精神障害が暴力や他人に対するリスクと関係があることが見出されたならば，リスクと利益を測定する秤の目盛りは確実に介入の方向に傾く。遠慮や言い訳の必要はない。早すぎた治療という誤りは治療が手遅れになる潜在的な災難よりずっと許容される。

　現実世界では，もちろん，多くの障壁がある。事例が示す事実からは，保護者はより積極的なケアをしてもらうことを歓迎しているが，もし積極的なアプローチが効かなければ，患者や保護者との関係が脅かされることになる。鍵となるのは家族や保護者と協働することであり，彼らが最も懸念しているのは暴力のリスクであることが多い。

　サービスはスタート時点から暴力のリスクについて明確な計画を立てるべきである。暴力の既往のある患者のケア計画の会議では，再発とリスクの増加に対処する計画について話し合うべきである。計画はできる限り患者と保護者からの同意が得られるようにし，計画書の写しを彼らに渡すようにする。再発や悪化がみられた場合にどうなるのかが患者や保護者にはっきりと示されていれば，早期の介入はもっと容易になる。

したくないことを人々にさせるには：暴力的な患者をケアする際の倫理

　個別ケアの技術以外に，専門家は暴力についてもっと開かれた倫理的な議論に参加する必要がある。以前は暴力的であったが現在は安定している患者や，再発すれば再び暴力的になると思われる患者に，薬物療法を強制的に遵守させるのが倫理的に許容されるのはどのような場合だろうか。臨床家は日常的にこのような判断をしているが，一般的な議論はほとんどされていない。同じような流れで，違法薬物を乱用している暴力的な患者にサービス側は何ができるのだろうか。暴力的な患者がマリファナを使用している場合に，別の対応をとるべきだろうか。

　精神保健の倫理の伝統的な解釈は，患者のオートノミー（自主性）にこだわるということである。このため，強制入院を唯一決定できるのは，精神能力であるという議論について膨大な出版物が印刷されている。我々は，皆，オートノミーや選択の自由を支持しているので，これらの議論はむしろ独善的な性質を帯びやすい。一方，我々は，現実の世界で働いており，そこでは，多くの決定がリスクに左右されている。我々は，過去の歴史に基づいて，暴力のリスクがどの程度まで患者のオートノミーに対する干渉を正当化できるのかもっと難しい倫理的な議論をする必要がある。精神保健チームはこの種の判断に毎日取り組んでおり，彼らは，専門家同士で率直な意見交換や議論を交わすことで，支えられる必要がある。このような議論がないと，確信が持てず，治療に対して積極的な手法がとれなくなってしまうからである。

　確信が持てないことがどうして問題となるのかを理解するには，この章の冒頭で投げかけた「いったいどのような意味があるのか」という質問に立ち戻ることが有用である。我々はおそらくサービスは治療を提供するという「意味がある」ことには同意できるが，暴力のリスクのマネ

ージメントに適用する場合，その質問はより意義深く，より難しいものとなる。患者が難しく協力的でない場合に，そのサービスの役割はどのように変わるのだろうか。

　基本的に，精神科医とサービスの仕事は患者に望まないことをしてもらうことである。もう少し追加すると，暴力のリスクをマネージメントする際に，懇願し，説得し，時折，気乗りしない治療の遵守を強制するのが精神保健医療の中心的な仕事なのである。このアプローチの倫理は，オートノミーや選択の自由に価値を置くサービスでは複雑なものとなるが，不可能なことではない。依存症のサービスでは常に気乗りしないクライアントに対して働きかける。彼らは説得の重要性を認識しており，動機づけ面接法（Miller and Rollnick, 1992《松島訳，星和書店刊》）を通して，そのことを明らかにし，指導原理の中心にしている。一般精神保健サービスも，より優れた技術を開発するだけでなく，その姿勢や発想を採用することで，同様のアプローチから利益が得られるはずである。オートノミーを尊重することは重要であるが，その仕事には，他の場合にはしたくないことをしてもらうという要素もある。したがって，そのサービスが成功しているかどうかを計る指標は，真っ先に選ぶ自由が「参加しないこと」であるような人々をどれくらい上手に治療しているかである。

　批評家はパターナリズム（父親的温情主義）について不平を言うが，父親よりももっと悪いものがある。患者を説得する際には，親族や保護者に協力してもらうが，彼らを十分に関与させ，彼らが何を心配しているかを理解することが重要である。倫理的な問題は，家族あるいは保護者に対する義務と，個々の患者に対する義務との間の潜在的な葛藤から生じる。しかしながら，ほとんどの倫理的ジレンマの問題と同様に，いつ暴力のリスクが生じるかの問題を解決することはずっと簡単である。疑わしい場合の最良の助言は家族と情報を共有するということである。

これらの問題は専門家同士の間でもっと広く議論されるようになればよい。その間，サービスはスタッフの指導と保護のための指針を開発すべきである。

スタッフに対する支援

　説得や強制を仕事の重要な要素として認識するということは，我々が生じている問題に直面できるということを意味する。これらの中には倫理的な問題もあるが，残りは心理的問題である。人の望まないことをさせる仕事は困難で，きつく，疲れるものである。それは，何度もテーブルを挟んで患者と座り，薬の量を減らす要求には応じられないし，マリファナやコカインやアルコールはやめなくてはいけないし，好ましくない者との付き合いも慎みなさいと伝えることである。通常，患者は社会的にも経済的にも不利益を被っており，おそらくは少数人種であるため，Laingが警告したように，まるで我々は社会をコントロールする使者になったような気持ちにさせられるであろう。このようなことが何年か続ければ，スタッフは，もっと協力的で，クリスマスにプレゼントをもって感謝を示してくれるような患者を扱いたいと望むようになる。つまり，いつもなら答えがノーとなるときに，イエスと言ってくれるような患者たちである。

　精神保健の災難のいくつかは，長期間サービスが関わってきている患者に適切な限界を設定できないために生じている（第7章参照）。この問題は慣れによって現状に満足しきっていることにも原因があるが，葛藤によって疲労が大きくなっていることにも原因がある。常にノーと言い続けることは困難な仕事である。サービスは最前線のスタッフを支えるためにこの問題を扱う必要があり，我々は精神保健の仕事にこのような側面があることを明らかにする必要がある。合意と同時に葛藤もあり，

我々はこの両者になじまなくてはならない。精神保健の倫理に関してはかなり多くのものが出版されているが，いずれも，暴力のリスク・マネージメントという主力部分よりも，患者の人権に焦点を置いており，汚れた周辺的な活動のようにさえ思われる我々の仕事は忘れられている。

精神保健法

本書の後半の段階で法律のところに到達するというのは奇妙に思えるかもしれないが，それにはいくつかの理由があり偶然ではない。暴力のリスク・マネージメントの原則は不変であるのに対して，法律は国によって異なり，時代とともに変化する。法律と臨床業務は相互に交わることもあるが，それらは独立しており，独自の価値体系を持っている。リスク・マネージメントは，法律や法的概念のうえで過度に強調される傾向があり，その結果，臨床家の主導権が損なわれている。

全ての医学専門領域で臨床的リスクは管理されているが，精神医学においてのみ，法的側面でこのことが強調される。その結果，精神保健における臨床家はあまりにも簡単に法律にこの問題を任せてしまうのである。これに対して，ものごとの正しい順序というものは以下のとおりである。

1．臨床家が最適なリスク・マネージメント計画を作成する。
2．臨床家は法律が自分たちに許容しているものが何かが分かるように目を配る。
3．臨床家は後に計画が実行可能なように必要に応じて修正する。
4．臨床家は法律が自らの業務を妨げていると分かった場合，助言をし，修正を求める。

もちろん，様々な原則や関係者も関わっているし，法律は医師の都合に合わせてできているわけではないので，臨床家が求めるような変化は得られないかもしれない。そうであるとしても，このモデルは臨床家がリスク・アセスメントやリスク・マネージメントのプロセスを中心的な臨床業務の一部として推進するのを強調している点において正しい。法律は何をなしうるかについての限界を設定するが，それが推進力であってはならないのである。

　暴力のリスク・マネージメントに関係するほとんどの関連法規は，強制入院や治療に関する権限についてである。法律によっては，刑事司法システム内での強制治療を認めている場合もあるかもしれない。この問題を十分に議論するのは本書の範囲を超えているので，ほんの短い原則を述べるにとどめたい。

　精神保健法はある条件が満たされれば強制入院や治療を認めている。そこには犯罪で有罪判決を受けた人（刑事規定）とそうでない人（民事規定）に対して別々の法規定がある[*1]。

精神保健法の民事規定と刑事規定

　精神保健法の民事規定の一般原則では，刑法に抵触していなくても，強制入院はある基準が満たされれば認められる。その基準とは，精神障害が存在すること，広義に（自身や他人に対する）リスクがあること，意思決定能力やコンピテンスが損なわれていることである。これらのアプローチの違いは第1章で論じた。民事強制入院には，スコットランドや米国のように，裁判所や審査会が最初の段階から関わる場合と，イン

[*1] 訳注：英国の精神保健法についてである。我が国では精神保健福祉法と心神喪失等の状態で重大な他害行為を行った者の医療及び観察等に関する法律（医療観察法）に分かれている。

グランドとウェールズのように後の段階になって裁判所が審査する場合とがある。裁判所や他の裁判機関による審査が存在しないとなれば人権法上問題である*2。

精神保健法の刑事規定は，精神障害犯罪者が有罪判決を受けた後の強制入院や治療の認可に関わっている*3。法区域によっては，精神障害は刑事訴訟手続きにも影響を及ぼし，精神異常の故の無罪（not guilty by reason of insanity）の評決に至ったり，あるいは犯罪者が答弁不適格（unfit to plead）や訴訟能力なし（unfit to stand trial）とされたりする場合もある。このような複雑な問題はここではあまり重要ではない。ここで重要なことは法律が治療を通してリスク・マネージメントを行うことを意図したある一定の判決を認めていることである*4。ここにイングランドとウェールズの病院命令とオランダにおける TBS（Terbeschikkingstelling）命令の2つの例を紹介する。

イングランドとウェールズにおける病院命令

有罪判決となった犯罪者は刑務所での刑罰に代えて，病院における入院という判決を宣告されることがある。この判決には自由の剥奪はあるが，罰というかたちで意図された要素は存在しない。この命令を解除するのは治療を行っている精神科医の裁量に任されており，裁判所に許可を求める必要はない。この判決は収監に代わる一回限りの措置であり，

---

*2訳注：我が国の精神保健福祉法による強制入院の審査は精神医療審査会が行っているが，この機関が裁判機関と同等であるとは言い難い。他方，医療観察法では裁判所で形成される合議体が審査を行っている。

*3訳注：英国では我が国の検察官による起訴便宜主義はなく，精神障害者による重大な他害行為は全て起訴され，裁判ではそのほとんどが有罪判決を受ける。

*4訳注：我が国の医療観察法にも「同様の行為の再発防止を図り，もってその社会復帰を促進する」というリスク・マネージメントを意図した要素がある。

決定を覆したり，患者を病院から刑務所に戻したりすることはできない。

　ほとんどの重大犯罪には制限命令が加わり，これによって，退院の権限が内務大臣か審査会の手に委ねられることになる。制限付き病院命令の退院は，通常，条件付きのものとなり，地域で長期的に強制治療を受けることになる。

オランダにおける TBS 命令

　TBS 命令は，精神障害[*5]があり，持続的なリスクを示すと考えられる有罪判決を受けた暴力犯罪者ないし性犯罪者に対し裁判所が科すものである。犯罪者は当初，犯罪の質に応じて裁判所が確定した実刑判決を務め，その後で，TBS ユニットに移送され，そのリスクが監督下での釈放ができるほど十分に減るまで不定期の入院治療を受ける。英国の法律との興味深い差異としては刑罰の要素が明確なことである。この点において，英国の法律はオランダよりも，より互恵的である。なぜなら，英国では全ての刑罰は脇に置いて，治療を優先するからである。

リスク・マネージメントと法

　法律は法を破った患者については，そのほとんどの権限をサービスに付託している。これは，人権と当然の道義の原則に一致している。サービスに対する問題は，多くの法区域において，精神障害犯罪者は，暴力犯罪を行った場合であっても，他の犯罪者よりも有罪判決を受けることが少ないか，減刑される場合が多いということである。多くの国々で精神障害犯罪者を刑事司法システムから移す慎重な政策を持っている。しかし，軽微な犯罪者が刑務所から移されるだけでなく，時折，重大な犯

[*5]訳注：ほとんどは人格障害。統合失調症などの精神病を有する触法精神障害者は一般の精神科病院で治療を受ける。

罪者が誤って移されてしまうこともある。警察や検察庁が精神障害者に対する訴訟手続きを進めていく段階でしばしばさらに気の進まない状況が生じてくる。その法律の意図は良いのだが，刑事司法システムが関与しなくなったことで重大犯罪が生じる場合があり，この問題はクラニス事件（第3章参照）や他の殺人調査でも明らかにされている。その結果，精神保健サービスは有罪判決から生じる付加的な権限の利益[*6]がないまま，重大犯罪者と奮闘せざるを得なくなる。

　重大犯罪に有罪判決を下さないことで生じる実務上の問題としては，退院後に薬物療法の遵守を強制できないことである。薬物療法の遵守を強制することは，英国においては制限付き病院命令の判決を受けた触法患者に対しては可能だが，民事患者に対して可能ではない。英国政府は，有罪判決がなくとも，ある条件が満たされれば，強制治療を許可する地域治療命令を導入する計画を表明した。それが誕生するまでの間，精神保健サービスはこの問題と奮闘し続けなければならない[*7]。多くの病院では警察と連携できるような調整をしているので，患者が軽微な犯罪を行った場合には治療に導入し，重大犯罪の場合には起訴するようにしている。

　イングランドとウェールズにおける他の重要な展開としては多機関による公的保護委員会（Multi-Agency Public Protection Panels）の誕生があげられる。この委員会は犯罪者のみを取り扱うが，制限命令を受けていない触法患者を管理する際の支援も提供している。多機関による公的保護調整（Multi-Agency Public Protection Arrangements）の詳しい説明を知りたい方は王立精神医学会（Royal College of Psychiatrists, 2005）を参照していただきたい。

　精神保健法は精神障害が関与する全てのリスクを扱っていないことに

[*6]訳注：例えば，制限付き病院命令。
[*7]訳注：2008年10月に誕生した。

注意すべきである。重大犯罪の場合，矯正処分としては病院命令よりも終身刑となる場合もある。なぜならば，終身刑は純粋な医療を超えたリスク・マネージメントという幅広いアプローチを前提としているからである。多くの精神科医が不定期の病院命令は精神病質性障害（psychopathic disorder）*8だけを持つ犯罪者には決して満足のいく処分ではないと論じている。もし裁判所が，矯正処分として終身刑の判決を下すほどにそのリスクが高いと判断すれば，裁判所は処分の一部として治療を許可するが，もし，治療が成功しない場合には，その患者を精神科病院にいつまでも取り残しておくことはない。より現実的な線では，治療条件付きの保護観察命令を用いることで，柔軟性を保持しながら強制的な要素を残しておくことであろう。

　法律についてさらに考察を続けることは本書の範囲を超えているが，次のセクションでは精神保健法に存在する互恵主義という原則を取り上げたい。

法の原則：精神保健における互恵主義

　互恵主義の原則では，社会が精神障害とその関連するリスクのために，精神障害者の自由を制限する場合には，その精神障害に治療を提供する義務があることを主張している。

　最も弱い形ではあるが，この原則は人権法の中で正式に記されている。

---

*8訳注：英国の精神保健法には精神障害の法的診断カテゴリーとして，精神病（mental illness），精神病質性障害（psychopathic disorder），精神薄弱（mental impairment），重度精神薄弱（severe mental impairment）の4つのカテゴリーが規定されていた。精神病質性障害はほぼ人格障害と同義である。しかし，2007年精神保健法（Mental Health Act 2007）でこれら4つのカテゴリーは廃止され，精神障害（mental disorder）として1つのカテゴリーにまとめられた。

ヨーロッパ条約の第5条には「精神障害を持つ人々の法的拘禁」を許容しているが，拘禁する場所は「病院，クリニック，そのような人々を拘留するために認可された他の適切な施設」であると規定されている。精神障害者が犯罪で有罪判決を受けていない場合，その人を刑務所や他の行刑施設に収容することは認められないし，病院やクリニックを利用する場合には，なにがしかのケアが提供されなければならない。この一般原則は大きな議論を引き起こすとは思われないが，提供されるケアの詳細については議論の余地があるだろう。

効果的な治療がないというのはどのような状況を指すのだろうか。互恵主義の議論の極端なものは，精神障害が治療に反応しない場合には，精神障害者を拘留することは許されないという主張である。これは上述した「純粋な」倫理的立場の延長線上にある。医師の役割は患者の苦痛を取り除くことなので，もし効果的な治療が提供できないのであれば，どんなにやむを得ない事情があっても，その他の理由で患者を拘留しておく権利はないということである。

イングランドとウェールズにおける精神保健法をよく知っている人は，患者が精神病質性障害と精神薄弱という法的カテゴリー[*9]のもとで拘留される際に満たされなければならない追加条件の中にこの原則があることに気づくであろう。入院が患者の安全，あるいは他人の安全のために必要であっても，治療によって精神障害の悪化が軽減されるか防止されることが示されなければならないのである[*10]。

本書は歴史の本ではないが，この文言の起源について少しばかり脱線させてほしい。そうすることで，この領域における公共の保護と患者の権利との間の緊張関係が少し明瞭になるからである。当初考えたのは，

[*9]訳注：p.265 の訳注*8参照。
[*10]訳注：2007年精神保健法では4つの精神障害のカテゴリーの廃止に伴い，このいわゆる treatability test に関する条項も廃止された。

自身や他人に対するリスクにかかわらず，病院が知的能力の低い人々に何も支援できない場合，彼らを病院に不定期に拘留しないよう保護することであった。それゆえ，精神薄弱は，精神病や重度精神薄弱と区別して扱われたのである。もし，その精神薄弱を治療できないのであれば，診断のみで入院を正当化することはできない。特にこの法律が脱施設化の初期の段階において起草されたということを考えれば，これは理解可能なセーフガードである。大規模な精神薄弱者の病院での虐待をめぐるスキャンダルは，当時，次々と持ち上がっており，例えば，未婚で赤ん坊を身ごもった以外に特に問題もないのに，病院の中で成人としての人生を送った高齢の女性と出くわすこともあったのである。

　精神薄弱においては，問題は単純であるが，精神病質性障害の場合はもう少し複雑である。患者の権利に対する関心の高まりがひとつの要因である。精神保健法の他の部分から，それを起草した人たちが頭の中に市民の自由を描いていたことが分かる。例えば，精神保健法では，乱交，異常な性的指向，薬物やアルコールの乱用は，精神障害や入院の根拠とは見なされないと明白に述べられている。

　同時に，他の，あまり自由主義ではない推進力も作用しており，多くの政治家は，精神病質は入院の要件にすべきではないと議論していた。彼らの世界観に従えば，人格障害を有する人々は自らの行動に責任を有しており，精神病質が犯罪を行ったときには，法律が適切な方針をとるべきで，精神科医によって邪魔立てされてはならないというものであった。彼らは病院に行くのではなく，刑務所に行って罰を受けるべきだということである。

　いろいろな意味で，この議論の最も興味深い側面は精神病を有する人々は彼らの行動に対して責任がないと暗黙の内に無条件に考えられていることだが，この問題は後に扱うことにする。今の目的のため，我々は精神病質性障害を入院の要件に含めることに強い反対があったことだ

けを指摘しておく必要がある。1983年の精神保健法は妥協案であった。医師は精神病質を病院に入院させることを許されたが，それは，治療が効果的であると確信している場合のみである*11。他の場合，精神病質性障害に罹患している人々の行動は全て通常の法的制裁の対象となる。

　効果的な治療という概念は，当時考えられていた以上にますます曖昧なものとなった。私はこの法律を起草した人は，治療はこの障害に関係する全てのリスクに対処することを想像していたと思う。その代わり，この法律は，「治療」，「改善」，「悪化」の意味を議論する医学・法学産業の総体そのものを誕生させた。これに反応するように，裁判所は，治療不可能という理由で危険な患者を退院させてしまう命令は出さずに，何が治療を構成するのかについて可能な限り広い見解をとろうとしたのである。法律家の世界では，治療というのは，病院での決まり切った看護ケアや居住施設以外の何ものでもないのかもしれない。

　多くの人々にとって，これは賢明で実際的な解決策のように思えるかもしれない。この法律は十分に人権法と合致しているが，治療が役に立つかどうかについては何も言及していない。患者を救うためにすべきことがこれ以上何もないという理由で，精神科医が危険な患者を解放する可能性があることを議会が予想していれば，確かに危険な人々のケアを精神科医の手に委ねようとはしなかっただろう。しかしながら，互恵主義の原則の最も極端な支持者にとって，これは精神医学の乱用ということになる。彼らの立場からすれば，もし患者の状態を改善するための効果的な治療がないのであれば，彼らを病院に入院させておくべきではないということになる。

　互恵主義の概念をこのように狭く融通の利かない形で解釈することは

---

*11訳注：前述したように，2007年の法改正でこの要件はなくなった。つまり，治療が効果的であるかどうかにかかわりなく，精神病質を病院に入院させることができるようになった。

混乱のもとであるし，不合理である。身体医学のもっと単純な世界では，医師は他者への感染を防止するために感染症を有する患者の入院を常に認可する覚悟がある。その疾患が治療可能である場合にのみ，そのようにするというのは奇妙な主張である。主な関心は治療が簡単ではない疾患であり，この場合，保菌者をコントロールすることは病気の流行を予防する数少ない方法のひとつである。精神科医はごく少数の危険な患者を彼らが危険であるという理由で，さらに彼らが危険であるという理由だけで入院させるのである。我々は患者自身の直接の利益のために拘留するふりをする必要はないはずである。

まだ，我々は互恵主義を完全には捨て去るべきではない。それは個人というよりも社会のレベルで有用な概念である。刑罰ではなく治療の判決が言い渡されたあらゆる精神障害犯罪者は互恵主義のシステムに関わっている。イングランドとウェールズの法の下では，最も重大な犯罪を行った精神障害者でも，刑務所では1日も過ごすことはない。しかし，精神障害のない者が同様の犯罪を行った場合には，終身刑とまではいかないまでも，多くの年数を刑務所で過ごすことになる。個人に対するこのような利益の返礼として互恵的に期待されていることは，患者は，必要に応じた期間，自らの自由に対する制限を受け入れることと，将来の治療に協力することである。また，精神保健サービスに期待されているのは，治療によって再犯のリスクを最小にすることである。確かに少数のケースで治療によってリスクをコントロールできず長期の入院となることもある。しかし，ほとんどの場合はこのシステムを比較的短期間で通り抜け，刑務所にはない優れた治療から恩恵を受けることになる。

互恵主義とニンビー主義

ニンビー：私の家のすぐ近くはだめということ。社会的に望ましい発

展であっても，直接その人やその人の財産に影響を及ぼすのであればそれに反対するという人たちに用いられるやや軽蔑的な表現。

　この問題について様々な人たちと議論していくなかで，ほとんどの臨床家たちは治療不可能な患者を入院させておく際の原則については，実用主義の立場をとっており，あまり悩んでいないことが分かった。それは，治療に抵抗する精神疾患のケースで日常的に経験していることなのである。彼らは治療不可能な患者が病棟にいるのを望んでいない。精神保健サービスでは，改善がみられず，何年もベッドを「塞ぐ」患者で病院がいっぱいになることを望まない。私も同意はするが，良質なマネージメントが十分あれば，この原則が存在する理由は何もない。

　ある意味で，これは定着した医療現象の一例である。医師が，何かをすることに気乗りしない場合，皆で一緒になって，何もしないことを決める。しかし，そこには深刻な，根本的問題がある。サービスの中で一定の患者の流れを維持しようとすることが良い医療マネージメントであるとなれば，あらゆる問題は長期滞在型のサービスの中で生じることになる。それは専門家の状態を悲しくも反映しており，臨床家は，立ち上がって，安全で効果的なサービスを運営するための要求を主張する自信がないので，自分たちの懸念を道徳や倫理や法律の言葉で示さなければと感じている。

　マネージメントが貧困なことや問題を認識しようとしないことが長期滞在患者の問題を悪化させている。イングランドとウェールズにある高度保安病院には，退院の見込みが立たない患者の数はかなり多いと思われるが，具体的な数はよく分かっていない。同じことはおそらく中等度保安ユニットにもあてはまる。その理由は積極的な治療に反応しないこのような患者たちに為す術がないからである。単純に言えば，このごく少数の集団には効果的な治療がなく，重大犯罪の既往から，その賭け金

は途方もなく高いのである。

　私はこのようなところで議論を始めるべきではないと言うことで問題を避ける誘惑に駆られるが，精神病質性障害を有する患者には不定期の病院命令を勧告すべきではないと言いたい。しかし，どんなに注意しても我々はそのような決定をしてしまうし，暴力のリスクを扱う入院サービスで，結局，何人かが長期滞在患者となってしまうことは避けられない。その場合サービスは彼らに対して適切な計画を作成する必要があり，それができないなどと言い訳することは許されない。

　オランダはもっと合理的で実際的なアプローチを採用している。TBSのシステムでは患者を不定期の制限付き病院命令と同等の条件で入院させている。全ての患者は少なくとも5年間は活発な治療を試されるが，この期間に何の進展もみられない場合には，保安施設内で生活の質を最大限にすることを強調した処遇にシフトされる。TBSシステム内の患者のおよそ20％はこのような形をとることが想定されているが，サービスは彼らのニーズを満たすように運営されている。

　もし英国が精神保健サービス内でリスク・アセスメントとマネージメントに関して優れたシステムを持ちたいならば，同じようなアプローチを採用する必要がある。サービスは患者のニーズを満たすように策定され，合理的なリスク・アセスメントで情報が伝えられる。優れたリスク・アセスメント・ツールを導入するだけでは意味はない。臨床家がリスクを同定した場合，不適切な施設で不適切な資源のみで格闘せざるを得ないのであれば，そのツールの使い方は彼らの恐怖心によって歪められてしまう。これについては，リスクが管理される組織的枠組みを考察する次のセクションで述べていきたい。

リスクとマネージャー：安全な組織

　法律は臨床的なリスク・マネージメントを行う背景を提供するが，ほとんどの臨床家にとって直接の制約は彼らが働いているサービスにある。個人が政策やガイドラインで管理されつつあるシステムの中で，個人がどこまで達成できるかには限界がある。個人の実務が改善され，効果が得られるようになるには，個人が支援されるように施設が変化することが必要である。医師や法律家が一緒に仕事をする場合，個人に焦点を当てる傾向があるため，相対的にリスク・マネージメントの組織的側面に対してはほとんど注意が払われてこなかった。そのため，事態が悪化した場合，その後の調査は組織的な欠陥よりも個人に注意が向いたのである。

　これは近視眼的な視点であり，英国における精神疾患を有する人々による自殺と殺人に関する全国機密調査がその報告書に「より安全なサービス」というタイトルを選んだのは偶然ではない。機密調査の意味するところは，殺人調査の手法を改善することであり，責任については幅広い視点を持つようにした。もし，臨床家がリスクを効果的に減少させるために自分たちの業務を修正したいのであれば，彼らが勤務する施設にも関わってもらい，支援を得る必要がある。

　組織の安全とリスク・マネージメントに対するアプローチの仕方は多様で，彼らがどのような質的側面に重きを置くかは様々で，これは市場シェアを増やしたり，利益をあげたりする場合と同じである。多国籍企業のリテーラーは販売員に一生懸命やれと熱心に勧めるだけで業績が改善するとは思わないだろうし，安全を保つためには幅広い組織的戦略が必要である。

　Tidmarsh（1997）は旅客機の操縦席の中で死んだパイロットの実例

を用いながらこの点を指摘している。その飛行機は着陸し全ての乗客は安全であった。これは幸運からではなく，その旅客機が効果的に安全を維持する文化を持っていたからである。問題は予測されており，深刻な問題が発生したときに，危機管理計画によって衝撃が最小限に抑えられたのである。

　この原則は高度信頼機関（High Reliability Organizations：HROs）の膨大な文献の中にも徐々にみられるようになっている。この機関は稀ではあるが壊滅的な事件から自らを守るための組織である。例えば，原子力空母や原子力産業は，壊滅的な結果を引き起こすため，事故を起こすことがあってはならない。このような組織が個人的努力にのみ頼るようなことは無謀で不条理でさえある。人為的ミスに対し保護システムを設置することが成功の鍵である。もし，読者がこの点について納得がいかないのであれば，スプリングフィールド原子力発電所におけるホーマー・シンプソンが取った行動を考えてほしい。

　原子力発電所とは異なって，病院はミスの発生率が高すぎるためHROsに加入できないし，精神科サービスが夜通し変圧されることを想像するのは非現実的である。しかし，もし我々が真剣にリスクを優先したいのであれば，HROsが成功している原則から学ぶべきである。

高度信頼機関を管理する原則

　原子力空母，航空管制，原子力発電，人質交渉を含むHROsの研究ではマネージメントを成功させるための5つの原則が規定されている（Weick and Sutcliffe, 2001）。

1．失敗を常に念頭に置くこと
2．単純化を控えること

3．業務に対し敏感であること
4．レジリアンスに委ねること
5．専門知識に従うこと

失敗を常に念頭に置くこと

　最も安全な組織は多くの時間を決して起こることのない災難を心配することにあてる。彼らは，事態が悪化することを認識しているので，問題に対処する危機管理計画を作成している。

　一般の精神保健サービスでは，事態はおそらく最終的に問題とならないと仮定しているので，このような認識はリスク・マネージメントの上で大きな欠点である。医療従事者は，患者や家族をやる気にさせ，励まさなければならないという専門性から楽観的になる傾向がある。楽観主義は有用な治療上の道具であるが，現実のリスク・アセスメントでは混乱のもとである。精神医学は再発，慢性の状態を主に扱うが，特に精神障害犯罪者の場合その傾向が強く，指をクロスさせて最善の希望を祈るだけでは合理的とは言えない。

　この点において，我々の安全を維持する文化の中心的な要素として，ケア・プログラム・アプローチ（CPA）[*12]があり，これは，ケア・プランと将来の危機に対する前向きなアプローチを強調している。CPAは今や英国の精神保健サービスでは標準的な業務とさえなっているが，どの程度まで潜在的な失敗を考慮に入れるべきかは規定されていない。CPAミーティングでどの程度暴力のリスクを考慮し，どの程度，彼らが危機管理計画に関与するかは大きなばらつきがある。HCR-20では，懸念される結果として，暴力のシナリオを明らかにしておくが，これは失敗を常に念頭に置くことの一例であり，HCR-20を標準的手法として

[*12]訳注：p.171の訳注＊3参照。

採用する組織があっても特に不思議はない。

　失敗を常に念頭に置くことの他の側面としては,「ニア・ミス」を進んで認識することであり,そこから学び,非難を避けるようにすることである。これらは同時に起こるものである。非難を怖れるスタッフは,彼らに責任を帰せられるニア・ミスや失敗を認めたがらないものである。WeickとSutcliffe（2001）は,道具のひとつを紛失したことを報告して賞賛された原子力空母の技術者の例を引用している（道具がジェット・エンジンに吸い込まれ,爆発を引き起こすというリスクがあった）。英国の精神保健サービスはこのような安全を第一に考える文化とはかけ離れた世界にある。

単純化を控えること

　この原則は,単純化すると情報の損失が避けられないことを意味しており,その情報は災難を避けるために重要なものであるかもしれない。回転率を上げるために質を犠牲にする傾向のある精神保健サービスにとってこれは大きな意味を持つ。我々がごく一般的な統合失調症を治療する場合,物質乱用や対人関係の問題のような,ケースを独特なものにしている面に十分な注意を払っていない可能性がある。完全なリスク・アセスメントは多次元的であり,もし我々がある次元の情報を放棄してしまうと,そのアセスメントの質は低いものになってしまう。

　同様に,精神医学において重大なリスクを管理するには,患者の説明だけに頼るのではなく側副情報を利用する必要がある。殺人調査の多くで,親族や保護者はしばしば専門家よりもずっと早い段階で精神状態の悪化に気づいていたことから,彼らの言葉に耳を傾けることの必要性が指摘されている。

　ここに効率性と安全との間に緊張感がある。単純化は時間,労力,お

金を節約する一方，リスクを増大させる。したがって，我々が代金を支払えるリスク・レベルはどこまでなのかは政治的に決定される。

業務に対し敏感であること

この原則は原因の細部を意識しておく方が，戦略的に概観するより有用だということである。すなわち，悪魔はその細部に潜んでいるのである。空母では危険は，洗練された問題よりも紛失したスパナに横たわっていた。

ここでも精神保健の中に共通点を見出すことは簡単である。殺人調査の中には無断外出の後に患者を捜すといった基本的かつ日常的な規定に従わなかったことで，悪い結果が引き起こされた例があった。多くはコミュニケーションの失敗を中心に生じており，このことは，重要な事実がそれに従って行動している人たちに知らされていないことを意味する。暴力のリスク・マネージメントを成功させるには患者の日々の生活について詳しい知識が必要で，できる限り多くの情報源が必要である。単純化を控えることと同じように，業務の細部を気にかけることは余分の出費が必要となる。

レジリアンスに委ねること

レジリアンス（resilience）とは不利な出来事に対処できる能力を指し，ある組織がある程度余裕をもって仕事をしていることが必要である。例えば，緊急のコンサルテーションは，精神保健の従事者の予定表に空きがある場合にのみ可能である。もし緊急事態がなければ，予備の時間枠は無駄になる。しかし，予備の時間枠がなければ，事態が悪化したとき，素早く対応することはできない。

サービスのある側面には重複が必要である。航空会社は，パイロットが心臓発作に見舞われた場合に備えて，第二のパイロットを雇用している。どれだけの精神保健サービスが年次休暇を十分にカバーできるほどの人員を備えているというのであろうか。やはり，ここでも資源の問題が生じる。

専門知識に従うこと

サービスにおいては多くの決定が技術的専門知識に頼っており，そのような専門知識を活用するには，マネージメントの序列は柔軟でなければならない。もしある技術者がなんらかの行動の方向性について助言する場合，その技術者が上下関係において低いという理由だけで，その助言を却下してしまうようであれば管理者としては問題である。

この原則を精神保健に当てはめると，臨床的意見に対する敬意の問題に置き換えることができる。つまり，臨床家があるケースの暴力のリスクが入院によってしか安全に管理されないと進言すると，管理者は用心深く考えた末にその進言を無視するというものである。実際，精神保健サービスはここにあげた原則に反しながらも何とかやっており，臨床的な進言は却下され，管理者がそれに耳を貸すなど稀なことである。さらに共通した問題としては，臨床家は資源が不足していることを知っており，そのため彼らが把握している実情に合わせて意見を変えてしまうのである。本章の冒頭に紹介した原則の8はこのような実務のやり方を警告しており，それは高度なリスクを管理する組織とは相容れないものである。

より安全なサービスに向けて

　我々は高度信頼機関で働いているわけではないが，我々は彼らの手法から学ぶことができる。臨床家が暴力のリスク・マネージメントを主導し，安全な業務を支えるのに必要な変化を管理者に求める必要がある。これと反対のことが英国の多くの病院で生じてきた。臨床家は暴力のリスク・マネージメントから意図的に離れ，管理者は訴訟を怖れて検証も十分にしていないリスクのチェックリストでその空白をむりやり埋めようとしてきたのである。臨床家は主導権を取り戻す必要があり，鋭敏で，効果的で，臨床的な規則を作成する必要がある。

　我々のサービス以外の世界では，全ての社会はますますリスクを嫌悪しており，暴力的犯罪者に対する態度は硬化している。変化は確実に起きており，現在の精神保健法が1983年にイングランドとウェールズに導入された当時，その世界は今とはかなり異なっていたはずである。暴力のリスクは大きな政治的問題ではなかったし，それが精神保健の中で問題になるとは全く考えられなかった。当時オーソドックスに教えられていたことは統合失調症と暴力の間には統計学的な関連はみられないということであった。今日では専門家は知識を増やしており，マスコミは国民に対する予測される暴力の脅威に対して注意を怠っておらず，それが精神障害に関係していればなおさらである。

　精神保健サービスが暴力のリスクを減らしてくれるという期待はますます高まっており，そこから解放されるという楽観的証拠は何もない。国民が期待しているということは紛れもない事実であり，サービスはそれを受け入れなければならない。精神障害者による暴力に対する国民の怖れは誇張されているかもしれないが，そのような感情があるのは事実である。国民が怖れていることは認めなければならないし，それに対処

しなければならない。国民の信頼を保つため，専門家はより優れたリスク・マネージメント・スキルを示す必要性がある。

　同時に，我々は政治家を教育し，国民に現実的な期待を持たせる必要もある。精神疾患による暴力の全てが予防可能というわけではなく，全体的な脅威としては他の原因による暴力と比べればずっと小さいということである。現実的な期待を生み出すプロセスには他の機関と暴力のリスクを共有することが必要である。リスクに対する受容性の判断は，医学的問題ではなく，どのような場合でもできる限り裁判所や審査会によってなされるべきであるという認識も必要である。暴力のリスクに対する不合理な責任から解放されたいと本当に望むのであれば，不合理な権限を諦め，多機関による公的保護委員会のような団体とその権限を共有するのがよいであろう。

　暴力のリスクをマネージメントする良い方法を探すためには，2つの魅力的ではあるが誤った希望に対し警戒する必要がある。第一は保険数理的アセスメントが臨床的判断の代わりになり，不可知のことを教えてくれるというものである。それはそうではないし，我々は保険数理的な手法が臨床家の補助的ツールにすぎないことをしっかりと認識しなければならない。

　第二の非現実的な望みは，能力やコンピテンシーに基づいた法律がリスク・アセスメント産業からの撤退を可能にしてくれるというものである。その可能性に反する例は既に詳細に論じたが，英国におけるリスクに基づいたサービスと米国のコンピテンシーに基づいたサービスを比較することで本書を締めくくりたい。特に，社会から取り残された，最も脆弱な患者に関する英国の現状がこの比較から浮かび上がると思われる。

　この比較から，リスク・マネージメントはどことなく反自由主義で，サービス面で患者の利益を二の次にしていると心配する者がどれくらいいるのかをあらためて確認すべきかもしれない。米国で，ある精神病の

犯罪者に科された 99 年という過酷な刑期はショッキングであるが，それはこの国が暴力から市民を守る独自の方法を持っていることを意味している。英国では，政府が精神保健サービスを社会統制の代用にする決定をしたのではないかとの不愉快な見通しについて，最近，論争が持ち上がっている。米国では確かに社会統制に対して独自の手法を持っている。しかし，この国は精神障害の暴力のリスクを管理するのに精神科医を必要としていない。しかし，患者たちは必要としているのである。

文　献

Andrews DA and Bonta, J. (1995) *The Level of Supervision Inventory–Revised*. Toronto, Canada: Multi-Health Systems Inc.

Angermeyer MC (2000) Schizophrenia and violence. *Acta Psychiatrica Scandinavica* 102: 63.

Appelbaum, PS, Robbins PC and Monahan J (2000) Violence and delusions: data from the MacArthur Violence Risk Assessment Study. *American Journal of Psychiatry* 157: 566–572.

Appleby L, Shaw J, Amos T, McDonnell R, Harris C, McCann K, Bickley H, Parsons R, Kiernan K and Davies S (1999) *Safer Services. Report of the National Confidential Inquiry into Suicide and Homicide by People with Mental Illness* London: Stationery Office.

Appleby L, Shaw J, Sherratt J, Amos T, Robinson J, McDonnell R, McCann K, Parsons R, Burns J, Bickley H, Kiernan K, Wren J, Hunt I, Davies S and Harris C (2001) *Safety First. Report of the National Confidential Inquiry into Suicide and Homicide by People with Mental Illness* London: Stationery Office.

Arsenault L, Caspi A, Moffitt TE, Taylor PJ, and Silva PA (2000) Mental disorders and violence in a total birth cohort. *Archives of General Psychiatry* 57: 979–986.

Barraclough BM, Bunch J, Nelson B and Sainsbury P (1974) A hundred cases of suicide: clinical aspects. *British Journal of Psychiatry* 125: 355–373.

Beales DM (2005) eLetter to Psychiatric Bulletin in response to Maden (2005) http://pb.rcpsych.org/cgi/eletters/29/4/121.

Blom-Cooper L, Hally H and Murphy E (1995) *The Falling Shadow. One patient's mental health care*. London: Duckworth.

Blom-Cooper L, Grounds A, Guinan P, Parker A and Taylor M. (1996) *The Case of Jason Mitchell: Report of the Independent Panel of Inquiry*. London: Duckworth.

Bonta J, Law M and Hanson K (1998) The prediction of criminal and violent recidivism among mentally disordered offenders: a meta-analysis. *Psychological Bulletin* 123: 123–142.

Borum R, Bartel P and Forth A (2002) *Manual for the Structured Assessment of Violence Risk in Youth (SAVRY)*. San Diego: Specialised Training Services. See also: www.fmhi.usf.edu/mhlp/savry/statement.htm.

Brennan PA, Mednick SA, Hodgins S. (2000) Major Mental Disorders and Criminal Violence in a Danish Birth Cohort. *Archives of General Psychiatry* 57: 494–500.

Bristol Royal Infirmary Inquiry (2001) *Learning from Bristol: the report of the public inquiry into children's heart surgery at the Bristol Royal Infirmary 1984-1995*. Command Paper: CM 5207.

Buchanan A (1997) The investigation of acting on delusions as a tool for assessing risk and dangerousness. *British Journal of Psychiatry* 170 (Suppl. 32): 12–16.

Buchanan A, Reed A, Wessely S, Garety P and Taylor PJ, Grubin D and Dunn G (1993) Acting on Delusions II: The phenomenological correlates of acting on delusions. *British Journal of Psychiatry* 163: 77–81.

Cheung P, Schweitzer I, Crowley K and Tuckwell V (1997) Violence in schizophrenia: role of hallucinations and delusions. *Schizophrenia Research* 26: 181–190.

Cocozza J and Steadman H (1976) The failure of psychiatric predictions of dangerousness: clear and convincing evidence. *Rutgers Law Review* 29: 1084–1101.

Cooke D (2000) Current Risk Assessment instruments in *A Report of the Committee on Serious Violent and Sexual Offenders (The MacLean Committee)*. Edinburgh: The Scottish Executive.

Cooke D, Michie C and Ryan J (2001) *Evaluating Risk for Violence: A Preliminary Study of the HCR-20, PCL-R and VRAG in a Scottish Prison Sample*. Edinburgh: Scottish Prison Service Occasional Paper 5/2001.

Copas J and Marshall P (1998) The offender group reconviction scale: a statistical reconviction score for use by probation officers. *Applied Statistics* 47: 159–171.

Dawson J and Szmukler G (2006) Fusion of mental health and incapacity legislation. *British Journal of Psychiatry* 188: 504–509.

Department of Health (1994) *Guidance on the Discharge of Mentally Disordered People and their Continuity of Care in the Community*. HSG (94) 27. London: NHS Executive.

Department of Health (1999) *A National Service Framework for Mental Health*. London: Department of Health.

Department of Health and Social Security (1988) *Report of the Committee of Inquiry into the Care and Treatment of Miss Sharon Campbell*. Cmnd 440 London: HMSO.

Dolan M and Doyle M (2000) Violence risk prediction: clinical and actuarial measures and the role of the psychopathy checklist. *British Journal of Psychiatry* 177: 303–311.

Eldergill A (1998) *The Falling Shadow Report and the Deteriorating Patient. Mental Health Act Commission Legal and Ethical Special Interest Group Discussion Paper*. London: Mental Health Act Commission.

Forth AE, Kosson DS and Hare RD (2003) *Hare Psychopathy Check List—Youth Version (PCL-YV) Manual*. Toronto: Multi-Health Systems.

Foucault M (1967) Madness and Civilization – A history of insanity in the age of reason. London: Tavistock.

Foucault M (2001) *Madness and Civilization*. London: Routledge.

Fresan A, Apiquian R, de la Fuente-Sandoval C, Garcia-Anaya M, Loyzaga C and Nicolini H (2004) Premorbid adjustment and violent behaviour in schizophrenic patients. *Schizophrenia Research* 69: 143–148.

Gje X, Brent Donellan M and Wenk E (2003) Differences in personality and patterns of recidivism between early starters and other serious male offenders. *Journal of the American Academy of Psychiatry and the Law* 31: 68–77.

Goldberg D (2005) The narrative and the bureaucratic: an analysis of an independent inquiry report into homicide. *Journal of Forensic Psychiatry and Psychology* 16: 149–166.

Gosden NP, Kramp P, Gabrielsen G, Andersen TF, Sestoft D (2005) Violence in young criminals predicts schizophrenia: a nine year register-based follow-up of 15–19 year old criminals *Schizophrenia Bulletin* 31: 759–768.

Greenwell J, Procter A and Jones A (1997) *Report of the Inquiry into the Treatment and Care of Gilbert Kopernick-Steckel*. Croydon: Croydon Health Authority.

Gunn J (1993) Dangerousness. In Gunn J and Taylor PJ (eds) *Forensic Psychiatry. Clinical, legal and ethical issues*. London: Butterworth Heinemann, pp. 624–645.

Hafner H and Boker W (1982) *Crimes of Violence by Mentally Abnormal Offenders. A psychiatric and epidemiological study in the Federal German Republic*. Cambridge: Cambridge University Press.

Hanson RK (1997) *The Development of a Brief Actuarial Risk Scale for Sexual Offender Recidivism*. User Report 1997-04, Ottawa, Canada: Department of the Solicitor General of Canada.

Hanson RK and Thornton DM (1999) *Static 99: Improving Actuarial Risk Assessments for Sex Offenders*. Ottawa, Canada: Public Works and Government Services Canada.

Hanson RK and Thornton DM (2000) Improving risk assessments for sex offenders: a comparison of three actuarial scales. *Law and Human Behaviour*, 24: 119–136.

Harding TW and Montandon C (1993) 'Does dangerousness travel well?' in Hamilton JR and Freeman H (eds), *Dangerousness: Psychiatric Assessment and Management*. London: Gaskell.

Hare RD (1991) *The Psychopathy Checklist Revised*. Toronto: Multi-Heatlh Systems.

Hare RD (2003) *Hare Psychopathy Checklist-Revised (PCL-R)*, (2nd edn). Technical manual. North Tonawanda, NY: Multi-Health Systems.

Harris GT, Rice ME and Quinsey VL (1993) Violent recidivism of mentally disordered offenders: the development of a statistical prediction instrument. *Criminal Justice and Behaviour* 20: 315–335.

Harris A, Phenix A, Hanson RK and Thornton D (2003) *Static 99 Coding Rules—Revised*. Ottawa: Corrections Directorate, Solicitor General of Canada (www.sgc.gc.ca).

Hart S, Cox D & Hare R (1995) *The Hare Psychopathy Checklist: Screening Version*. Toronto: Multi-Health Systems.

Hart SD (1998) 'Psychopathy and risk for violence' in Cooke DJ, Forth AE and Hare RD (eds), *Psychopathy: Theory, Research and Implications for Society*. Dordrecht: Kluwer, pp. 355–375.

Hawton K, Appleby L, Platt S, Foster T, Cooper J, Malmberg A and Simkin S (1998) The psychological autopsy approach to studying suicide: a review of methodological issues. *Journal of Affective Disorders* 50: 269–276.

Higgins N, Watts D, Bindman J, Slade M and Thornicroft G (2005) Assessing violence risk in adult psychiatry. *Psychiatric Bulletin* 29: 131–133.

Hodgins S (1992) Mental disorder, intellectual deficiency, and crime. Evidence from a birth cohort. *Archives of General Psychiatry* 49: 476–483.

Hodgins S and Muller-Isberner R (2004) Preventing crime by people with schizophrenic disorders: The role of psychiatric services. *British Journal of Psychiatry* 185: 245–50.

Hodgins S, Mednick SA, Brennan PA, Schulsinger F and Engberg M. (1996) Mental disorder and crime. Evidence from a Danish birth cohort. *Archives of General Psychiatry* 53: 489–496.

Home Office (2001) *Statistical Bulletin: Statistics of mentally disordered offenders 2000.* London: Home Office, Research Development and Statistics Directorate.

Humphreys MS, Johnstone EC, MacMillan JF and Taylor PJ (1992) Dangerous behaviour preceding first admission for schizophrenia. *British Journal of Psychiatry* 161: 501–505.

Illich I (1976) *Limits to medicine: medical nemesis – the expropriation of health.* London: Marion Boyars.

Illich I (2001) *Limits to Medicine: medical nemesis–the expropriation of health.* London: Marion Boyars.

Kemshall H (2002) *Risk Assessment and Management of Serious Violent and Sexual Offenders.* Edinburgh: Scottish Executive Social Research.

Kendler KS, Glazer WM, and Morgenstern H (1983) Dimensions of delusional experience. *Am J Psychiatry* 140: 466–69.

Laajasalo T and Hakkanen H (2001) Offence and offender characteristics among two groups of Finnish homicide offenders with schizophrenia: comparison of early- and late-start offenders. *Journal of Forensic Psychiatry and Psychology* 16: 41–59.

Laing RD (1970) *The Divided Self. An Existential Study in Sanity and Madness.* New York: Random House.

Lidz CW, Mulvey EP and Gardner W (1993) The accuracy of prediction of violence to others. *Journal of the American Medical Association* 269: 1007–1011.

Lindqvist P and Allebeck P (1990a) Schizophrenia and crime. A longitudinal follow-up of 644 schizophrenics in Stockholm. *British Journal of Psychiatry* 157: 345–350.

Lindqvist P and Allebeck P (1990b) Schizophrenia and assaultive behaviour: the role of drug and alcohol abuse. *Acta Psychiatrica Scandinavica* 82: 191–195.

Link BJ, Andrews D & Cullen F (1992) The violent and illegal behaviour of mental patients reconsidered. *American Sociological Review* 57: 275–292.

Link BJ and Stueve A (1994) 'Psychotic symptoms and violent or illegal behaviour of mental patients compared to community controls' in Monahan J and Steadman HJ (eds), *Violence and Mental Disorder: Developments in Risk Assessment.* Chicago, IL: University of Chicago Press, pp. 137–159.

Link BJ, Stueve A and Phelan J (1998) Psychotic symptoms and violent behaviours: probing the components of 'threat/control-override' symptoms. *Social Psychiatry and Psychiatric Epidemiology* 33: 55–60.

Link BJ, Monahan J, Stueve A and Cullen FT (1999) Real in their consequences; a sociological approach to understanding the association between psychotic symptoms and violence. *American Sociological Review* 64: 316–322.

Maden A (1999) Review of Blom-Cooper et al. (1996), The Case of Jason Mitchell: Report of the Independent Panel of Inquiry; Peay (1996) Inquiries after Homicide; and Greenwell et al (1997) Report of the Inquiry into the Treatment and Care of Gilbert Kopernick-Steckel. *Psychological Medicine* 29 (6) November 1999, pp 1467–1480.

Maden A (2004) Violence, mental disorder and public protection. *Psychiatry* 3 (11): 1–4.

Maden A (2005) Violence risk assessment: the question is not whether but how. *Psychiatric Bulletin* 29: 121–122.

Maudsley H (1874) Responsibility and mental disease. New York: Appleton.

McIvor G, Moodie K, Perrott S and Spencer F (2001) *The Relative Effectiveness of Risk Assessment Instruments. Social Work Research Findings No. 40.* Edinburgh: Scottish Executive Central Research Unit. www.scotland.gov.uk/cru.

Miller WR and Rollnick S (1991) *Motivational Interviewing: Preparing People to Change Addictive Behaviour.* London: Guilford Press.

Moffitt TE (1993) Adolescence-limited and life-course-persistent antisocial behaviour: a developmental taxonomy. *Psychological Review* 100: 674–701.

Mogg A and Bartlett A (2005) Refusal of treatment in a patient with fluctuating capacity—theory and practice. *Journal of Forensic Psychiatry and Psychology* 16: 60–69.

Monahan, J (1981) *The Clinical Prediction of Violent Behaviour.* Government Printing Office, Washington DC and National Institute of Mental Health: Rockville MD (Discussed in Gunn 1993).

Monahan J (1992) Mental disorder and violent behaviour: perceptions and evidence. *American Psychologist* April: 511–521.

Monahan J, Bonnie RJ, Appelbaum PS, Hyde PS, Steadman HJ and Swartz MS (2001). Mandated community treatment: beyond outpatient commitment. *Psychiatric Services* 52: 1198–2005.

Monahan J, Steadman HJ, Silver E, Appelbaum PS, Robbins PC, Mulvey EP, Roth LH, Grisso T and Banks S (2001). *Rethinking Risk Assessment. The MacArthur Study of Mental Disorder and Violence.* Oxford: University Press.

Montandon C & Harding T (1984) The reliability of dangerousness assessments: a decision making exercise. *Br J Psychiatry* 1984 144: 149–155.

Moran P and Hodgins S (2004) The correlates of comorbid antisocial personality disorder in schizophrenia. *Schizophrenia Bulletin* 30 (4) 791.

Moran P, Walsh E, Tyrer P, Burns T, Creed F and Fahy T (2003) Impact of comorbid personality disorder on violence in psychosis. *British Journal of Psychiatry* 182–134.

Mullen PE (1997) A reassessment of the link between mental disorder and violent behaviour, and its implications for clinical practice. *Australia and New Zealand Journal of Psychiatry* 31: 3–11.

Mullen PE (2005) Facing up to our responsibilities: Commentary on The Draft Mental Health Bill. *Psychiatric Bulletin* 29: 248–249.

Mullen PE (2006) Schizophrenia and violence: from correlations to preventative strategies. *Advances in Psychiatric Treatment.*

Mullen P, Taylor PJ and Wessely S (1993) 'Psychosis, violence and crime' in Gunn J and Taylor PJ (eds) *Forensic Psychiatry. Clinical, legal and ethical issues.* London: Butterworth Heinemann 329–371.

Munro E (2004) Mental health tragedies: investigating beyond human error. *Journal of Forensic Psychiatry and Psychology* 15: 475–493.

National Institute for Clinical Excellence (2005) *Violence. The short-term management of disturbed/violent behaviour in inpatient psychiatric settings and emergency departments. Clinical Guideline No. 25.* London: National Institute for Clinical Excellence. http://www.nice.org.uk.

Nolan KA, Czobor P, Biman B, Roy BB, Platt MM, Shope CB, Citrome LL and Volavka J (2003) Characteristics of assaultive behavior among psychiatric inpatients. *Psychiatric Services* 54: 1012–1016.

Peay J (1996) *Inquiries after Homicide.* London: Duckworth.

Petch E and Bradley C (1997) Learning the lessons from homicide inquiries: adding insult to injury? *Journal of Forensic Psychiatry* 8: 161–184.

Quinsey V, Harris G, Rice M and Cormier C (1998) *Violent Offenders: appraising and managing risk.* Washington DC: American Psychological Association.

Rice ME, Harris GT & Cormier CA (1992) An evaluation of a maximum security therapeutic community for psychopaths and other mentally disordered offenders. Law and Human Behavior 16: 399–412.

Ritchie J, Dick D and Lingham R (1994) *The Report of the Inquiry into the Care and Treatment of Christopher Clunis.* London: HMSO.

Royal College of Psychiatrists (1991) *Good Medical Practice in the Aftercare of Potentially Violent and Vulnerable Patients Discharged from Inpatient Psychiatric Care.* London: Royal College of Psychiatrists.

Royal College of Psychiatrists (2005) *Psychiatrists and Multi-Agency Public Protection Arrangements: guidelines on representation, participation, confidentiality and information exchange.* London: Royal College of Psychiatrists www.rcpsych.ac.uk/members/currentissues/publicprotection.aspx.

Sarkar S (2003) BMJ Rapid Response 25.2.2003 to Coid J and Maden A (2003): Should psychiatrists protect the public? *British Medical Journal* 326: 406–407.

Shapiro DE (1999). The interpretation of diagnostic tests. *Statistical Methods in Medical Research* 8: 113–134.

Shaw J, Amos T, Hunt IM, Flynn S, Turnbull P, Kapoor N and Appleby L (2004) Mental illness in people who kill strangers: longitudinal study and national clinical survey. *British Medical Journal* 328: 734–737.

Shaw J, Hunt IM, Flynn S, Meehan J, Robinson J, Bickley H, Parsons R, McCann K, Burns J, Amos T, Kapur N and Appleby L (2006) Rates of mental disorder in people convicted of homicide: a national clinical survey. *British Journal of Psychiatry* 188: 143–147.

Sheppard D (1996) *Learning the Lessons* (2nd edn). London: Zito Trust.

Silva JA, Weinstock R and Klein RL (1995) Psychiatric factors associated with dangerous misidentification delusions. *Bulletin of the American Academy of Psychiatry and the Law* 23: 53–61.

Singh SP & Burns T (2006) Race and mental health: there is more to race than racism BMJ 333: 648–651.

Singleton N, Meltzer H, Gatward R, Coid J and Deasy D (1998) *Survey of Psychiatric Morbidity of Prisoners in England and Wales.* London: HMSO.

Steadman HJ (2000) From dangerousness to risk assessment of community violence: taking stock at the turn of the century. *J Am Acad Psychiatry Law* 28:3:265–271.

Steadman H and Cocozza J (1974) *Careers of the Criminally Insane.* Lexington Books: Lexington Mass (discussed in Gunn, 1993).

Steadman H and Keveles C (1972) The community adjustment and criminal activity of the Baxstrom patients: 1966–70. *American Journal of Psychiatry* 129: 304–310.

Steadman HJ, Monahan J, Robbins PC, Applebaum P, Grino T, Klassen D, Mulvey EP and Roth L (1993) 'From dangerousness to risk assessment: implications for appropriate research strategies' in Hodgins S (ed.), *Mental Disorder and Crime.* London: Sage.

Steadman HJ, Mulvey EP, Monahan, J, Robbins PC, Appelbaum PS, Grisso T, Loren H, Roth LH, Silver E (1998) Violence by people discharged from acute psychiatric inpatient facilities and by others in the same neighborhood. *Archives of General Psychiatry* 55: 393–401.

Steinert T, Voellner A and Faust V (1998) Violence and schizophrenia: two types of criminal offenders. *European Journal of Psychiatry* 12: 153–165.

Stevenson J & Goodman R (2001) Association between behaviour at age 3 years and adult criminality. *British Journal of Psychiatry*, 179, 197–202.

Stueve A & Link BJ (1997) Violence and psychiatric disorders: results from and epidemiological survey in Israel. *Psychiatric Quarterly* 68: 327–342.

Swanson JW, Holzer CE, Ganju VK and Jonjo RT (1990) Violence and psychiatric disorder in the community: evidence from the Epidemiologic Catchment Area surveys. *Hospital and Community Psychiatry* 41: 761–770.

Swanson JW, Borum R, Swartz MS and Monahan J (1996) Psychotic symptoms and disorders and the risk of violent behaviour in the community. *Criminal Behaviour and Mental Health* 6: 309–329.

Swanson JW, Swartz MS, Borum R, Hiday V, Wagner R and Burns B (2000) Involuntary outpatient commitment and reduction of violent behaviour in persons with severe mental illness. *British Journal of Psychiatry* 176: 324–331.

Szmukler G (2000) Homicide Inquiries: What sense do they make? *Psychological Bulletin* 24: 6–10.

Szmukler G (2003) Risk assessment: 'numbers' and 'values'. *Psychiatric Bulletin* 27: 205–207.

Taylor PJ (1993) Schizophrenia and crime: distinctive patterns in association. Pp 63–85 in Hodgins S (ed.) *Mental Disorder and Crime.* London: Sage.

Taylor PJ, Garety P, Buchanan A, Reed A, Wessely S, Ray K, Dunn G & Grubin D (1994) Delusions and violence. Pp 161–182 in Monahan J & Steadman HJ (eds) *Violence and Mental Disorder: Developments in risk assessment*. Chicago: University of Chicago.

Taylor PJ & Gunn JC (1984) Violence and Psychosis. British Medical Journal, 288: 1945–9.

Taylor PJ and Gunn J (1999) Homicides by people with mental illness: myth and reality. *British Journal of Psychiatry* 174: 9–14.

Taylor, R. (1999). Predicting reconvictions for sexual and violent offences using the revised offender group Reconviction scale. *Home Office Research Findings No.104*. London: Home Office.

Teplin LA, Abram KM and McClelland GM (1994) Does psychiatric disorder predict violent crime among released jail detainees? A six-year longitudinal study. *American Psychologist* 49: 335–342.

Tidmarsh D (1997) Psychiatric risk, safety cultures and homicide inquiries. *Journal of Forensic Psychiatry* 8: 138–151.

Tihonen J, Isohanni M, Rasanen P, Koiranen M, Morning J (1997) Specific major mental disorders and criminality: a 26 year prospective study of the 1966 Northern Finland birth cohort. *American Journal of Psychiatry* 154: 840–845.

Tyrer, P. (2000) Personality Assessment Schedule: PAS–I (ICD–10 version). In *Personality Disorders: Diagnosis, Management and Course* (ed. P. Tyrer), pp. 160–180. London: Arnold.

Walsh E, Buchanan A and Fahy T (2002) Violence and shizophrenia: examining the evidence. *British Journal of Psychiatry* 180: 490–495.

Webster CD, Harris GT, Rice ME, Cormier C and Quinsey VL (1994) *The Violence Prediction Scheme: assessing dangerousness in high risk men*. Toronto, Canada: University of Toronto Centre for Criminology.

Webster CD, Douglas KS, Eaves D and Hart SD (1997) *HCR-20. Assessing Risk for Violence*, Version 2. Vancouver: Mental Health, Law and Policy Institute, Simon Fraser University.

Weick K and Sutcliffe K (2001) *Managing the Unexpected: assuring high performance in an age of complexity*. Michigan: Jossey Bass Wiley.

Wessely S, Buchanan A, Reed A, Cutting J, Everitt B, Garety P and Taylor PJ (1993) Acting on Delusions I: prevalence. *British Journal of Psychiatry* 163: 69–76.

Winterton R (2004) Memorandum of Evidence to Joint Committee on the Draft Mental Health Bill (DMH 396) www.publications.parliament.uk/pa/jt200405/jtselect/jtment/79/5011902.htm.

Wong S, Gordon A (2000) Violence Risk Scale, Version 2. Unpublished. Distributed from Research Unit, Regional Psychiatric Centre, Saskatoon, Canada.

Law Reports

Re C, 1994 (Adult: refusal of treatment) 1994 1 WLR 290.

訳者あとがき

　本書の著者，アンソニー（トニー）・メイデンはロンドンのインペリアルカレッジの司法精神医学の教授であり，ブロードムーア高度保安病院に2005年に新設された危険な重症人格障害者（Dangerous Severe Personality Disorder：DSPD）のための専門治療施設パドックセンターのクリニカル・ディレクターでもある。翻訳者は，1998年から2000年まで英国に留学していた際，デニス・ヒルと呼ばれる中等度保安ユニットで彼から臨床指導を受けたことがある。

　あれから7年あまりの月日が経った2007年6月，モントリオールで開催された国際会議（International Association of Forensic Mental Health Services：IAFMHS）のシンポジウムで，HCR-20（ヒストリカル／クリニカル／リスク・マネージメント-20）の開発者として知られるサイモンフレーザー大学名誉教授のクリストファー・ウェブスターが，発刊されたばかりの本書を聴衆に示し，「わたしはこの著者のことはあまり知らないし，名前も正しく発音できないが，この本はここ最近の関係書籍の中では最も示唆に富んだものだ」と絶賛したのである。当時，ウェブスター自身もリスク・アセスメントに関する書籍（Violence Risk：Assessment and Management）を発刊したばかりであったことを考えると，彼はこの英国の司法精神科医に絶大な賛辞を送ったと言える。会場に著者こそいなかったが，本書にも登場するメイデンの恩師であるロンドン大学名誉教授のジョン・ガンが出席しており，彼はシンポジウムの終わりにウェブスターのところへ出向き，メイデンと発

音するのだと談笑していたのを覚えている。その日，会場の書籍ブースにあった本書がすべて売り切れたのは言うまでもない。翻訳者は，当時，HCR-20 の監訳を終え，開発者の一人ケビン・ダグラス氏を日本に招へいし，わが国で初めての HCR-20 のワークショップを開催したところであった。そして，ワークショップの参加者からは，HCR-20 のケースブックのようなものがあればという意見を何度か耳にしていた。本書は，HCR-20 の完全なケースブックではないが，第 7 章のケースサマリーは，そのニーズにも十分応えうるのではないかと思い，帰国後，早速，星和書店に連絡を取り，翻訳作業に取り掛かったのである。

　本書は，精神障害の暴力についてのリスク・アセスメントにまつわる問題をことごとく整理してくれている点でも非常に便利な本である。わが国の「心神喪失等の状態で重大な他害行為を行った者の医療及び観察等に関する法律」（以下，医療観察法と略す）が国会で審議されている際には，「同様の行為の再発の防止」という法の解釈を巡り，わが国のラダイト*のメンバーたちは，再犯予測は不可能であるとの論理を展開し，国会内で議論を紛糾させた経緯があった。当時，医療観察法の成立を進めていた人たちが本書を読めば，当時この本があればどれだけ楽であったかと思わずにはいられないであろう。

　本書を読んで，読者の中には英国のような司法精神医学の先進国にもいまだにラダイトがいるのだと知って驚いた方もいるのではないだろうか。特に，第 7 章のケースサマリーの中で，厄介で危険性の高い統合失調症の患者に，人格障害や詐病や薬物誘発性精神障害の診断をつけ，精神科治療を提供しない理由としている精神科医たちが登場する。もちろん，わが国でも，このような思想をもった精神科医は少なくない。しかし，これは，長らくわが国に司法精神科医療の制度が存在しなかったことが原因であるから，しばらくの間は，彼らと本書を片手に辛抱強く奮

*特に進歩が自ら自身の立場を脅かすときに，進歩を妨害する人々．

闘するしかないのかもしれない。

　著者は，本書の中でせめて統合失調症くらいは，地域でしっかりと治療を続けて欲しいと控えめに訴えているが，実際には彼は，冒頭で紹介したように，危険な重症人格障害者（DSPD）のための専門治療プログラムという壮大なプロジェクトに挑んでいる真っ最中なのである。2008年6月，翻訳者は，著者が勤務するパドックセンターを訪問し，同センターでの治療の現状について話を伺う機会を得た。彼は，患者が退院後にマスコミに治療内容を漏らしてしまう問題や，刑期終了直前に治療を命じられた患者には，そもそも治療の動機付けが乏しく，行刑施設での治療の方が，ある意味で双方にとってストレスは少ないかもしれないとの本音も述べておられた。しかし，英国においては現在，地域でDSPDを手厚く治療するためのプロジェクトも徐々に進められているというのである。

　翻訳中の2008年10月には，英国の精神保健法が大幅に改定された。そのうち重要なものについては，本書の訳注の中でいくつか紹介したが，最大の目玉は，なんといっても地域治療命令（Community Treatment Order：CTO）であろう。著者は，本書では地域の中で薬物療法を強制的に遵守させるような制度が実現することを望んでいたようであるが，実際には，そこまでの権限は付与されなかった。CTOは実質的には，刑事規定の制限命令における条件付き退院と同じ効力しかない。すなわち，危険性の高い患者が地域で薬物療法を遵守しなくなった場合に最大限できることは，再入院を勧告することだけである。これは，わが国の医療観察法における通院処遇の法的権限とほぼ同じと言ってよい。これを，一般精神科病院を退院する患者にも適用しようとすることの意義は，重大な他害行為を行う精神障害者の中には初犯の者も少なくなく，これを防止するには，一般精神科医療においても司法精神科医療と同様の法的権限を与えるしかないということである。しかし，CTOの本来的な

意義は，地域での薬物療法を遵守させることで再発に伴う不利益から患者を守るという人道的な配慮がある点も見逃してはならない。CTO は英国のみならず，オーストラリアやニュージーランドでも既に実績を積みつつあり，地域精神科医療を本格化させるためには必須の規定であるとの認識が精神科医療の先進諸国の間では徐々に高まりつつある。

英国を始めとする欧州諸国では，人道的見地から既に死刑制度が廃止されていることもあり，触法精神障害者のみならず，犯罪者全般に対しても，国民の安全を確保しながら彼らを安全に社会復帰させるべきであるという意識がかなり強い。このような相反する要請に慎重に応えようとすれば，本書でも述べられているようにかなりの資源と時間が必要になる。1年半という短い入院期間で実施されているわが国の医療観察法制度が，このような難しい要請に果たしてどれだけ十分に応えられるのかは注意深く見守っていく必要があろう。

最後に，英国においては，たとえ殺人などの重大犯罪を行った者が DSPD であったとしても社会に復帰できる可能性が残されている。しかし，わが国では，重大犯罪に対しては，たとえそれが精神障害によるものであっても責任が厳しく問われる傾向が強く，彼らが社会に復帰できる可能性は英国よりも厳しいと言わざるを得ない。著者は，本書の最後で，「この国は精神障害の暴力のリスクを管理するのに精神科医を必要としていない」と，米国の司法精神科医療の貧困な状況を皮肉っているが，これは，わが国に対しても当てはまるメッセージではなかろうか。いずれにせよ，本書は英国の司法精神科医療の雰囲気を存分に伝えてはくれるが，序文でアップルビィ教授が述べたように，まず強い酒を注がなければならないかもしれない。

最後に，毎回，校正に際して，大変貴重なご意見を下さっている星和書店の近藤達哉氏，司法精神医学に対する翻訳者の熱意をご理解下さり，

多大な支援を下さっている星和書店の石澤雄司氏の両名に深く感謝申し上げたい。また，2008年9月に逝去した母京子に，深夜，癌の苦しみに喘ぐ病床の傍らにあっても，本書の翻訳を敢行し続けた愚息の不孝を深くお詫び申し上げたい。

　　　2009年4月15日

　　　　　　　　　　　　　　　　　　　　　　　　　　　吉川和男

索引

欧語

HarePsychopathy Checklist　43
HCR-20（Historical Clinical Risk-20）
　　108,154,164,195,274
IQテスト　118,122
Iterative Classification Tree：ICT
　　137
NHS（国民保健サービス）　194
PCL-SV　52,142,145
Personality Assessment Schedule
　　104
RD Laing　254
Risk Matrix 2000　139
RRASOR　148
SACJ　148
Sex Offender Risk Appraisal Guide：
　　SORAG　153
Static 99　139,140,148,153
Structured Assessment of Violence
　　Risk in Youth：SAVRY　186
TBS　271
　　──命令　263
Violence Risk Appraisal Guide：
　　VRAG　118,131
Violence Risk Scale：VRS　149,154
WAIS（ウェクスラー成人知能検査）
　　124

日本語

あ行

誤った論理　83
誤り　128
アルコール　259
　　──乱用　36,205,227
安全な組織　272
意思決定能力　261
一般精神科　240
　　──医療　182
医療倫理　7
インフォームド・コンセント　11,28
疑わしきは，治療せよ　253
疫学研究　33,192
疫学管轄区域（Epidemiologic Catchment Area：ECA）　27,34
王立精神医学会（Royal College of Psychiatrists）　264
オートノミー（自主性）　12,257,258

か行

回転ドア現象　234
介入　51,239
過去の暴力　98
家族　256
価値　200
　　──観　21,59
　　──判断　56

家庭内犯罪　155
監護命令（care order）　225
感度　20
監督登録（supervision register）　205,208,209
偽陰性　21,22
危機管理計画　108,115,165,250,273,274
機密調査　193
脅威と制御解除（threat and control override：TCO）　42
共感性の欠如　43
偽陽性　20,21,22
記録　81,106,253
クラニス事件　170,264
クリストファー・クラニス　1,70
クリニカル項目　201,230
ケア・プログラム・アプローチ（Care Programme Approach：CPA）　171,215,274
警告義務　10
刑事規定　261
原因分析　66,68,194
限界設定　239
検察官　81
検察庁（Crown Prosecution Service：CPS）　217
現実主義　114
行為障害　43,103,119,132,152,156,243
後見人命令（guardianship order）　219
構造化された青少年の暴力のリスク・アセスメント　186
構造化された臨床的アセスメント（structured clinical assessment of violence risk：SCAVR）　97,164
構造化されていない臨床的アセスメント　97,100
高度信頼機関（High Reliability Organizations：HROs）　273
高度保安　157
高度保安病院　84,210,226,270
コカイン　207,228,259
互恵主義　265
コミュニケーション　106
コンサルテーション　109
コンピテンシー　279
コンピテンス　261
コンプライアンス・セラピー　233

さ 行

サイコパシー　17,36,43,55,119,132,141,158,245
サイコパシー・チェックリスト（改訂版）（Psychopathy Checklist-Revised：PCL-R）　104,142,187
サイコパシー・チェックリスト・スクリーニング・バージョン　52,142
サイコパシー・チェックリスト・ユース・バージョン　156,185
サイコパス　134
裁判所　279
殺人インデックス　91
殺人調査　2,19,29,63,264
詐病　82
ジェイソン・ミッチェル調査　87
姿勢　253
自然実験　45
ジット―・トラスト　88,255
社会病質　141
自由意思　15

重度精神薄弱　267
出生コホート　35
守秘義務　10
条件付き退院　222
少数人種　200
衝動性　43
女性の犯罪者　186
ジョナサン・ジットー　1
真陰性　20
人格障害　17,27,34,77,86,87,133,158,
　　188,204,205,208,210,225,226,227,
　　228,241,252
人権のためのキャンペーン　255
信号検出理論　20,184
審査会　253,279
診断　241
真陽性　20
信頼性　48
心理学的剖検　193
スティグマ　iii,6,29,82,145,184,254
制限付き病院命令　84,213,220,222,
　　234,263,264
制限命令　207,208,223,238,263
政策立案者　82
政治家　12,79,82,191,251,279
青少年　184
精神異常の故の無罪　262
精神科救急　49
精神科治療を条件とする保護観察　213
精神鑑定　91
精神疾患を有する人々による自殺と殺人に関する全国機密調査（National Confidential Inquiry into Suicide and Homicide by People with Mental Illness：NCISH）　34,64,90,191,272
精神能力　257
精神薄弱　266
精神病　158,192,204,208,267
精神病質　267
精神病質性障害（psychopathic disorder）　265,266
精神保健審査会（Mental Health Review Tribunal）　85
精神保健法　260
　　——の民事規定　83,86
精神保健法委員会（Mental Health Act Commission）　67
性心理学的アセスメント　103
性的虐待　155
静的変数　152
性犯罪　139,154
　　——者　252
性犯罪者の再犯に対する迅速リスク・アセスメント（Rapid Risk Assessment for Sex Offender Recidivism：RRASOR）　139
性犯罪者リスク評価ガイド（Sex Offender Risk Appraisal Guide：SORAG）　139
生命保険会社　120
生命保険産業　118,127
セイン　255
セカンド・オピニオン　110,183,252
説明責任　28,130
戦略　216
早期介入　239
双極性感情障害　194,214
側副情報　275
訴訟能力なし　262

た 行

第三者調査 193
多機関による公的保護委員会（Multi-Agency Public Protection Panels：MAPPPs） 217, 221, 264, 279
多機関による公的保護調整（Multi-Agency Public Protection Arrangements） 264
多職種チーム 110
正しい論理 83
妥当性 48
タラソフ事件 10
単一症候的な妄想 126, 172
単一事例研究 192
単純化 275
地域精神科看護師（Community Psychiatric Nurse：CPN） 72, 213, 228
地域精神保健チーム 72
地域治療命令 204, 208, 218, 234, 264
知的障害 187
中等度保安 157
中等度保安ユニット 207, 208, 214, 270
治療 50, 59
　――可能 269
　――不可能 268, 270
治療条件付きの保護観察命令 265
同意能力 14
動機づけ面接法 189, 233, 258
動機のない殺人 205
統合失調感情障害 227
統合失調症 27, 34, 39, 43, 71, 77, 82, 86, 87, 89, 94, 131, 133, 144, 157, 194, 195, 205, 209, 218, 225, 226, 231, 235, 241, 243, 245, 250, 254
　――の暴力 243
　――による暴力1型 243
　――による暴力2型 243
洞察 105
動的変数 152
答弁不適格 262
透明性 29, 100, 130, 178, 250
特異度 20
トレードオフ（相殺取引） 20
トレンド分析 69

な 行

内務省 91, 109, 223
内務大臣 84
二重診断 236, 237
ニンビー主義 269
能力（capacity） 11, 78, 279
能力テスト 78, 250

は 行

配偶者への暴行 155
ハイゼンベルグの不確定性原理 138
パターナリズム（父親的温情主義） 10, 16, 113, 258
バックストローム 45
　――事件 38
犯罪者集団再犯スケール（Offender Group Reconviction Scale：OGRS） 138
反社会性人格障害 36, 158
反社会性パーソナリティ障害 141
反精神医学運動 254
反復分類木（iterative classification

tree) 53,137
被害者に対するセーフティ・プラン 177
被害妄想 41
非行 184,243
非社会性パーソナリティ障害 141
ヒストリカル／クリニカル／リスク・マネージメント-20（HCR-20） 149
ヒストリカル項目 200,230
潜める影（The Falling Shadow） 65,83
潜める影(Falling Shadow)調査 235
非難の文化 66
病院命令 74,157,189,207,262
標準化 118,122,148,150
標準化された保険数理的アセスメント 97
評定者間信頼性 170
病的嫉妬 126,136
表面的妥当性 131,151,169
漂流（drift） 188
物質使用 237,243
物質乱用 27,34,54,103,152,192,237
併存疾患 158
ベースレート 159
ヘロイン 228
法的危険性尺度（Legal Dangerousness Scale） 46
暴力のシナリオ 173,274
暴力のリスク・スケール（Violence Risk Scale） 188
暴力リスク評価ガイド 118,131
保険数理的アセスメント 97,252,279
保険数理的リスク・アセスメント 117
保護者 242,256

ま 行

マッカーサー・スタディ 27,40,137,229
マッカーサー・リスク・アセスメント・スタディ 51
マネージドケア 53
マリファナ 206,219,222,228,238,259
見知らぬ者に対する殺人 215,245
民事規定 261
妄想 58,231
──と暴力 39
妄想性障害 194
妄想性人格障害 214
妄想体系 243

や 行

薬物スクリーニング 77
薬物誘発性精神病 72,77,82,226,241,251
薬物乱用 36,205,220,227
薬物療法の遵守 217,218,221,234
優先事項 178

ら 行

楽観主義 114,250,274
ラベリング 145,156
リスク・アセスメント産業 147
リスク・マネージメント計画 164,252
リスク・マネージメント項目 201
リスク・マネージメントの3段階モデル 111
リスク・マネージメントの戦略 177
リスク・マネージメント・プログラム委員会 193

リスク・レベル　276
リッチー報告書　12, 70, 79, 170
臨床的判断　108
倫理　257, 260
レジリアンス　276
レベル・オブ・サービス・インベントリー改訂版（Lebel of Service Inventory-Revised：LSI-R）　139

◆略歴◆

【著者】

アンソニー・メイデン（Anthony Maden, MD, MRCPsych）

ロンドンのインペリアルカレッジの司法精神医学の教授であり，ブロードムーア高度保安病院に2005年に新設された危険な重症人格障害者（Dangerous Severe Personality Disorder：DSPD）のための専門治療施設パドックセンターのクリニカル・ディレクターでもある。

【訳者】

吉川和男（よしかわ かずお）

平成4年秋田大学医学部を卒業後，東京医科歯科大学大学院医学系研究科博士課程にて犯罪精神医学を専攻，平成8年同課程を修了（医学博士）。平成12年英国ロンドン大学精神医学研究所（司法精神医学）大学院ディプロマ取得。埼玉県立精神保健総合センター診療部医長，国立精神・神経センター武蔵病院医長を経て，平成15年より国立精神・神経センター精神保健研究所司法精神医学研究部長を務める。英国 Criminal Behaviour and Mental Health （CBMH）誌編集委員。著書に『臨床精神医学講座第19巻 司法精神医学・精神鑑定』（分担執筆，中山書店，1998年），『司法精神医学第2巻 刑事事件と精神鑑定』（分担執筆，中山書店，2006年），『司法精神医学第3巻 犯罪と犯罪者の精神医学』（分担執筆，中山書店，2006年），『司法精神医学第5巻 司法精神医療』（分担執筆，中山書店，2006年），翻訳書として『HCR-20』，『HCR-20 コンパニオンガイド』（監訳，星和書店，2007年），『児童・青年の反社会的行動に対するマルチシステミックセラピー（MST）』（監訳，星和書店，2008）がある。

暴力を治療する

2009年5月20日　初版第1刷発行

著　者　アンソニー・メイデン
訳　者　吉川和男
発行者　石澤雄司
発行所　㈱星　和　書　店
　　　　〒168-0074　東京都杉並区上高井戸1-2-5
　　　　電話　03(3329)0031（営業部）／(3329)0033（編集部）
　　　　FAX　03(5374)7186
　　　　http://www.seiwa-pb.co.jp

ⓒ 2009　星和書店　　Printed in Japan　　ISBN978-4-7911-0706-3

アンガーコントロール
トレーニング
怒りを上手に抑えるためのステップガイド

E.ウィリアムズ、
R.バーロウ 著
壁屋康洋、他訳

B5函入
(上巻) 56頁
(中巻) 112頁
(下巻) 40頁
8,800円

HCR－20
コンパニオン・ガイド
暴力のリスク・アセスメント

K.S.Douglas、他著
吉川和男 監訳
岡田幸之、他訳

A5判
192p
3,600円

HCR－20(ヒストリカル／クリニカル／
リスク・マネージメント－20) 第2版
暴力のリスク・アセスメント

C.D.Webster、他著
吉川和男 監訳
岡田幸之、他訳

A5判
112p
3,000円

児童・青年の反社会的行動に
対するマルチシステミック
セラピー(MST)

S.W.Henggeler、
S.K.Schoenwald、他著
吉川和男 監訳

A5判
400p
3,900円

非行と犯罪の精神科臨床
矯正施設の実践から

野村俊明、
奥村雄介 著

A5判
164p
2,800円

発行：星和書店　　http://www.seiwa-pb.co.jp　　価格は本体(税別)です